Endlich Schlafen

Endlich Schlafen

Ingrid Füller

Die Deutsche Nationalbibliothek verzeichnet diese Publikation in der Deutschen Nationalbibliografie; detaillierte bibliografische Daten sind im Internet über http://dnb.d-nb.de abrufbar.

ISBN: 978-3-86851-106-2

Inhalt

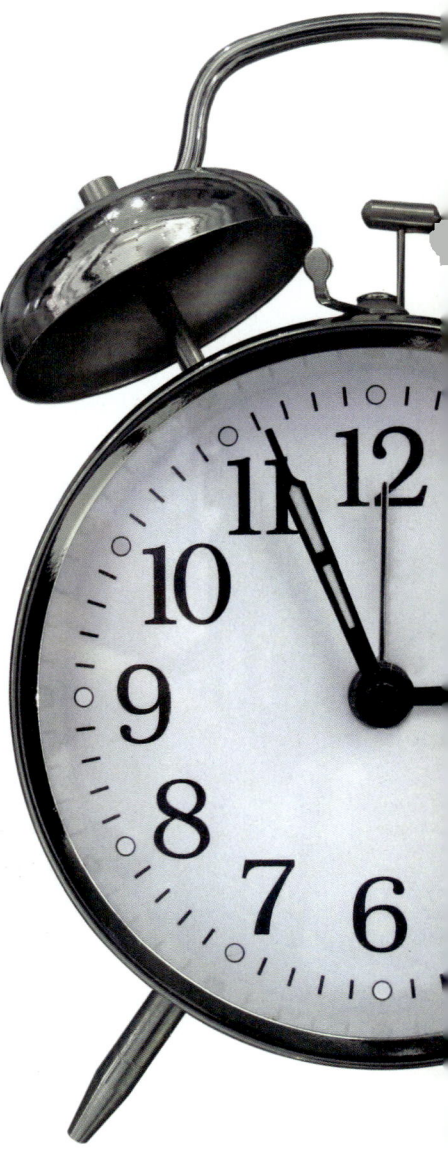

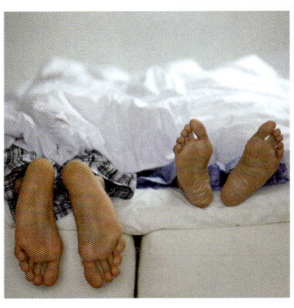
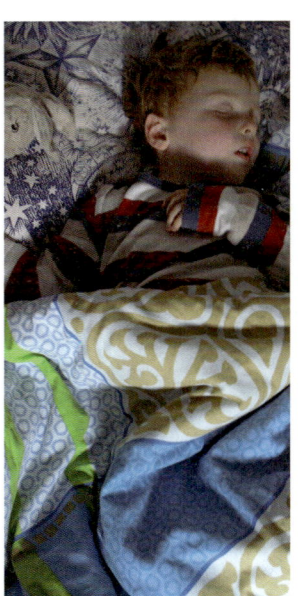

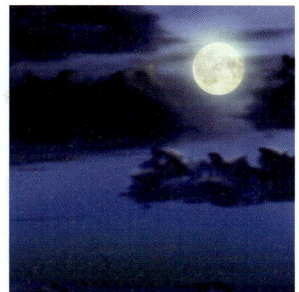

Wenn Sie professionelle Hilfe brauchen

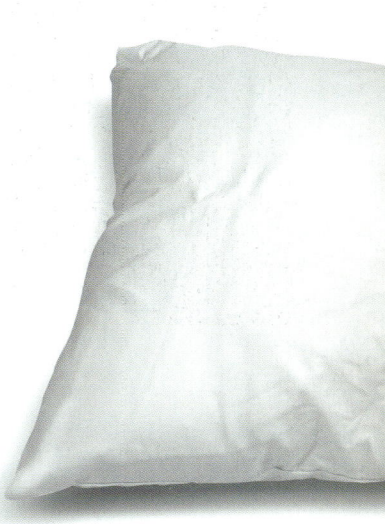

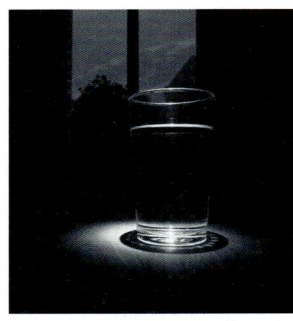

Medikamente

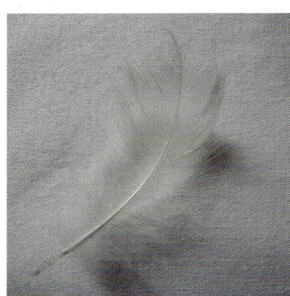

Service

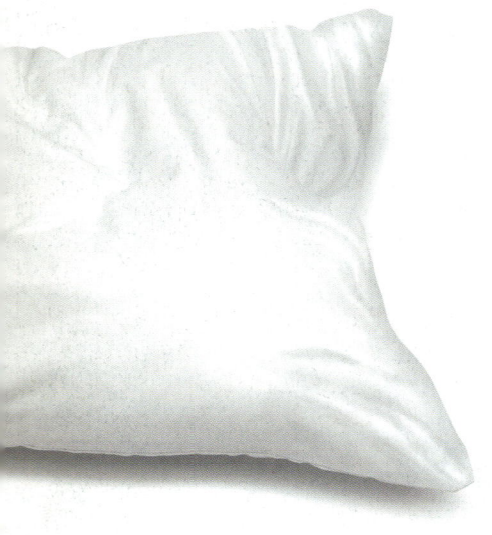

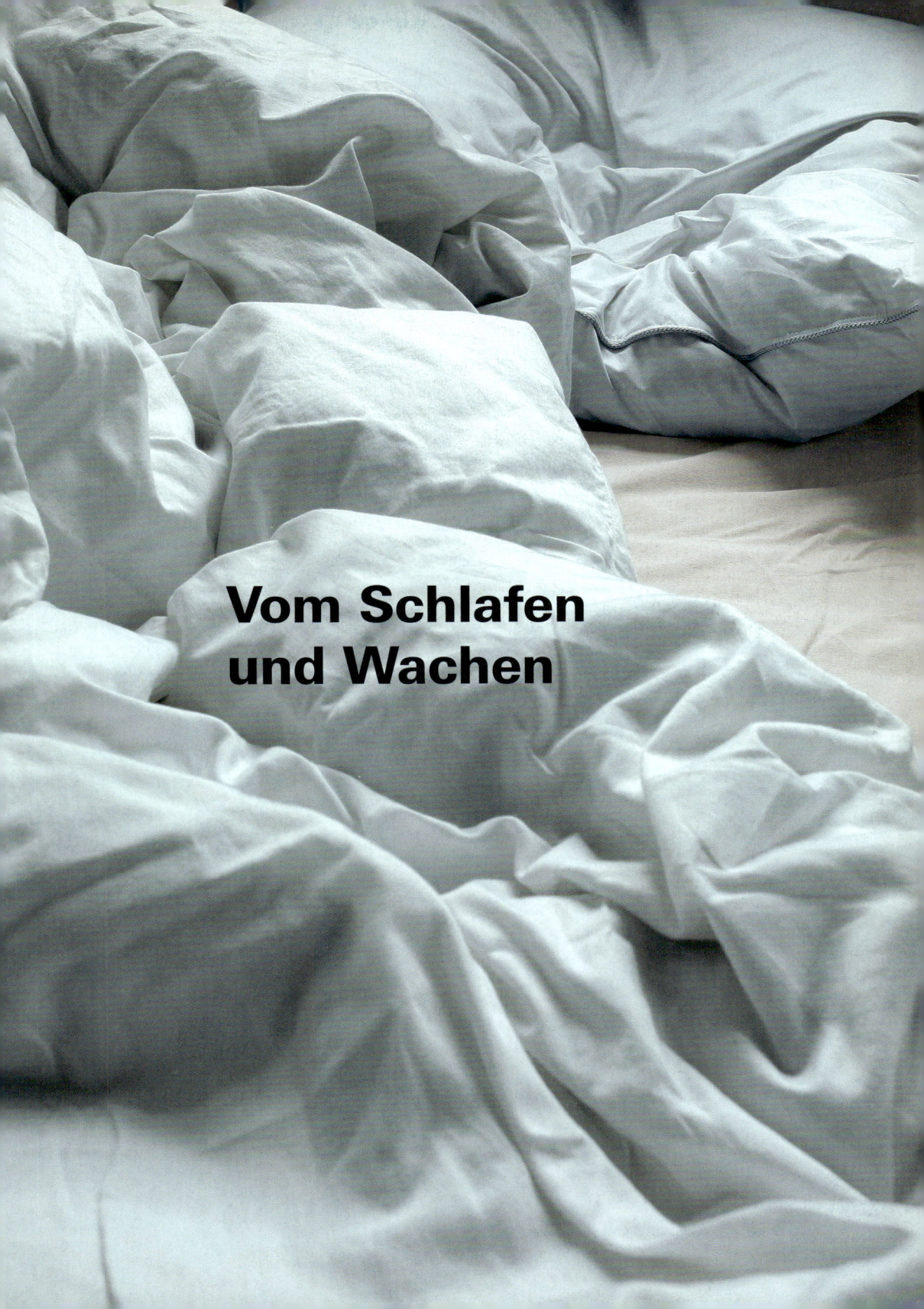

Vom Schlafen
und Wachen

Schlafen – eine andere Art des Wachens

Rund ein Drittel unserer Zeit verbringen wir im Schlaf. Warum wir uns täglich für mehrere Stunden zur Ruhe betten müssen, ist bis heute nicht vollständig geklärt. Doch die Wissenschaft hat bereits viel Licht in das nächtliche Dunkel gebracht. Studien belegen, dass der Schlaf keine Zeitverschwendung ist, sondern wichtige Funktionen erfüllt: Er dient der Erholung von Körper und Geist, stärkt Gedächtnis und Immunsystem und sorgt für einen reibungslosen Stoffwechsel. Das bedeutet: Wer dem nächtlichen Schlummer keinen gebührenden Stellenwert beimisst und immer wieder zu wenig oder zur falschen Zeit schläft, wird häufiger krank und altert früher. Umgekehrt fördert erholsamer Schlaf nicht nur die Widerstandskraft und die Leistungsfähigkeit. Er wirkt sich auch positiv auf das Gewicht, das Aussehen und auf die Stimmung aus.

Während wir schlafen, sind wir offenbar die Ruhe selbst, doch der Schein trügt, denn der Schlaf ist kein passiver, sondern ein höchst aktiver Zustand. Körper und Geist schalten lediglich auf einen anderen Arbeitsmodus um. Sie schwingen aktiv im Rhythmus der Nacht und ermöglichen physiologische Prozesse, die offenbar nur während der Nachtruhe ablaufen können und für unsere Gesundheit von größter Bedeutung sind. Das nächtliche Auf und Ab von Gehirn- und anderen Körperfunktionen führt dazu, dass wir im Schlaf keine Energie sparen. Im Gegenteil: In manchen Phasen ist unser Gehirn sogar reger als im Wachzustand und verbraucht mehr Energie als am Tag.

Was nachts im Gehirn passiert

Die moderne Schlafforschung begann, nachdem der Jenaer Neurologe und Psychiater Hans Berger 1929 mit der Elektroenzephalografie eine Messmethode für die Aktivität des Gehirns entwickelt hatte. Die Funktionsabläufe des Gehirns lassen sich auch während des Schlafs nachweisen. Untersuchungen in Schlaflabors (→ Seite 166) zeigen, dass wir uns jede Nacht nach dem Wachzustand (Stadium W) wiederholt in unterschiedlichen Schlafstadien befinden, in denen das Elektroenzephalogramm (EEG) jeweils spezifische Rhythmen aufweist. Die Schlafmedizin unterscheidet folgende Stadien:

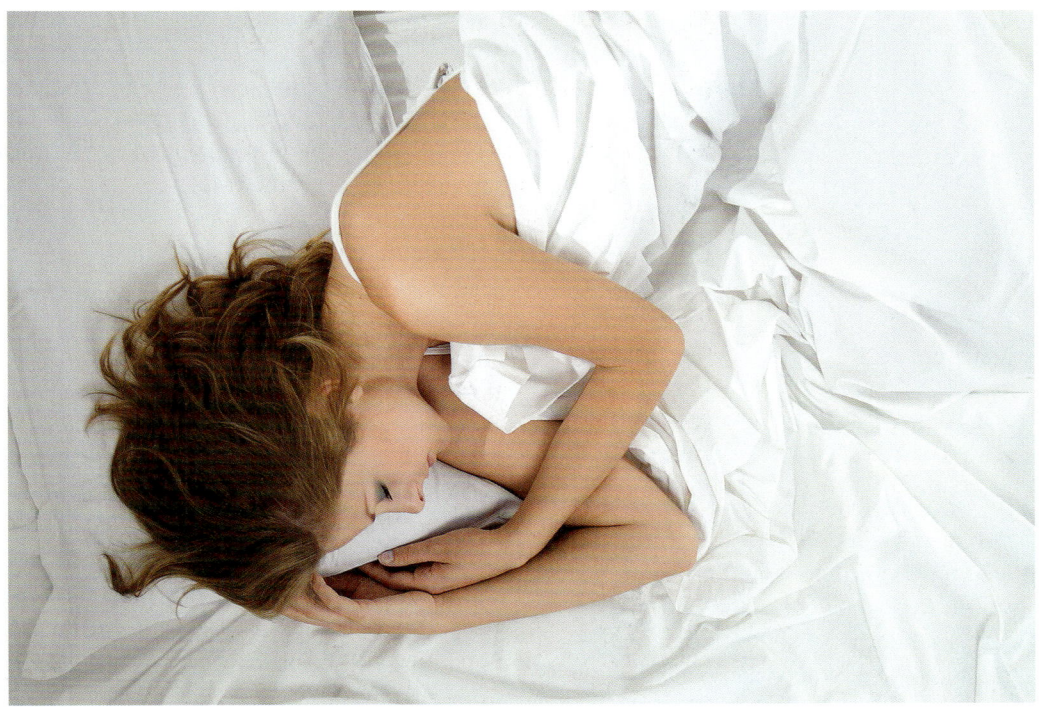

- Stadium 1: Einschlafstadium
- Stadium 2: leichter, aber bereits echter Schlaf
- Stadium 3: Tiefschlaf
- Stadium REM: Traumschlaf

Sobald ein gesunder, entspannter Mensch die Augen schließt, registriert das EEG Alphawellen. Sie sind höher und folgen langsamer aufeinander als die Betawellen, die unser Gehirn produziert, wenn wir hellwach sind. Das zeigt, wie der Organismus schon vor dem eigentlichen Einschlafen auf Ruhe umschaltet: Der Atem wird gleichmäßiger, der Herzschlag verlangsamt sich, während es (vor allem in den Beinen) zu kurzen, unwillkürlichen Muskelzuckungen kommen kann. Beim Einschlafen zeigt das EEG immer höhere und langsamere Wellen an, die sogenannten Thetawellen. Haben wir unser tiefstes Schlafstadium erreicht, erscheinen im EEG Deltawellen. Jetzt schlafen wir sehr fest und können nur noch durch starke äußere Reize geweckt werden. Im darauffolgenden REM-Schlaf (→ Seite 12) tauchen im EEG wieder Thetawellen auf, die denen der Einschlafphase ähneln. Alle Stadien zusammen ergeben einen Schlafzyklus, der etwa 90 bis 100 Minuten dauert.

Kurz vor oder nach dem REM-Schlaf werden wir (fast) wach, danach schlafen wir wieder ein, und der nächste Zyklus beginnt. Der Schlaf ist also kein einheitlicher Zustand, sondern ein ständiger Wechsel zwischen unterschiedlich stark ausgeprägten Ruhe- und Aktivitätsphasen, in denen zahlreiche wichtige Prozesse im Körper stattfinden (→ Seite 15).

Der Tiefschlaf – eine Quelle der Erholung

In den ersten vier bis fünf Stunden der Nacht überwiegt der Tiefschlaf, zum Morgen hin treten vermehrt Leicht- und Traumschlaf auf. Alle Stadien sind wichtig für unser Wohlbefinden. Doch die herausragende Rolle spielt der Tiefschlaf, da sich während dieser Phase die meisten regenerativen Prozesse im Körper vollziehen (→ Seite 22). Außerdem lernen wir bestimmte Dinge während dieser Stadien besonders gut (→ Seiten 14 und 16). Wer regelmäßig auf den wichtigen Tiefschlaf der ersten Nachthälfte verzichtet, gefährdet auf Dauer nicht nur die Gesundheit, sondern auch Konzentrations- und Leistungsfähigkeit.

Der Tiefschlaf

In den ersten vier bis fünf Nachtstunden überwiegt der Tiefschlaf, zum Morgen hin treten vermehrt Leicht- und Traumschlaf auf. Alle Schlafstadien sind wichtig für unser Wohlbefinden. Doch die herausragende Rolle spielt der Tiefschlaf, da sich während dieser Phase die meisten regenerativen Prozesse im Körper vollziehen (→ Seite 22). Wer regelmäßig weit nach Mitternacht zu Bett geht, gefährdet auf Dauer Gesundheit und Leistungsfähigkeit.

Die Bedeutung des REM-Schlafs

1953 stellten US-amerikanische Forscher fest, dass es während des Schlafs zu periodisch wiederkehrenden Phasen rascher Augenbewegungen kommt. Deshalb nannten sie diese Phasen REM (**R**apid-**E**ye-**M**ovement).

Da die Versuchspersonen meist von Träumen berichteten, wenn sie aus dem REM-Stadium geweckt wurden, galt der REM-Schlaf fortan als Traumschlaf. Zwar träumen wir auch während der anderen Schlafphasen, doch in keiner sind die Träume so lebhaft und intensiv wie im REM-Stadium. Der REM-Schlaf unterscheidet sich von anderen Stadien jedoch nicht nur durch die schnellen Augenbewegungen, sondern auch durch den völligen Verlust der Muskelspannung. Zugleich herrscht im Körper Aufruhr: Der Blutdruck steigt an, das Herz schlägt heftig, und der Atem geht schnell und unregelmäßig. Außerdem kommt es zu Penis- und Klitoriserektionen und zu vermehrter vaginaler Durchblutung, was nichts mit erotischen Träumen zu tun hat, sondern organisch bedingt ist.

Das Gehirn ist im REM-Stadium stärker durchblutet als im Wachzustand. Es geht in dieser Schlafphase körperliche Bewegungsabläufe noch einmal durch, die wir tagsüber erlernt und ausgeführt haben. Dadurch verbessert sich das sogenannte prozedurale Gedächtnis, das Körperbewegungen automatisch steuert (→ Seite 16).

Traumhafte Nächte

Lange Zeit war die Traumforschung die Domäne der Psychoanalyse. Sigmund Freud, dessen legendäres Werk „Die Traumdeutung" im Jahr 1899 erschien, ging davon aus, dass wir Gefühle und Gedanken, die unser Über-Ich am Tage nicht akzeptiert, im Traum in erträgliche Bilder verwandeln. Träume sind demnach verschlüsselte Botschaften aus dem Unbewussten, die uns an tiefe, verborgene Sehnsüchte und Wünsche erinnern.

In den vergangenen Jahrzehnten wandten sich Neurowissenschaftler der Traumforschung zu. Sie lieferten andere Erkenntnisse als die klassisch-psychoanalytischen Interpretationen. Für die Hirnforscher sind nachts keine unterdrückten Regungen, sondern physiologische Vorgänge am Werk. Demnach werden Träume durch wechselnde Gehirnstromfrequenzen, durch die Aktivierung einzelner Hirnpartien und durch Hormonausschüttungen verursacht. Allerdings unterscheiden die Forscher meist zwischen der körperlichen Komponente des Traums, dem REM-Schlaf, und der seelischen, dem Traumerleben. Sie gehen davon aus, dass die Auslöser der Träume im Hirnstamm liegen. Von dort aus werden während des Schlafs etwa alle 90 Minuten Signale zum Großhirn gesendet. Die Signale, die im EEG als REM-Schlaf erkennbar sind, aktivieren regelmäßig verschiedene Anteile im Großhirn, allen voran das Sehhirn. Diese Zentren werden angestoßen, gleichzeitig wird jedoch über absteigende Bahnen die Bewegungsfähigkeit gehemmt. Das erklärt die völlige Muskelerschlaffung im REM-Schlaf und außerdem die vielen Träume, in denen wir fliehen möchten, uns aber nicht fortbewegen können. Diese Lähmungsgefühle werden nicht auf unbewusste seelische Konflikte zurückgeführt, sondern auf die tatsächlich vorhandene Muskelerschlaffung während des REM-Schlafs.

Manche Neurowissenschaftler versuchen, die unterschiedlichen Erklärungsansätze miteinander zu verbinden, statt sie zu konfrontieren. Zu ihnen zählt der französische Neuropsychiater, Verhaltensforscher und Psychoanalytiker Boris Cyrulnik. Auch er vermutet, dass ein Hirnstammkern den REM-Schlaf hervorruft: Bioelektrische Wellen kreisen durch neuronale Schaltkreise, die sich während der Ereignisse der vergangenen Tage und Wochen im Gehirn gebildet haben. Diese elektrochemische Stimulation löst die intensiven Bilder, Töne, Farben und Gefühle aus, die wir im Traum erleben: Nicht selten geht es um belastende Ereignisse oder unverarbeitete Konflikte. Die damit verbundenen Ängste, Wünsche oder Aggressionen können so heftig sein, dass wir sie tief in uns vergraben und sie deshalb nicht bewusst erleben (wollen). Doch in unseren Träumen nehmen sie Gestalt an. Im Wachzustand können wir versuchen, uns die nächtlichen Szenarien ins Gedächtnis zu rufen, sie verarbeiten und so das Unbewusste, das sich nachts zu Wort meldet, in unser Leben integrieren.

Alle Menschen träumen

Auch wer sich am Tag nicht an die nächtlichen Bilder erinnern kann, hat einen Teil der Nacht im REM-Schlaf verbracht. Doch jeder träumt auf seine Weise. Befragungen zeigen, dass die Träume von Frauen und Männern in der Regel sehr unterschiedlich sind – und ganz den gängigen Rollenklischees entsprechen: Während in den Träumen von Frauen überwiegend freundliche, vertraute Menschen auftreten, stehen bei Männern Konkurrenz, Wettkämpfe und (aktive oder passive) Gewalt im Vordergrund.

Der Schlaf als Lernlabor

Obwohl unser Bewusstsein im Schlaf ausgeschaltet ist, gibt es eine Art Denken „unterhalb des Denkens" – denn während wir schlafen, bewertet das Gehirn die Ereignisse des Tages: Was wir unbewusst als unwichtig erachten, wird dabei aussortiert, Bedeutsames dagegen im Gedächtnis gespeichert. Das Gehirn verarbeitet die während des Tages aufgenommenen Informationen und automatisiert diese zu Fähigkeiten wie Klavier spielen, Zeichnen, Ski laufen oder handwerkliche Tätigkeiten. Auch geistiges Lernen setzt ausreichenden Schlaf voraus: Ob Vokabeln, mathematische Formeln, philosophisches Wissen oder naturwissenschaftliche Kenntnisse – alles, was wir uns tagsüber aneignen, wird nachts vom Gehirn wiederholt und verfestigt. Dieser Prozess läuft über neuronale Schaltkreise, die während des Schlafs genauso aktiv sind wie während des Lernens.

Ein modernes bildgebendes Verfahren, die sogenannte Positronen-Emissions-Tomografie (PET), zeigt, welche Hirnteile im Schlaf besonders aktiv sind. Das verblüffende Ergebnis: Im Traumschlaf ist unser Gehirn reger als im Wachzustand. Im Traum arbeitet das menschliche Gehirn auf Hochtouren – und verbraucht dabei enorme Mengen an Energie. Und: Alle Menschen träumen. Auch die, die sich am Tag nicht an die nächtlichen Bilder erinnern können, haben einen Teil ihrer Nacht im REM-Schlaf verbracht.

Wer zu wenig schläft, schwächt sein Gedächtnis. Ein Lübecker Forscherteam machte dazu eine aufschlussreiche Entdeckung: Testpersonen, die in der ersten Nacht nach ihren Übungen geschlafen hatten, wiesen eine Woche später einen bis zu zehnfach höheren Lerneffekt auf als Personen der Gruppe, die in der ersten Nacht wach geblieben waren, in allen folgenden Nächten jedoch normal geschlafen hatten. Die Schlafforscher folgern daraus, dass das Langzeitgedächtnis nur im Schlaf gebildet wird und jeweils die erste Nacht nach dem Training entscheidend ist.

Wie die Gedächtnisbildung im Schlaf en détail funktioniert, hat die Wissenschaft noch nicht vollständig geklärt. Offenbar werden die täglichen Eindrücke und Informationen zuerst in einem bestimmten Hirnareal „zwischen"-gelagert, im Hippocampus, der sich am oberen Rand der Schläfenlappen befindet. Damit wir die Lerninhalte nicht schnell wieder vergessen, müssen diese Eindrücke in den Neocortex, den Sitz des Langzeitgedächtnisses, weitergeleitet und dort dauerhaft gespeichert werden. Dies funktioniert wahrscheinlich nur dann reibungslos, wenn unser Gehirn nicht gleichzeitig aktuelle Sinneseindrücke verarbeiten muss.

Die Untersuchungsergebnisse der Lübecker Forscher liefern auch einen Erklärungsansatz für ein weiteres Phänomen. An Kindheitserlebnisse erinnern wir uns oft besser als an Ereignisse aus den vergangenen Tagen oder Wochen. Der mögliche Grund: In der Kindheit schlafen wir besser und länger (→ Seite 44) als im Erwachsenenalter. Deshalb funktioniert die schlafassoziierte Gedächtnisbildung in jungen Jahren deutlich besser als später.

> **Tipp**
>
> ### Nach dem Lernen schlafen
>
> Wenn Sie etwas Neues lernen möchten – zum Beispiel Vokabeln, ein Gedicht oder Schachspielen – sollten Sie in der unmittelbar darauf folgenden Nacht frühzeitig zu Bett gehen und ausreichend schlafen. Der Schlaf in der ersten Nacht nach dem Lernen ist für die Gedächtnisbildung entscheidend. Er kann nicht durch Schlaf in den Folgenächten ersetzt werden.

Das nächtliche Körperprogramm

Während des Schlafs verändern sich nicht nur Gehirnaktivitäten, sondern auch zahlreiche Körperfunktionen wie zum Beispiel die Körpertemperatur, die Herz- und Pulsfrequenz, der Blutdruck, die Atmung, die Verdauung und die Muskelspannung. All diese

Lernen im Tiefschlaf

Theoretisches Wissen wird besonders im Tiefschlaf gefestigt. Ob Rechtschreibregeln oder mathematische Aufgaben – in der ersten Hälfte der Nacht lernen wir buchstäblich „im Schlaf". Dabei spielt es keine Rolle, ob es sich um neu erworbene oder bereits bestehende Kenntnisse handelt: Immer wieder üben die beteiligten Nervenzellen im Tiefschlaf den Stoff durch – so lange, bis er schließlich auf der „Festplatte" des Gehirns gespeichert ist. Doch dazu benötigen wir nicht nur eine einzige, sondern mehrere Nächte.

Der Tiefschlaf fördert auch die Kreativität, lernen wir doch während dieser Zeit nicht nur „auswendig", sondern erkennen auch neue Zusammenhänge und entwickeln aus dem erworbenen Wissen eigene Ideen. Und das Gehirn kann noch mehr: Während wir schlafen, versucht es, Probleme zu lösen, die uns während des Tages beschäftigt haben. Ein Phänomen, das viele Menschen kennen: Sie gehen mit einer bestimmten Frage zu Bett – und haben nach dem Aufwachen die Antwort gefunden.

REM-Schlaf

Körperliche Bewegungsabläufe prägen wir uns im REM-Schlaf stärker ein. Während wir träumen, trainieren wir unbewusst ganz unterschiedliche Fertigkeiten wie etwa Fahrradfahren oder Schrittfolgen beim Tango. Untersuchungen im Schlaflabor zeigen, dass Sportler nach intensivem Training mehr Traumschlaf haben als Nicht-Sportler. Sie benötigen den REM-Schlaf, um die Bewegungen im Gedächtnis zu verankern. Hobbysportler sollten auf genügend Schlaf in der zweiten Nachthälfte achten: Wer zu wenig Traumschlaf hat, kann sich Bewegungsfolgen schlechter merken.

Die seelische Erholung geschieht oft in den REM-Schlaf-Phasen. Während wir träumen, verarbeiten wir die Tagesgefühle. Emotionale Erlebnisse werden mit Erfahrungen verknüpft. Wir prägen uns ein, wer und was uns guttut – oder schadet. Der REM-Schlaf stärkt so die psychische Widerstandskraft und ermöglicht, dass wir uns träumend weiterentwickeln.

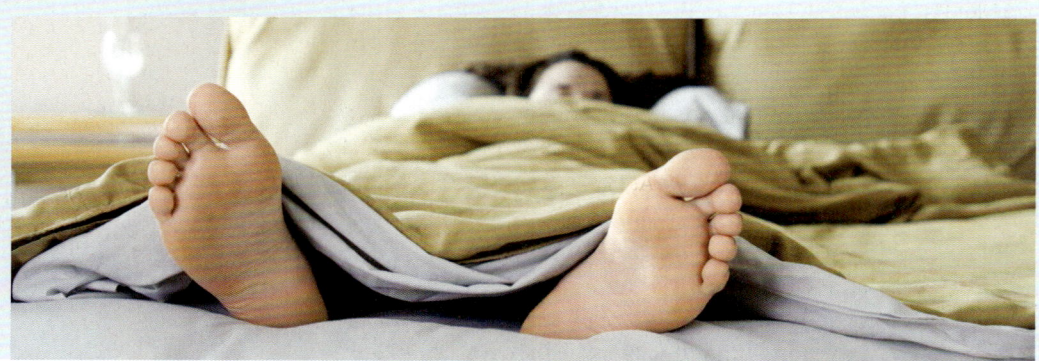

Abläufe werden von einem ausgefeilten Räderwerk gesteuert, unseren „inneren Uhren" (→ Kasten Seite 18), die eine wichtige Rolle beim Schlafen und Wachen spielen.

Körpertemperatur

Tagsüber, wenn wir aktiv sind und uns viel bewegen, ist unsere Körpertemperatur geringfügig erhöht. Doch am Abend, wenn die Muskelspannung nachlässt und Ruhe einkehrt, geht die Wärmeproduktion des Körpers zurück: ein eindeutiges Signal, dass es allmählich Zeit wird, zu Bett zu gehen. Während der Nachtruhe sinkt die Körpertemperatur um circa 0,4 Grad Celsius, wodurch zahllose Zellen unseres Körpers langsamer arbeiten und weniger belastet sind als am Tag.

Zwischen drei und vier Uhr morgens ist die Temperatur unseres Körpers in der Regel am niedrigsten. Danach steigt sie langsam wieder an: Ein klares Zeichen für das Ende der Ruhephase, das allmähliche Umschalten des Körpers in den Modus Tagesaktivität.

Blutdruck und Herzfrequenz

Sowohl der Blutdruck als auch die Herzfrequenz steigen bei Aktivität und viel Belastung steigen an. Deshalb sinkt unser Blutdruck in der ersten Nachthälfte, bevor er sich in der zweiten langsam wieder erhöht. Auch die Herz- und Pulsfrequenz verringert sich während des Schlafs allmählich auf circa 50 Schläge pro Minute (außer im REM-Schlaf, → 12), um gegen Morgen wieder zuzunehmen.

Der niedrigere Blutdruck und der verringerte Herzschlag bewirken eine weitaus geringere Stabilität unseres nächtlichen Kreislaufs als am Tag. Daraus lässt sich schließen, dass unser Körper auf Erholung programmiert ist – und nicht auf körperliche und geistige Belastungen.

Atemrhythmus

Bereits beim Einschlafen wird der Atem zunehmend flacher und regelmäßiger. Am ruhigsten atmen wir während des Tiefschlafs (→ Seite 12). Im REM-Schlaf ist der Atem dagegen wieder heftiger und unruhiger.

Muskelentspannung

In der Einschlafphase kann es zu unwillkürlichen Muskelzuckungen kommen, die besonders häufig in den Beinen auftreten. Diese ruckartigen Bewegungen sind völlig harmlos. Sobald wir eingeschlafen sind, bewegen wir uns kaum noch. Doch im Lauf der Nacht drehen wir uns mehrfach um, auch wenn wir es meist gar nicht bemerken.

Während wir schlafen, lässt die Muskelspannung nach. In der REM-Phase werden willentliche Bewegungen durch bestimmte Nervenzellen ganz abgeschaltet. Es kommt dann nur noch zu schnellen Augenbewegungen (→ Seite 12) oder zu gelegentlichen Zuckungen der Gliedmaßen, die denen ähneln, die beim Einschlafen auftreten können.

Die völlige „Muskellähmung" im REM-Schlaf, die auf den ersten Blick seltsam anmutet, ist ein hochwirksamer Mechanismus, der uns davor schützt, unsere Träume auszuleben – und zum Beispiel

Die inneren Uhren

Der Chronobiologie verdanken wir wichtige Erkenntnisse über unsere biologischen Rhythmen. Der Begriff Chronos stammt aus dem Griechischen und bedeutet Zeit. Wie Zeit und Leben zusammenhängen und in welchen zeitlichen Abfolgen biologische Prozesse verlaufen, ist Forschungsgegenstand dieser noch recht jungen Wissenschaft. Im 20. Jahrhundert wurde der Nachweis erbracht, dass es neben Atmung, Puls und Herzschlag weitere biologische Rhythmen gibt. Diese werden unter anderem von Hormonen gesteuert, die etwa bestimmen, wann am Tag wir uns im Leistungshoch oder in einem Tief befinden – und daher möglichst pausieren sollten.

In einem Nervenzentrum des Gehirns, dem suprachiasmatischen Nukleus (SCN), befindet sich eine Art „Master"-Uhr. Dort sorgen zwei winzige Nervenzellenbündel für die Koordination sämtlicher Gehirn- und Körperfunktionen.

Diese Organisation ist wichtig, da einige Prozesse nicht gleichzeitig ablaufen können. So schließen sich etwa starke körperliche Aktivität und Verdauungsarbeit gegenseitig aus. Der inneren Uhr verdanken wir die präzise Steuerung unseres Schlaf-Wach-Verhaltens, außerdem stimmt der SCN uns mit der Außenwelt ab. Er verarbeitet die von der Netzhaut empfangenen Lichtsignale des Auges und beauftragt anschließend die Zirbeldrüse, die Produktion eines für den Schlaf unentbehrlichen Hormons anzukurbeln oder aber zu reduzieren, das Melatonin (→ Seite 20).

Die innere Uhr tickt bei jedem Menschen anders und variiert je nach Alter und Veranlagung unterschiedlich (etwa zum Morgen- oder Abendmenschen). Sie passt sich auch nicht beliebig an neue Lebensumstände an und kann durch Faktoren wie etwa Stress oder Schichtarbeit aus dem Takt geraten.

wild um uns zu schlagen. Bei der sogenannten REM-Schlaf-Verhaltensstörung (RBD) ist dieser Schutz gehemmt. Das führt dazu, dass die Betroffenen im Traum heftige Bewegungen vollziehen und dabei sich selbst, aber auch andere verletzen können. Diese Störung tritt jedoch selten auf und trifft fast ausnahmslos Männer, die unter starkem Stress stehen. Solche Symptome sollten neurologisch abgeklärt werden, um neurodegenerative Störungen wie Parkinson oder Demenzen auszuschließen.

Verdauung

Ohne regelmäßigen Schlaf hätten wir ernsthafte Verdauungsprobleme, denn es gibt zwei Arten von Verdauung zu je unterschiedlichen Zeiten: die Erstverdauung und die Endverdauung.

Die Erstverdauung, die digestive Aktivität, beginnt bereits unmittelbar nach dem Essen: Die Mahlzeit wandert langsam in den Magen-Darm-Trakt und wird dabei aus Speicheldrüse, Magen, Galle und Bauchspeicheldrüse mit Verdauungssäften versehen. Dieser reflektorische Verdauungsprozess, bei dem die Nahrung Stück für Stück nach unten rutscht, dauert circa vier Stunden. Danach setzt die Endverdauung ein, die sogenannte interdigestive Aktivität. Dabei geht die Magensäureproduktion zurück, Magen-Darm-Trakt und Leber werden stärker durchblutet, auch Schilddrüse und Nieren sind aktiver als sonst. Während die oberen Verdauungsorgane nun langsamer arbeiten, setzen die unteren den Verdauungsprozess zügig fort.

Die Endverdauung kann jedoch nur reibungslos funktionieren, wenn wir nach einer Mahlzeit mindestens vier Stunden lang nichts essen. Sobald wir Nahrung zu uns nehmen, kommt unmittelbar danach die Erstverdauung in Gang. Da wir tagsüber nicht völlig auf Speisen verzichten können, beginnt die primäre Verdauung ständig wieder von vorn – und blockiert die Langzeitverdauung. Unsere Nahrung kann deshalb nur während des Nachtschlafs richtig verdaut und verwertet werden. Daraus ergeben sich wichtige Empfehlungen für das Abendessen (→ Seite 141).

Das Auf und Ab der Hormone

Während des Schlafs schüttet der Körper bestimmte Hormone aus, die die Abläufe im Organismus harmonisch aufeinander abstimmen: zum Beispiel die Hormone der Schilddrüse, die nachts aktiver ist als am Tag und den Stoffwechsel im Organismus fördert, oder das Hormon GABA, das eine dämpfende Wirkung hat.

Eine besonders wichtige Rolle spielen das Schlafhormon Melatonin, das Wachstumshormon, das Sättigungshormon Leptin und das Weckhormon Kortisol.

Melatonin – das Hormon der Nacht

Das Schlaf anstoßende Melatonin wird in bestimmten Nervenzellen der Zirbeldrüse (Epiphyse) gebildet, die sich mitten im Zentrum des Gehirns befindet. Das Hormon entsteht aus der Aminosäure Tryptophan und dem Hirnbotenstoff Serotonin, einem Neurotransmitter, der einen erheblichen Einfluss auf unsere Stimmung hat.

Die Melatoninproduktion wird durch die Einwirkung von Licht gesteuert, das auf die Netzhaut fällt und über Nervenfasern an die Zirbeldrüse weitergeleitet wird. Während Tageslicht die Bildung des Hormons hemmt, schüttet die Zirbeldrüse bei Dunkelheit viel

Unser nächtliches Tief

Nachts und in den frühen Morgenstunden ist unsere innere Uhr auf Schongang geschaltet. Besonders labil sind wir zwischen drei und vier Uhr morgens, wenn sowohl die Körpertemperatur als auch der Blutdruck auf dem niedrigsten Stand sind. Dann befinden wir uns in einem absoluten Tief: Wir fühlen uns körperlich nicht sonderlich wohl, sind schmerzempfindlicher als sonst, unsere Stimmung ist gedrückt, Konzentration und Leistungsfähigkeit sind deutlich eingeschränkt. All diese Faktoren sprechen dafür, dass wir diese Stunden am besten schlafend verbringen sollten.

Nachtarbeit (→ Seite 61) birgt erhebliche Risiken. Wenn die inneren Rhythmen mit den Leistungsanforderungen einer Gesellschaft kollidieren, in der der natürliche Wechsel von Schlafen und Wachen kaum noch Geltung besitzt, kann das katastrophale Folgen haben. Allerdings bleiben die vielen Unfälle, die nachts aufgrund von Übermüdung passieren, meist im Dunkeln: Behandlungsfehler etwa, die überarbeiteten Ärzten in Krankenhäusern unterlaufen, Verkehrsteilnehmer, die in der Nacht bei von schläfrigen Fernfahrern, die viel zu lange am Steuer sitzen müssen, verursachten Unfällen getötet oder schwer verletzt werden, oder gravierende Zwischenfälle in Industriebetrieben, die sich in der zweiten Nachthälfte ereignen, wenn die Verantwortlichen gefährlich übermüdet sind. Die Medien berichten allenfalls von spektakulären Flugzeug- und Schiffsunglücken oder Kraftwerkskatastrophen wie zum Beispiel über den Unfall im Atomreaktor von Tschernobyl (damals Sowjetunion), der im April 1986 nachts durch völlig erschöpftes Kontrollpersonal verschuldet wurde.

Melatonin aus und sendet damit ein Signal an den Organismus, sich auf die Nacht(-ruhe) umzustellen. Außerdem besteht ein enger Zusammenhang zwischen der Produktion des Schlafhormons und der Körpertemperatur: Diese ist umso niedriger, je mehr Melatonin im Körper zirkuliert.

Ein niedriger Melatoninspiegel wirkt sich nachteilig auf den Schlaf aus, während ein hoher den nächtlichen Schlummer fördert. Doch das wertvolle Hormon hat auch eine Schattenseite: Es drückt auf die Stimmung. Nur wenn wir nachts wach liegen, nicht wieder einschlafen können und düsteren Gedanken nachhängen, spüren wir den negativen Einfluss des „Grübelhormons". Sobald gegen Morgen helles Licht in die Augen fällt, bringt die Zirbeldrüse kein Melatonin mehr in Umlauf, und die Stimmung bessert sich wieder.

Wie viel Melatonin der Körper bildet, ist nicht nur von der Tages-, sondern auch von der Jahreszeit abhängig: Da Licht die Ausschüttung des Hormons unterdrückt, zirkuliert im Herbst und Winter mehr Melatonin in unserem Blut als im Frühling und Sommer. Je mehr Licht unser Organismus bekommt, desto weniger Schlaf benötigen wir, und je dunkler es tagsüber ist, desto größer ist unser Schlafbedürfnis.

Tipp

Den Biorhythmus steuern

Mit bestimmten Maßnahmen können Sie Ihre biologischen Rhythmen günstig beeinflussen:

- Tanken Sie tagsüber genug Sonnenlicht. Das wirkt belebend. Je aktiver Sie am Tag sind, desto besser schlafen Sie in der Nacht.

- Bei bestimmten Arten von Schlafstörungen kann eine Lichttherapie (→ Seite 90) erfolgreich sein. Auch sie führt zu einer Aktivierung des Organismus am Tag – und damit zu erhöhter Schlafbereitschaft am Abend und in der Nacht. Vorsicht dagegen bei der Einnahme von Melatoninpräparaten (→ Seite 199).

- Verzichten Sie (insbesondere abends) auf Alkohol und Nikotin.

- Nehmen Sie am frühen Abend eine leichte, möglichst kalorienarme Mahlzeit ein.

- Mäßige körperliche Betätigung, zum Beispiel ein schöner Abendspaziergang, leichte Gartenarbeit oder sanfte Gymnastikübungen haben ebenfalls eine positive Wirkung auf die Melatoninproduktion – und damit auf einen erholsamen Schlaf.

Auch das Lebensalter wirkt sich auf die natürliche Melatoninkonzentration im Blut aus: Kinder haben einen relativ hohen Melatoninspiegel, der am Ende der Pubertät die höchsten Werte im Leben erreicht. Danach nimmt die Produktion des Hormons kontinuierlich ab, sodass im Alter kaum noch Melatonin im Körper zirkuliert. Das ist wahrscheinlich ein wesentlicher Grund, weshalb ältere Menschen nachts meist schlechter einschlafen als jüngere (→ Seite 110), rechtfertigt jedoch nicht die Einnahme von Melatonin als „Altersbremse".

Das Wachstumshormon – Erholung pur

Schon in der Einschlafphase beginnt die Hirnanhangdrüse, das Wachstumshormon (HGH – Human Growth Hormon) auszuschütten, doch seine aktivste Wirkung entfaltet es im Tiefschlaf.

Bei Kindern fördert das HGH das Wachstum – daher sein Name. Da Kinder nur nachts wachsen, sind sie auf regelmäßigen und ausreichenden Schlaf (→ Seite 117) angewiesen.

Bei Erwachsenen setzt das Wachstumshormon einen umfassenden Reparaturprozess im Organismus in Gang: Wunden heilen, und der Körper setzt sich gegen alle möglichen Eindringlinge zur Wehr. Abgestorbene Körperzellen werden durch neue ersetzt, Immunzellen und die Kommunikation von Nervenzellen angeregt. Kurz: Im gesamten Organismus findet während des Tiefschlafs eine Art „Erholungskur" statt.

Tipp

Das Wachstumshormon nutzen – so lange wie möglich

Je älter wir werden, desto mehr geht der Tiefschlaf zurück und desto weniger HGH schüttet der Körper aus. Bereits mit Beginn des vierten Lebensjahrzehnts sinkt die Hormonkonzentration, jenseits der siebzig lässt es sich kaum noch im Blut nachweisen. Diese Befunde haben dazu geführt, Wachstumshormone als Anti-Aging-Mittel zu propagieren. Es gibt aber keine wissenschaftlichen Ergebnisse, die solche Empfehlungen stützen.

Um das verbleibende Minimum an Wachstumshormon voll ausschöpfen zu können, sollten wir regelmäßig mindestens vier Stunden **vor** unserer **biologischen Mitternacht** gegen drei Uhr morgens schlafen. So erreichen wir den meisten Tiefschlaf und können auf völlig natürliche Weise möglichst lange auf die wohltuende Wirkung des HGH zurückgreifen und von ihr profitieren. Ein „Traum", der wahr werden könnte.

In der zweiten Nachthälfte, in der wir kaum noch Tiefschlaf haben, geht die Produktion des Hormons wieder zurück. Da das HGH für unsere körperliche und geistige Gesundheit unentbehrlich ist, empfiehlt es sich, (in der Regel) nicht später als um 23 Uhr zu Bett zu gehen.

Leptin – ein natürlicher Appetitregler

Verspüren wir tagsüber wiederholt Hunger, liegt das nicht nur am leeren Magen, sondern auch an dem Hormon Ghrelin, das nur im Wachzustand aktiv ist – und Hungergefühle hervorruft. Ein elf- oder zwölfstündiges Fasten während des Tages gelingt uns kaum.

Dass wir nachts nicht mehrfach hungrig aufwachen und zum Kühlschrank laufen, verdanken wir dem Gegenspieler des Ghrelins, dem Hormon Leptin. Während des Schlafs von den Fettzellen produziert, unterdrückt es das Verlangen nach Nahrung. Ein Sättigungsgefühl stellt sich ein – ganz unabhängig davon, wie viel wir während des Tages oder am Abend gegessen haben. Eine ausreichend hohe Konzentration von Leptin wirkt wie ein natürlicher Appetitzügler, der uns eine ungestörte Nachruhe beschert.

Normalerweise wechselt die Produktion der Hormone Ghrelin und Leptin im Rhythmus von Tag und Nacht. Doch Schlafmangel und Schlafstörungen können diesen Rhythmus aus dem Takt bringen. Das Ergebnis einer medizinischen Studie der Universität von Chicago sorgte vor einigen Jahren für Aufsehen: Bei Studenten, die sechs Tage lang maximal vier Stunden pro Nacht schlafen durften, ging die Konzentration des Sättigungshormons Leptin um fast ein Fünftel zurück, während der Blutspiegel des appetitanregenden Ghrelins um nahezu ein Drittel anstieg. Als unmittelbare Folge des Schlafdefizits entwickelten die Probanden regelrechten Heißhunger – insbesondere auf wenig gesunde, kalorienreiche Nahrungsmittel.

Die amerikanische Studie lässt den Schluss zu, dass Schlafentzug die Funktion der beiden Hormone Leptin und Ghrelin beeinträchtigt. Da die nächtliche Ausschüttung von Leptin bei Schlafmangel nachlässt und der Hunger sich zurückmeldet, essen übermüdete Menschen mehr und neigen deshalb zu Übergewicht. Doch der Umkehrschluss „Schlaf macht schlank" ist wissenschaftlich nicht belegt, auch wenn die These immer wieder durch die Medien geht. Allerdings: Wer ständig zu wenig schläft und damit das harmonische Wechselspiel von Leptin und Ghrelin stört, riskiert tatsächlich, dass er überflüssige Pfunde auf die Waage bringt.

Kortisol – der Muntermacher

Gegen drei Uhr morgens stellen die Hormone der Nacht langsam ihre Arbeit ein. Dann tritt (neben dem Aktivierungsstoff Noradrenalin) ein anderes Hormon auf den Plan, das im Schlaf nichts zu suchen hat: das Stresshormon Kortisol.

Schon zu Beginn der zweiten Nachthälfte ist es mit der Erholung vorbei, denn das Kortisol unterdrückt das Wachstumshormon und die Tätigkeit der Immunzellen. Dafür beschleunigt es den Stoffwechsel und stimmt den Körper allmählich auf die Aktivitäten des Tages ein.

Die wichtigsten nachtaktiven Hormone

Melatonin wird bei Dunkelheit von der Zirbeldrüse gebildet und ins Blut ausgeschüttet. Es muss in ausreichendem Maße im Körper vorhanden sein, damit wir problemlos ein- und durchschlafen können.

Serotonin ist die Ausgangssubstanz, aus der der Organismus das Melatonin herstellt. Das häufig auch als Wohlfühlhormon bezeichnete Serotonin ist deshalb für den Schlaf ebenso bedeutsam wie Melatonin. Ein Serotoninmangel kann sowohl Schlafstörungen als auch Depressionen hervorrufen.

Das Wachstumshormon bewirkt bei Kindern, dass sie während des Schlafs wachsen. Bei Erwachsenen sorgt es für eine gründliche Regeneration der Zellen. Während des Tiefschlafs in der ersten Nachthälfte zirkulieren im Körper große Mengen dieses Hormons.

Leptin und **Ghrelin** regeln im ständigen Rhythmus von Tag und Nacht den Appetit. Während des Schlafs schüttet der Körper das Sättigungshormon Leptin aus, das das Hungergefühl blockiert. Im Wachzustand wird der Appetitanreger Ghrelin produziert, der uns bereits am Morgen Lust auf das Frühstück macht. Bei anhaltendem Schlafmangel steigt die Konzentration von Ghrelin im Blut – und damit das Risiko für Heißhungerattacken und Übergewicht.

Das Stresshormon **Kortisol** läutet bereits gegen drei Uhr das Ende der nächtlichen Erholungsphase in unserem Körper ein. Es stoppt die Produktion des Wachstumshormons und setzt bestimmte Prozesse im Körper in Gang: Blutzuckerspiegel und Eiweißumsatz erhöhen sich, was den Stoffwechsel fördert. Blutdruck, Puls- und Herzfrequenz steigen an und bewirken, dass wir munter werden. Ein gesunder Kortisolspiegel macht aktiv und bereitet uns auf den Tag vor. Schüttet der Körper jedoch vermehrt Kortisol aus, sodass auch abends und nachts zu viele Stresshormone im Blut zirkulieren, kann es Stunden dauern, bis wir richtig zur Ruhe kommen und in den wohlverdienten Schlaf finden.

Normalerweise ist die Kortisolkonzentration morgens am höchsten. Am Nachmittag nimmt sie in der Regel wieder ab, sodass nachts kaum noch Stresshormone im Blut vorhanden sind. Bei chronischem Stress (→ Seite 55) schüttet der Körper dagegen auch am Abend und in der Nacht zu viel Kortisol aus – was das Ein- und Durchschlafen behindert.

Da das Kortisol von unserer inneren Uhr gesteuert wird, beginnt die Ausschüttung gegen drei Uhr – ganz unabhängig davon, wann wir zu Bett gegangen sind und ob wir bereits geschlafen haben oder nicht. Das bedeutet: Wer regelmäßig erst weit nach Mitternacht schlafen geht, schläft zur falschen Zeit. Er bettet sich zur Ruhe, wenn im Körper bereits die ersten Stresshormone zirkulieren und die wertvolle Zeit des Tiefschlafs vorbei ist.

Ein Lebenselixier

Schon in der Antike galt der Schlaf als „Hüter des Lebens" und „Balsam für die Seele". Wie richtig unsere Vorfahren mit dieser Annahme lagen, hat die moderne Forschung längst bewiesen. Neuere Studien zeigen: Regelmäßige und ausreichende Nachtruhe fördert die Gedächtnisbildung (→ Seite 15) und kann Übergewicht (→ Seite 23), Krankheiten und vorzeitiges Altern verhindern.

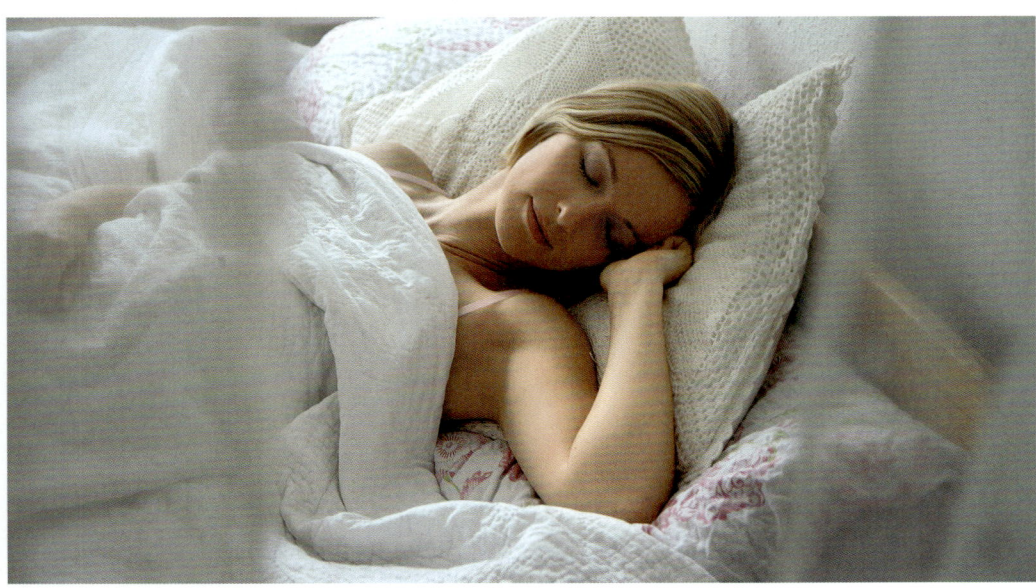

Schlaf stärkt den Organismus

Studienergebnisse legen nahe, dass erholsame Nachtruhe eine nicht zu unterschätzende Rolle bei der Abwehr von Krankheiten spielt – etwa beim Vorbeugen von Diabetes, Bluthochdruck und weiteren Herz-Kreislauf-Störungen. Möglicherweise bietet ausreichend Schlaf auch einen gewissen Schutz vor Krebs und Demenzen – der Zusammenhang ist jedoch noch nicht genau belegt.

Das Immunsystem auf Hochtouren

Fast jeder kennt es: Nach einer zu kurzen oder durchwachten Nacht kratzt es morgens im Hals, und eine Erkältung bahnt sich an. Das ist kein Zufall, denn nur wenn wir genug Schlaf haben, kann unser Organismus beginnende Infektionen und andere Krankheiten, deren Frühsymptome wir vielleicht gar nicht wahrnehmen, erfolgreich bekämpfen. Diese geballte Abwehrkraft verdanken wir zahllosen Immunzellen, die während der Nachtruhe regelrecht auf Hochtouren arbeiten. Insbesondere in der Tiefschlafphase (→ Seite 12) steigen Zahl und Aktivität von Abwehrzellen wie Makrophagen und T-Lymphozyten, die Krankheitserreger vernichten, deutlich an.

Während des Tages sind wir mit zahlreichen Stressfaktoren konfrontiert: Der Stoffwechsel muss den Angriff schädlicher Eindringlinge wie Viren oder Bakterien bewältigen und zusätzlich noch Krebszellen unschädlich machen, die ständig im Körper entstehen. Diesen permanenten Anforderungen ist der Organismus nur gewachsen, wenn er sich regelmäßig regenerieren kann –

Auf erholsamen Schlaf kommt es an

Schlaf ist nicht gleich Schlaf. Damit die Nachtruhe ihre segensreiche Wirkung entfalten kann, müssen wir nicht nur ausreichend schlafen, sondern auch zur richtigen Zeit, nämlich deutlich vor der biologischen Mitternacht gegen drei Uhr morgens. Zwar erholt sich der Körper bereits in der Einschlafphase und im Leichtschlaf, doch die Sternstunden der Nacht liegen im Tiefschlaf, in dem Immun- und Hormonsystem besonders aktiv sind. Ob wir nachts genug geschlafen haben, spüren wir am folgenden Tag. Fühlen wir uns fit und energiegeladen, war der Schlaf ausreichend. Sind wir aber müde, gereizt und unkonzentriert, ist das ein Hinweis auf zu wenig Tiefschlaf, selbst wenn wir lange geschlafen haben.

im Schlaf, weil dann wichtige Körperfunktionen auf ein Minimum reduziert sind: Zum Beispiel Atemrhythmus, Blutdruck und Herzschlag und die Wärmeproduktion.

Wie sehr der Schlaf unser Immunsystem aktiviert, zeigen Untersuchungen des Lübecker Neuroendokrinologen Jan Born. Unter seiner Leitung wurden eine Reihe freiwilliger Testpersonen gegen Hepatitis A geimpft, eine Virusinfektion, die Leberentzündungen hervorruft. In der folgenden Nacht durfte eine Hälfte der Probanden normal schlafen, während die andere Hälfte bis zum nächsten Abend wach bleiben musste. Vier Wochen später überprüften die Forscher, wie gut die Impfung angeschlagen hatte, und machten eine aufschlussreiche Entdeckung: Bei den Testpersonen, die in der Nacht nach der Impfung schlafen konnten, hatten sich doppelt so viele Antikörper gegen den Hepatitis-Erreger gebildet wie bei denen, die wach geblieben waren. Es ist nicht auszuschließen, dass die Schläfer bei einem potenziellen Kontakt mit dem Erreger höhere Chancen haben, eine Infektion abzuwehren als die Nicht-Schläfer. In jedem Fall verschlechtert sich die Immunreaktion bereits nach einer einzigen durchwachten Nacht.

> **Tipp**
>
> ## Nach der Impfung schlafen
>
> Wenn Sie sich zuverlässig vor einer Infektion schützen möchten, sollten Sie in den ersten Nächten nach der Impfung für ausreichend und erholsamen Schlaf sorgen. Dann schlägt die Impfung am besten an.

Schützt Schlaf vor Krebs?

Warum regelmäßiger, erholsamer Schlaf eine krebshemmende Wirkung haben kann, ist noch nicht bekannt. Bislang liefert die Wissenschaft nur Erklärungsansätze. Im Fokus stehen hormonelle Umbildungen während des Schlafs (→ Seite 19). Einige Forscher führen die mögliche Schutzwirkung der Nachtruhe auf die Produktion des Wachstumshormons zurück, das im Tiefschlaf ausgeschüttet wird und sich stimulierend auf das Immunsystem auswirkt. Andere räumen dem Schlafhormon Melatonin Priorität bei der Krebsabwehr ein. Sie gehen davon aus, dass ein hoher Melatoninspiegel die Zellmembran vor aggressiven Sauerstoffmolekülen, den „Freien Radikalen" schützt, die die Zellen schädigen und Krebs hervorrufen können. Außerdem soll Melatonin sich günstig auf den nächtlichen Stoffwechsel auswirken. Da dieser während des Schlafs reduziert ist, teilen sich die Zellen langsamer. Die bei Krebszellen beobachtete schnelle, ungehemmte Teilung kann durch Melatonin angeblich gestoppt werden und zum

Absterben der Zellen führen. Patienten mit Brustkrebs oder Prostatakrebs haben beispielsweise deutlich niedrigere Melatoninspiegel als gesunde Menschen.

Wahrscheinlich spielen noch weitere Botenstoffe, die der Körper in den nächtlichen Ruhepausen bildet, eine Rolle. Es ist aber auch möglich, dass der Schlaf erst durch das harmonische Zusammenspiel aller nächtlichen Hormone eine präventive Wirkung gegen Krebs entfalten kann.

Umgekehrt gilt es als sicher, dass ein dauerhaft erhöhter Kortisolspiegel (→ Seite 25) das Immunsystem schwächt und die Entstehung einer ganzen Reihe von Krankheiten wie zum Beispiel Bluthochdruck, Arthritis, Rheuma und wahrscheinlich auch Krebs begünstigen kann.

Erholsamer Schlaf – ein natürliches Antidepressivum

Zwischen Schlaf und Gemütszustand besteht eine enge Wechselwirkung, denn der Schlaf beeinflusst ganz erheblich unsere Stimmungslage und diese wiederum den Schlaf: Erholsamer Schlaf wirkt sich positiv auf unsere Laune aus und macht uns resistenter gegen Stress. Alltägliche Aufgaben und besondere Herausforderungen lassen sich besser meistern, wenn wir ausgeschlafen sind. Auf der anderen Seite fördert eine erhöhte Stressresistenz den Schlaf. Die seelische Widerstandskraft wächst, sodass wir weniger anfällig für Burnout oder Depressionen werden. (Weitere Informationen über den Zusammenhang zwischen Schlaf und Depressionen → Seite 71.)

Tipp

Schlafen Sie sich gesund!

Haben wir uns erkältet oder gar eine Grippe zugezogen, werden wir müde. Wir sehnen uns nach dem Bett und wollen nur noch eins: schlafen, so lange es geht. Eine sinnvolle Reaktion des Organismus, denn während des Schlafs kann er Infektionen am besten bekämpfen.

Auch wenn wir uns gesund fühlen, sollten wir den nächtlichen Schlummer nicht vernachlässigen, kann er doch entscheidend dazu beitragen, dass wir gar nicht erst erkranken. Das ist aber nur möglich, wenn wir auch zur richtigen Zeit schlafen – und nicht die Nacht nicht zum Tag und den Abend zum Morgen machen. Denn dann schwächen wir unser Immunsystem, statt es aufzubauen und zu stärken.

Anti-Aging im Schlaf

Schlaf kann das Altern nicht verhindern. Doch wenn wir uns regelmäßig ausreichend Nachtruhe gönnen, lässt sich der natürliche Alterungsprozess wahrscheinlich verzögern. Darauf deutet eine wissenschaftliche Studie aus den USA hin, die übersetzt den Titel „Zu wenig Schlaf macht alt" trägt.

Als Beleg für den Schlaf als Jungbrunnen führen Forscher das Wachstumshormon (→ Seite 22) an, das unter anderem für eine umfassende Zellregeneration zuständig ist. Ihm verdanken wir, dass die Billionen von Haut- und Körperzellen, die täglich absterben, wieder neu gebildet werden. Während der Tiefschlafphase reguliert sich auch der Fett- und Feuchtigkeitsgehalt der Zellen. Die Folge: Nach erholsamem Schlaf wirkt die Haut frischer, glatter und straffer. Manche Ärzte sprechen deshalb sogar vom „Schönheitsschlaf", der einer frühzeitigen Hautalterung entgegenwirkt und die Haut geschmeidig hält. „Schönheitsoperationen" ohne Stress und Angst!

Ein möglicher Anti-Aging-Effekt lässt sich nur erzielen, wenn wir in der ersten Nachthälfte ausreichend Schlaf haben. Gehen wir zu spät ins Bett, schüttet der Körper weniger Wachstumshormon aus. Das kann Faltenbildung im Gesicht beschleunigen und sich auch nachteilig auf das Haar auswirken: Es wächst weniger, wird brüchig und fällt aus.

Melatonin (→ Seite 20) soll frühzeitigen Alterserscheinungen vorbeugen. Da die Zirbeldrüse in der zweiten Lebenshälfte weniger Melatonin bildet, wird oft die Einnahme des Hormons als Nahrungsergänzungsmittel empfohlen. Ob sich so tatsächlich das Altern hinauszögern lässt, ist nicht bewiesen, zudem gesundheitliche Risiken von Melatoninpräparaten noch nicht abzuschätzen sind (Informationen zu Melatonin als Medikament → Seite 199).

Schlafmangel: der unterschätzte Raubbau

So segensreich erholsame Nachtruhe ist, so verheerend sind zu viele Nächte ohne Schlaf. Gelegentlichen Schlafmangel können wir in der Regel gut verkraften. Doch wer immer wieder zu wenig schläft, lebt riskant. Der Regensburger Schlafforscher Jürgen Zulley

Erhöhte Erkältungsgefahr bei Schlafmangel

US-Forscher der Carnegie Mellon Universität in Pittsburgh (Pennsylvania) untersuchten die Schlafgewohnheiten von 153 Probanden, die im Durchschnitt 37 Jahre alt waren. Die Studie wurde 2009 im Fachmagazin „Archives of Internal Medicine" veröffentlicht. Das Ergebnis: Wer schlecht beziehungsweise weniger als sieben Stunden nachts schlief, hatte ein dreimal höheres Risiko, eine Erkältung zu bekommen, als Versuchspersonen, die sich mehr Schlaf gönnten.

bringt es auf den Punkt: „Zu wenig Schlaf macht krank, dick und dumm" – die inneren Uhren kommen aus dem Takt, Stoffwechselprozesse werden gestört, die Körperabwehr und das Gedächtnis lassen nach. Und nicht zuletzt: Das Risiko für Übergewicht und damit für etliche Krankheiten steigt.

Schlechte Aussichten für Schlafmuffel, die den Schlummer als Zeitverschwendung betrachten und einen Großteil der Nacht lieber vor dem Fernseher oder dem Computer verbringen als im Bett. Betroffen sind aber auch Menschen in Beruf und Familie, die oft bis in die Nacht hinein arbeiten und morgens wieder früh aufstehen müssen. Auch wenn sie denken, sie kämen mit wenig Schlaf aus – langfristig setzen sie ihre Gesundheit aufs Spiel.

Wissenschaftliche Studien zeigen, dass chronischer Schlafmangel ein erhöhtes Risiko für körperliche, geistige und seelische Störungen birgt. Sie reichen von Tagesmüdigkeit, Übergewicht und Konzentrationsmangel bis hin zum Burnout-Syndrom, Depressionen und Herz-Kreislauf-Erkrankungen. Möglicherweise spielen jahrelange Schlafdefizite sogar eine Rolle bei der Entstehung von Krebs und Demenzen.

Gift für Körper ...

Selbst bei jungen Testpersonen, die eine Woche lang nur vier Stunden pro Nacht schliefen, führte der Schlafentzug bereits zu negativen Folgen: Der Kohlenhydratstoffwechsel verschlechterte sich, die Blutzuckerwerte waren erhöht, die Produktion der Schilddrüsenhormone geriet durcheinander, und abends wurden hohe Werte des Stresshormons Kortisol im Blut gemessen, die der Körper normalerweise erst in den frühen Morgenstunden ausschüttet.

Diese Veränderungen ähneln denen, die im Frühstadium der Zuckerkrankheit und häufig auch bei alten Menschen auftreten. Bei vorübergehendem Schlafmangel bilden sich diese Stoffwechselentgleisungen wieder zurück.

Da das Hormon Kortisol nachts überhandnimmt, kann der Körper kein Wachstumshormon ausschütten. Das bedeutet: Alte und kranke Zellen werden nicht rechtzeitig durch neue ersetzt. Dies wiederum schwächt die Körperabwehr, sodass wir anfälliger für unterschiedliche Krankheiten werden. Da der Körper vermehrt Entzündungsbotenstoffe ausschüttet, können zum Beispiel Muskel- und Gelenkprobleme, aber auch Krebserkrankungen entstehen, die auf chronische Entzündungen zurückgehen. Außerdem treten häufig Sehstörungen auf, bei denen die Augen brennen und schmerzen. Es kann zu Missempfindungen in Armen und Beinen kommen, die von Zittern und Schmerzen begleitet sind. Die Schmerzschwelle ist insgesamt niedriger als sonst. Der Rhythmus von Herzschlag und Atmung wird unregelmäßig, der Blutdruck kann ansteigen oder fallen.

Die geistige Fitness lässt ebenfalls nach, wenn wir zu viele Schlafschulden anhäufen. Wir bekommen Gedächtnisprobleme, werden unkonzentriert und machen mehr Fehler. Tests mit Versuchspersonen, die 24 Stunden nicht geschlafen hatten, offenbarten einen engen Zusammenhang zwischen den Zuständen

Herzkrank durch zu wenig Schlaf?

Eine japanische Studie, an der mehr als 1 200 Menschen teilnahmen, zeigte, dass Probanden, die deutlich weniger als siebeneinhalb Stunden pro Nacht schliefen, besonders anfällig für Herzerkrankungen sind.

Auch eine Untersuchung des Medical Center der University of Chicago weist auf einen Zusammenhang zwischen durchschnittlicher Schlafdauer und krankhaften Veränderungen der Herzkranzgefäße hin: Menschen, die länger als sieben Stunden schliefen, hatten gegenüber Kurzschläfern ein um mehr als die Hälfte verringertes Risiko für Verkalkungen der Herzarterien (und damit für einen Herzinfarkt). Allerdings ist noch nicht eindeutig geklärt, ob die beobachteten Gefäßveränderungen nur durch zu wenig Schlaf oder durch andere unbekannte Faktoren verursacht werden. Auch wenn sich derzeit noch keine kausale Beziehung zwischen Schlafdauer und Herzinfarktrisiko herstellen lässt, empfehlen die Forscher, mindestens sechs Stunden pro Nacht zu schlafen.

„schlaftrunken" und „betrunken". Die Teilnehmer gaben sich, als hätten sie ein Promille Alkohol im Blut: Gedächtnis und Aufmerksamkeit, Koordinations- und Reaktionsfähigkeit waren erheblich eingeschränkt, gleichzeitig überschätzten sich die Probanden.

Übermüdete Menschen neigen offenbar auch eher zum Schlafwandeln (→ Seite 96) als ausgeschlafene. Das geht aus einer Untersuchung kanadischer Neurologen an der Universität Montreal hervor: 40 vermeintliche Schlafwandler blieben 25 Stunden wach. In der Folgenacht beobachteten die Forscher bei 36 Testpersonen insgesamt 92 Schlafwandelattacken, während in der Nacht vor dem Schlafentzug nur die Hälfte der Probanden schlafwandelte.

Der Zusammenhang zwischen Schlafmangel und Übergewicht ist hinreichend belegt. Verantwortlich dafür sind die beiden Hormone Leptin und Ghrelin, die das Sättigungs- und Hungergefühl steuern (→ Seite 23). Verschiedene Studien zeigen, dass die Neigung zu Übergewicht bereits in sehr jungen Jahren entstehen kann – wenn Kinder nicht rechtzeitig ins Bett kommen. Bei Kindern zwischen fünf und zehn Jahren, die weniger als zehn Stunden pro Nacht schlafen, steigt die Wahrscheinlichkeit auf Übergewicht oder Fettleibigkeit. Schlaf hat offenbar größeren Einfluss auf das Gewicht als Fernsehkonsum, Sport oder Veranlagung.

... und Seele

Zu wenig Schlaf schlägt aufs Gemüt. Wer über längere Zeit nicht auf sein persönliches Schlafquantum kommt, wird – je nach Veranlagung – nervös, reizbar, schreckhaft oder misstrauisch. Die Stimmung verschlechtert sich, Antrieb, Wahrnehmungs- und Konzentrationsfähigkeit lassen nach. Dafür steigt das Risiko für Burnout oder Depressionen.

Wird der Schlaf, egal ob freiwillig oder gezwungenermaßen, über einen längeren Zeitraum auf ein absolutes Minimum reduziert oder gar völlig verhindert, stellen sich vermehrt Sinnestäuschungen und Halluzinationen ein. Wer wochenlang nicht genug geschlafen hat, bringt kaum noch Interesse für seine Umwelt auf. Doch je größer unser Schlafdefizit, desto „überdrehter" können wir werden. Dann kommen wir, selbst wenn wir todmüde sind, auch nachts nicht mehr zur Ruhe – und haben bereits eine handfeste Schlafstörung (→ Seite 50) entwickelt. Deshalb ist ausreichender und regelmäßiger Schlaf nicht nur für unser körperliches, sondern auch unser seelisches Wohlbefinden von höchster Bedeutung.

Wie viel Schlaf braucht der Mensch?

Auf erholsamen Schlaf kann niemand verzichten. Doch wie viel Nachtruhe erforderlich ist, um gesund und leistungsfähig zu bleiben, hängt vom individuellen Schlafbedürfnis ab.

Schlafverächter und Schlaffreunde

Von Napoleon, der nur vier Stunden pro Nacht geschlafen haben soll, stammt der Ausspruch: „Fünf Stunden für einen erwachsenen Mann, sechs für einen jungen, sieben für eine Frau und acht – für Dummköpfe." Auch ein anderer berühmter Kurzschläfer der Geschichte, der Amerikaner Thomas Edison, der die Glühbirne erfand, hielt den Schlaf für vergeudete Zeit und kam offenbar mit zwei Stunden Nachtruhe aus. Ein Schlafverächter unserer Zeit, der bekannte Filmemacher Rainer Werner Fassbinder, soll gesagt haben: „Schlafen kann ich, wenn ich tot bin" – und starb im Alter von 37 Jahren.

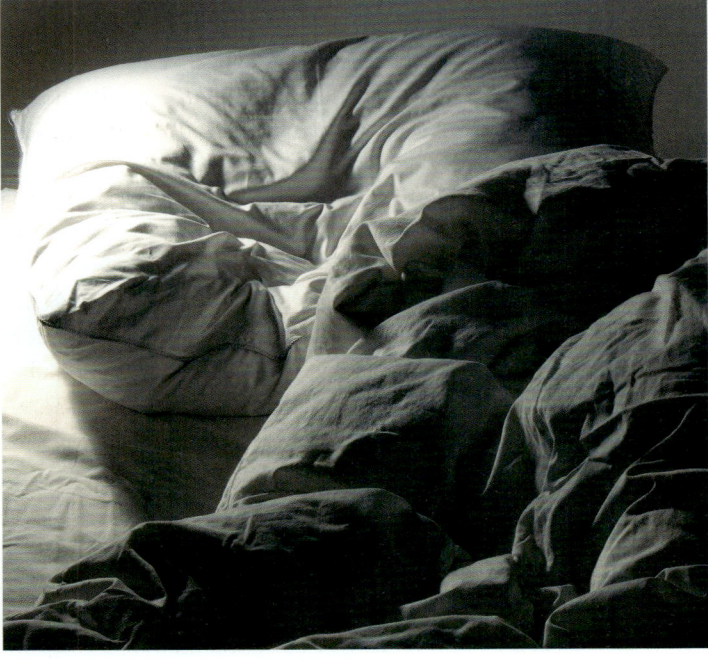

Zu allen Zeiten gab es aber auch ebenso berühmte wie geniale Schlaffreunde. Der Physiker Albert Einstein schlief bis zu zwölf Stunden täglich. Und Johann Wolfgang von Goethe, der sich mindestens neun Stunden Nachtruhe gönnte, schrieb einst an Charlotte von Stein: „Ich habe nur zwei Götter: dich und den Schlaf. Ihr heilet alles an mir, was zu heilen ist." Auch der Dramatiker Friedrich Hebbel schätzte ausgiebigen Schlaf und kam zu dem Schluss: „Der Schlaf ist die Nabelschnur, durch die das Individuum mit dem Weltall zusammenhängt."

Kurz-, Lang- und Normalschläfer

Die meisten Menschen sind Normalschläfer, die zwischen sechseinhalb und acht Stunden Nachtruhe brauchen. Kurzschläfer benötigen weniger als sechs, Langschläfer mehr als neun Stunden Schlaf pro Nacht. Zu welcher Kategorie wir gehören, ist weitgehend genetisch bedingt, woran wir kaum etwas verändern können – ebenso wenig wie die Disposition zum Morgen- oder Abendmenschen (→ Seite 36). Allerdings hängt es auch vom Gesundheitszustand, von körperlichen Belastungen und nicht zuletzt vom Lebensalter (→ Seite 44) ab, wie hoch das Schlafbedürfnis ist.

Obwohl die einzelnen Gruppen unterschiedlich lange schlafen, ist die Abfolge der einzelnen Schlafstadien – von der Ein- und Tiefschlafphase bis zum REM-Schlaf – bei gesunden Menschen gleich. Auch die Dauer des rund 90-minütigen Schlafzyklus verändert sich nicht. Langschläfer verbringen also nicht mehr Zeit im Tiefschlaf als Kurzschläfer. Sie halten sich aber länger im Leicht- und REM-Schlaf auf, was möglicherweise für ihre Erholung wichtig ist. Kurzschläfer schlafen offenbar effektiver, während Langschläfer sich trotz der längeren Zeit, die sie im Bett verbringen, oft weniger ausgeruht fühlen als Kurz- und Normalschläfer. Manche Forscher hat das zu dem Schluss veranlasst, dass Kurzschläfer besonders aktive, leistungsstarke Persönlichkeiten sind, die Stress und Belastungen besser bewältigen können als Langschläfer. Bei Letzteren sahen sie dagegen eine Neigung zu Langsamkeit, Introversion und Depression. Anderen Studien zufolge gelten Langschläfer als besonders kreative und kritische Geister.

Bestimmt der Schlaf die Lebensdauer?

Aus medizinischer Sicht scheint eine tägliche Schlafdauer von circa sieben Stunden optimal zu sein. Das geht aus einer sechsjährigen Studie der University of California in San Diego hervor, an der über eine Million Frauen und Männer im Alter zwischen 30 und 102 Jahren teilnahmen: Die Testpersonen, die regelmäßig gut sechs bis sieben Stunden schliefen, hatten, statistisch betrachtet, ein niedrigeres Risiko, innerhalb des Untersuchungszeitraums zu sterben als diejenigen Probanden, die weniger als vier oder mehr als acht Stunden schliefen.

Worauf der Zusammenhang zwischen Schlafdauer und Lebenserwartung im Einzelnen zurückzuführen ist, lässt sich derzeit noch nicht sagen. Zwar ist bekannt, dass Schlafmangel (→ Seite 29) der Gesundheit schadet und deshalb zu einem frühzeitigen Tod führen kann, nicht aber, warum offenbar auch Langschläfern nur ein kurzes Leben vergönnt ist. Womöglich geht eine Schlafdauer von sechs bis maximal acht Stunden mit einer stabilen Gesundheit einher, während das höhere Schlafbedürfnis Ausdruck einer (noch nicht diagnostizierten) Krankheit sein kann. Wer sehr viel Schlaf braucht und sich dennoch tagsüber nicht ausreichend erholt fühlt, sollte sicherheitshalber einen Arzt aufsuchen.

Tipp

Qualität statt Quantität

Finden Sie heraus, welcher Schlaftyp Sie sind. Vielleicht sind Sie schon nach knapp sechs Stunden fit und ausgeruht. Vielleicht brauchen Sie auch neun Stunden, um wirklich leistungsfähig zu sein.

Ausgehend von einer Mindestdauer von fünf Stunden Nachtruhe zählt nur das persönliche Optimum – ganz gleich, ob Sie sechs, sieben oder sogar neun Stunden Nachtruhe benötigen. Entscheidend ist, wie erholt und energiegeladen Sie sich tagsüber fühlen. Im „grünen Bereich" sind Sie beispielsweise, wenn Sie auch bei längerer Tätigkeit im Sitzen konzentriert arbeiten können und keinen vermehrten Kaffeekonsum benötigen.

Ob das gelingt, hängt eher von der Qualität des Schlafs ab als von der Quantität.

Schlafen wir länger, als es unserem individuellen Bedürfnis entspricht, fördern wir weder die Gesundheit noch die Leistungsfähigkeit. Im Gegenteil: Wer zu lange im Bett bleibt, ist oft müde und zerschlagen, hat Kopfschmerzen oder Kreislaufbeschwerden und braucht lange, um richtig munter zu werden. Deshalb sollten wir abends möglichst immer zur gleichen Zeit ins Bett gehen und morgens (auch am Wochenende) zur gleichen Zeit aufstehen. So können wir einen stabilen Schlaf-Wach-Rhythmus entwickeln und Schlafstörungen vorbeugen (→ Seite 50).

Eulen und Lerchen

Wissenschaftliche Studien beweisen, dass es sie tatsächlich gibt: Rund 15 Prozent der Bevölkerung sind ausgesprochene Morgen- oder Abendmenschen. Ob man morgens schwungvoll aus dem Bett steigen kann oder erst am späten Vormittag richtig munter wird, hängt vom Erbgut ab. Deshalb lässt sich aus einer Eule nicht ohne Weiteres eine Lerche machen – und umgekehrt.

Das unterschiedliche Leistungs- und Stimmungshoch bei Morgen- und Abendtypen liegt an der Periodenlänge der inneren Uhr (→ Seite 18). Morgenmenschen haben einen kürzeren Perioden-wert, Abendmenschen einen längeren. Entsprechend unterschied-lich entwickelt sich die Körpertemperatur, die den Stand der inne-ren Uhr anzeigt.

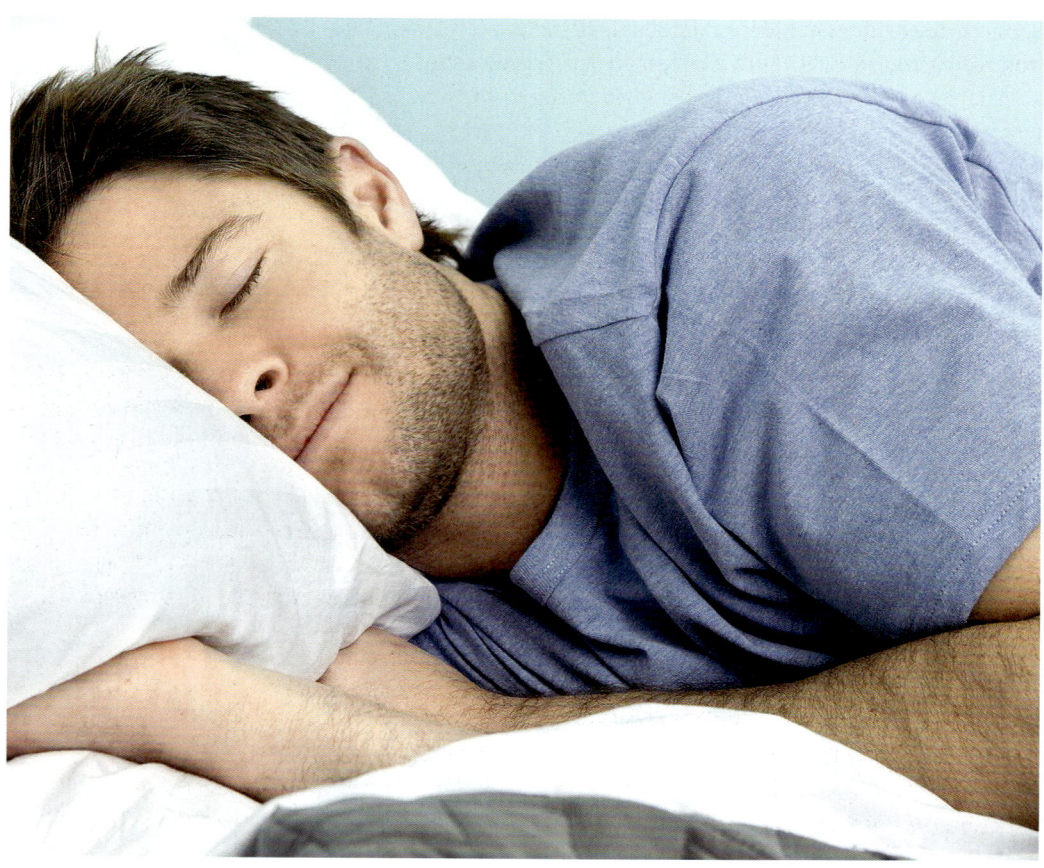

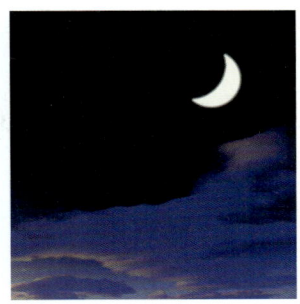

Bei Lerchen erreicht die Temperatur morgens rasch die normalen Tageswerte. Deshalb fühlen sie sich am Vormittag meist am wohlsten und am leistungsfähigsten. Nach einem Mittagstief folgt am Nachmittag ein zweites Hoch. Doch vom späten Nachmittag an lassen Konzentration und Energie merklich nach.

Bei Abendmenschen steigt die Körpertemperatur so langsam an, dass sie sich vormittags oft wie gelähmt fühlen und erst gegen Mittag richtig aktiv werden. Eulen haben oft einen niedrigen Blutdruck, was ebenfalls den langsamen Anstieg der Leistungskurve erklärt. Ihre beste Zeit ist der Abend, dann erst kommt ihr wahres Hoch, und sie können bis spät in die Nacht konzentriert arbeiten.

Gravierende Probleme können entstehen, wenn Eulen im Beruf wie Lerchen funktionieren müssen – und umgekehrt. Für Frühaufsteher ist es eine Qual, wenn sie bis spät abends oder gar nachts arbeiten müssen. Umgekehrt leiden Abendmenschen, wenn sie Frühschicht haben. Wer als Abendtyp nicht freiberuflich tätig ist oder gleitende Arbeitszeiten nutzen kann, hat schlechte Karten. Müssen Eulen sich wie Lerchen verhalten, können schwere Einschlafstörungen und chronischer Schlafmangel entstehen. Die genetisch bedingte Neigung zum Abendtyp lässt sich auch durch jahrelanges frühes Aufstehen nur geringfügig beeinflussen. Sie verändert sich in der Regel erst im Alter.

Schwierig wird es auch, wenn Eulen und Lerchen als Paar zusammenleben, denn sie können sich gegenseitig zur Verzweiflung bringen: Springt der eine Partner morgens gut gelaunt aus dem

Gene verstellen die innere Uhr

Untersuchungen am Institut für Medizinische Immunologie an der Berliner Charité zeigten, dass die Neigung zum Morgen- oder Abendtyp in den Genen liegt. Die Forscher hatten schlafgestörten Patienten mit einem kleinen Stich in den Arm Hautzellen entnommen. Im Labor wurden die Zellen vermehrt und anschließend die Aktivität der Gene in Abhängigkeit von der Tageszeit beobachtet. Zusätzlich gaben die Testpersonen an, zu welcher Tageszeit sie bevorzugt welche Aufgaben erledigten. Das Resultat war eindeutig: Sind die Gene aktiv, ist es auch der Mensch. Doch das geschieht bei Morgen- und Abendtypen zu unterschiedlichen Zeiten.

Einen Teil der Patienten ordneten die Wissenschaftler als extreme Früh- oder Spättypen ein, die häufig an massiven Schlaf-Wach-Rhythmus-Störungen (→ Seite 90) leiden.

Sind Sie eher ein Morgen- oder ein Abendtyp?

Lerchen
- sind gleich nach dem Wecken fit und ansprechbar
- stehen gern früh auf
- frühstücken oft gern und ausgiebig
- sind morgens meist gut gelaunt
- fühlen sich tagsüber frisch
- werden oft vor 21 Uhr müde
- gehen gern früh zu Bett
- mögen spätabends keine geselligen Runden
- schlafen regelmäßig gleich lang
- haben seltener Schlafprobleme
- sind eher Kurzschläfer
- treiben morgens gern Sport
- haben eher morgens Lust auf Sex

Eulen
- brauchen eine Weile, um zu sich zu kommen
- schaffen es morgens nur schwer aus dem Bett
- haben frühmorgens weniger Appetit
- sind eher Morgenmuffel
- sind vormittags oft müde und weniger leistungsfähig
- bleiben gern lange auf und werden oft erst gegen Mitternacht schläfrig
- feiern gern bis in die Nacht
- schlafen unterschiedlich lang
- haben häufiger Schlafstörungen
- sind eher Langschläfer
- bevorzugen Sport am Nachmittag oder Abend
- mögen Sex lieber am späten Abend

Falls Sie eine Lerche sind: Beginnen Sie Ihren Arbeitstag möglichst früh und nutzen Sie die Ruhe vor dem Eintreffen der Kollegen, um Aufgaben zu erledigen, die Ihre volle Konzentration erfordern. Verschieben Sie Routinearbeiten besser auf den Nachmittag.

Als Eule sollten Sie komplexe Aufgaben möglichst in Ihrem Leistungshoch am Nachmittag verrichten. Routinearbeiten eignen sich dagegen gut für den Morgen, denn sie helfen Ihnen, in die Gänge zu kommen. Bereiten Sie wichtige oder geistig anstrengende Arbeiten, die am nächsten Morgen auf Sie warten, am besten schon am Abend vor.

Bett, zieht der andere die Decke über den Kopf und fordert Ruhe. Umgekehrt ist es für Morgentypen eine Qual, wenn der Lebenspartner am Abend zur Höchstform aufläuft und ausgehen oder bis in die Nacht hinein feiern möchte. Dann helfen nur größte gegenseitige Rücksichtnahme – und manchmal nur getrennte Wohnungen. Ist die zweite Lebenshälfte deutlich überschritten, gleicht sich der Rhythmus meist wieder an, denn viele Eulen werden im Alter zu Lerchen und schätzen nun die Morgenstunden („Jugendliche Eulen", → Seite 46).

Vom Hoch zum Tief

Unser Körper schwingt in der Nacht und auch am Tag in einem **90-Minuten-Rhythmus**. Die inneren Uhren bewirken, dass wir innerhalb von 24 Stunden ausgeprägte Höhen und Tiefen erleben: Körpertemperatur und Blutdruck, Schmerzempfindung, Konzentration und Leistungsfähigkeit hängen ebenso von der Tageszeit ab wie Stoffwechselprozesse und Hormonproduktion – und auch der Wechsel von Schlafen und Wachen.

Die Körpertemperatur steigt im Lauf des Tages an und erreicht (je nach Schlaftyp) am späten Nachmittag (oder frühen Abend) ihren höchsten Wert. Danach sinkt sie wieder und fällt in der zweiten Nachthälfte zwischen drei und vier Uhr auf den tiefsten Punkt. Bei niedriger Körpertemperatur schlafen wir besonders gut, während hohe Werte die geistige und körperliche Leistungsfähigkeit begünstigen. Ein erstes Leistungshoch stellt sich in der Regel am Vormittag zwischen 10 und 12 Uhr ein. Zwischen 13 und 14 Uhr haben wir meist ein deutliches Tief. Am späteren Nachmittag bringt uns ein zweites Hoch noch einmal richtig in Schwung. Mit dem vor- und nachmittäglichen Hoch gehen ein erhöhter Blutdruck, eine deutlich höhere Schmerzschwelle und oft auch eine bessere Stimmungslage einher als zu anderen Tageszeiten. Etwa alle vier Stunden erleben wir dagegen ein Minitief. Wenn wir es nicht unterdrücken, sondern für eine kurze Entspannungspause nutzen, sind wir danach leistungsfähiger als nach dem Genuss von Kaffee, Tee, Nikotin oder anderen anregenden Substanzen. Ideal ist es, alle eineinhalb Stunden eine kurze Verschnaufpause von circa fünf Minuten einzulegen: Zum Beispiel mit Atem- oder Entspannungsübungen, sanftem Stretching oder einfach mit ein paar Schritten im Flur.

Wie Sie morgens besser aus dem Bett kommen

Prüfen Sie zunächst, ob Sie länger schlafen, als es Ihrem individuellem Bedürfnis entspricht. Denn das kann ein Grund sein, dass Sie sich morgens zerschlagen fühlen und nur schwer aus dem Bett kommen.

Stellen Sie Ihren Wecker eine Zeit lang so, dass Sie 20 bis 30 Minuten früher als gewohnt geweckt werden, denn die Befindlichkeit beim Aufwachen hängt davon ab, aus welchem Schlafstadium wir geweckt werden. Reißt der Wecker uns mitten aus dem Tiefschlaf, fühlen wir uns unausgeruht und erschöpft, auch wenn wir ausreichend geschlafen haben. Erwachen wir dagegen aus einer Phase, in der wir nicht so tief schlafen und unser Gehirn fast wach ist, zum Beispiel unmittelbar vor oder nach dem REM-Schlaf, fühlen wir uns deutlich besser.

Lassen Sie nachts Jalousien oder dichte Vorhänge immer einen Spalt offen – je früher am Morgen Tageslicht auf die noch geschlossenen Augenlider dringt, desto eher stellt das Gehirn die Produktion des Schlafhormons Melatonin ein. Im Winter können Sie stattdessen eine Zeitschaltuhr an der Nachttischlampe anbringen, sodass im Schlafzimmer schon Licht brennt, bevor Sie aufwachen.

Hilfreich kann auch eine Aufwecklampe sein, die einen Sonnenaufgang simuliert und das Schlafzimmer nach und nach erhellt. Damit wird die biologische Uhr „vorgestellt". Die Lichtintensität sollte sich so regeln lassen, dass sie der persönlichen Lichtempfindlichkeit am besten entspricht. Ein Versuch mit dem Wake-up-Light lohnt sich auch bei der Winterdepression (→ Seite 76) und bei Störungen des Schlaf-Wach-Rhythmus (→ Seite 90).

Programmieren Sie Radio oder CD-Player so, dass beruhigende Musik an Ihr Ohr dringt, bevor Sie aufwachen. Das kann ebenfalls den Morgenblues vertreiben und Ihnen helfen, besser auf die Beine zu kommen.

Dehnen, recken und strecken Sie sich ausgiebig, nachdem Sie wach geworden sind. Leichte Atem- und Gymnastikübungen bei geöffnetem Fenster versorgen den Körper mit Sauerstoff, regen die Durchblutung an und bringen den Kreislauf in Schwung.

Gewöhnen Sie sich Wechselduschen an: Zunächst den ganzen Körper, angefangen von Füßen und Beinen zum Herzen, Oberkörper, Gesicht und Nacken hin warm abduschen. Danach folgt in gleicher Richtung der kalte Guss. Die ganze Prozedur dreimal wiederholen. Am Anfang kostet die kalte Dusche oft Überwindung. Doch Wechselduschen ist gesund: Es vertreibt die Müdigkeit, wirkt sich positiv auf die Stimmung aus und schützt gleichzeitig vor Erkältungen.

Ein Plädoyer für die Siesta

Unsere hoch technologisierte Welt hat nichts an den biologischen Rhythmen unseres Organismus geändert. Das bedeutet: Wir reagieren auf den Wechsel von Tag und Nacht und sind nicht nur auf regelmäßigen Nachtschlaf programmiert, sondern auch auf eine Siesta – und sogar auf mehrere tägliche Nickerchen. Um die Mittagszeit lassen Konzentration und Leistungsfähigkeit nach, und die Fehlerquote steigt. Müdigkeit kommt auf – und ein mehr oder minder stark ausgeprägtes Bedürfnis nach Schlaf. Der Grund: Etwa sieben Stunden nach dem Aufstehen sinkt die Körpertemperatur ab, und der Kreislauf wird (ebenso wie gegen drei Uhr in der Nacht) besonders instabil. Schuld daran sind die inneren Uhren, die unseren gesamten Organismus unabhängig von Essen, Trinken und äußeren Zeitgebern steuern.

Ein kurzer Schlaf lädt nicht nur die Energiereserven wieder auf, sondern ist eine wahre Wohltat. Wissenschaftler haben den gesundheitsfördernden Effekt der Siesta belegt: Menschen, die in stressintensiven Berufen arbeiten, aber regelmäßig eine Siesta halten, erleiden viel seltener einen Herzinfarkt als jene, die darauf verzichten (müssen). Offenbar kann der Schlummer um die Mittagszeit auch dem Burnout-Syndrom entgegenwirken. Zwar sinken wir dann, anders als in der Nacht, nur in leichten und nicht in Tiefschlaf. Doch eine halbstündige Leichtschlafphase reicht aus, damit wir uns anschließend deutlich erholter fühlen.

Aber die Siesta vermag noch mehr: Eine Studie aus China weist auf einen Zusammenhang zwischen Mittagschlaf und Langlebigkeit hin. Wissenschaftler befragten über tausend hochbetagte Menschen, alle älter als 100 Jahre alt, nach ihren Lebensgewohnheiten: Die meisten von ihnen hielten regelmäßig eine Siesta. Für einen erholsamen Mittagsschlaf gibt es also gute Gründe.

Tipp

Kurzpausen richtig nutzen

Machen Sie in den Pausen das genaue Gegenteil von der Arbeit:

Wer beruflich ständig auf den Beinen ist, sollte sich hinsetzen und eine Weile ausruhen – zum Beispiel bei einer kurzen Atem- oder Entspannungsübung. Es reicht aber auch, wenn Sie einfach eine Weile aus dem Fenster schauen und den Gedanken freien Lauf lassen.

Wer eine sitzende Tätigkeit verrichtet, muss aufstehen und sich bewegen – und sollte die Pause nicht für Computerspiele oder Surfen im Internet nutzen. Gehen Sie kurz durchs Haus oder einmal um das Gebäude. Ist es Ihnen unangenehm, während der Arbeitszeit herumzulaufen, kann ein Trick helfen: Ein Aktenordner unterm Arm sieht nach Arbeit aus. Bei so manchen Beschäftigten steht ein leerer Ordner bereits zu diesem Zweck griffbereit im Regal.

Mittags schlafen – für die Firma

Die Siesta ist nicht nur gesund, sie fördert auch die Reaktions- und die Konzentrationsfähigkeit. Wer sich um die Mittagszeit einen (maximal 30-minütigen) Schlummer gönnt, erwacht frisch und ausgeruht und ist zudem noch leistungsfähiger und kreativer als die entschlossenen Durchhalter, die die natürliche Müdigkeit mit Koffein bekämpfen. Hierzu wurde unter anderen eine Studie in den USA mit Piloten der NASA durchgeführt. Dabei stellte sich heraus, dass nach einer halben Stunde Mittagschlaf die Reaktionsschnelligkeit um 16 Prozent stieg und Aufmerksamkeitsausfälle sich um 34 Prozent verringerten. Möglicherweise brauchen wir nicht nur ausreichend Nachtschlaf, sondern auch einen kurzen Schlaf am Tag, um erlernte Fähigkeiten im Gehirn zu festigen.

Entscheidend ist nicht, wie viel Zeit wir am Arbeitsplatz verbringen, sondern ob wir effizient arbeiten: Normalschläfer sollten komplizierte Aufgaben möglichst zwischen 10 und 12 Uhr vormittags oder am späteren Nachmittag erledigen, statt am frühen Morgen oder mittags zwischen 13 und 14 Uhr (für Eulen verschieben sich die Zeiten nach hinten, für Lerchen nach vorn). Wer in

---

Tipp

Für den Mittagschlaf

Wenn Sie um die Mittagszeit müde werden, sollten Sie diesen Zeitpunkt nicht übergehen und sich nicht mit Kaffee, Tee oder anderen Aufputschmitteln wach halten, sondern sich möglichst eine kurze Siesta gönnen.

- Schließen Sie am besten Fenster und Türen und stellen Sie Ihr Telefon ab. Informieren Sie Kollegen oder Mitbewohner, dass Sie für eine Weile nicht gestört werden möchten. Hilfreich kann auch ein entsprechendes Schild an der Tür sein.

- Sie müssen sich nicht unbedingt hinlegen. Es reicht, wenn Sie es sich (eventuell mit einer Decke) bequem machen, die Beine etwas hoch lagern – und die Augen schließen.

- Länger als 30 Minuten sollte die Siesta nicht dauern, sonst brauchen Sie zu lange, um wieder richtig wach zu werden. Außerdem kann ein zu langer Mittagschlaf dazu führen, dass Sie abends schlechter einschlafen. Stellen Sie sich zur Sicherheit einen Wecker.

- Räkeln und strecken Sie sich nach dem Erwachen und atmen Sie ein paarmal tief durch, bevor Sie aufstehen. Leichte Gymnastikübungen bringen Sie rasch wieder in Schwung.

seinen biologischen Hochphasen arbeitet und sich zum richtigen Zeitpunkt eine Pause gönnt, ist deutlich leistungsfähiger.

Der positive Effekt der Siesta hat sich inzwischen in der Arbeitswelt herumgesprochen. Da ein halbstündiger Schlummer die Arbeitskraft stärkt und die Unfallgefahr deutlich reduziert, reagieren zahlreiche Unternehmen auf das Mittagstief der Belegschaft. Vor allem in den USA, in Großbritannien, Frankreich, Japan und Kanada gewinnt der „Power-Nap" an Bedeutung, und viele Firmen bieten ihren Mitarbeitern meditative Pausen in besonderen Schlafräumen an. Sie stellen Entspannungsräume zur Verfügung, die mit besonderen Farb- und Lichtsphären und speziellen Liegen und Ruhesesseln ausgestattet sind. Dort können sich die Beschäftigten bei Meditationsmusik vom Stress des Vormittags erholen.

In Japan gibt es in zahlreichen Betrieben verdunkelte „Relax-Centers", in die Angestellte sich zur Mittagsruhe zurückziehen. „Nap-Shops" sind ebenfalls weit verbreitet. Dabei handelt es sich um Zelte, die in großen Räumen stehen und stundenweise für ein Nickerchen vermietet werden. Auch in Paris liegen „Sleep-ins" voll im Trend. Mitten im Stadtzentrum bieten mehrere Salons Schlafräume an. Dort können gestresste Büromenschen in einen Bademantel schlüpfen und auf beheizten Liegen sanfte Musik hören oder nach einer Fußreflexmassage eine halbe Stunde schlafen. Bevor es wieder nach draußen geht, gibt es einen Tee. Die Kosten liegen je nach Service und Schlafdauer zwischen 15 und 25 Euro.

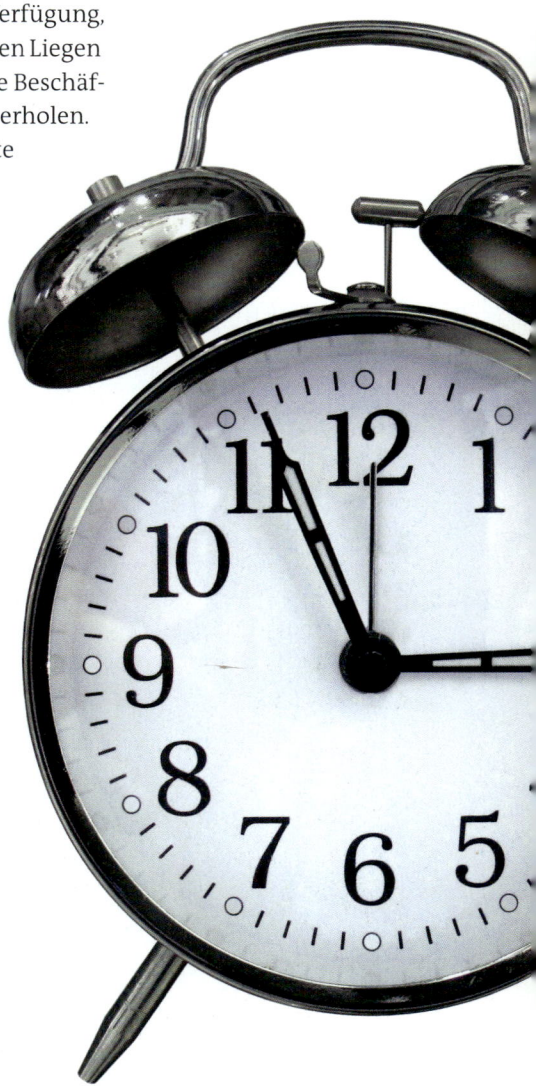

Auch bei uns setzt sich die Erkenntnis durch, dass nur ein ausgeruhter Mitarbeiter leistungsfähig ist – und sich Qualität nicht durch Quantität ersetzen lässt. Wer im Arbeitsleben stärker auf die eigenen Ruhe- und Aktivitätsrhythmen achtet, gilt nicht mehr unbedingt als faul. Jedoch sind Power-Naps bei uns noch eine Seltenheit. Doch vielleicht ist es nur noch eine Zeitfrage, bis gute Ruheräume zur Grundausstattung moderner Unternehmen gehören. Spezielle Bürostühle sind jedenfalls schon auf dem Markt. Auch wenn Sie am Arbeitsplatz noch keinen Ruhesessel haben, sollten Sie nicht auf die Siesta verzichten.

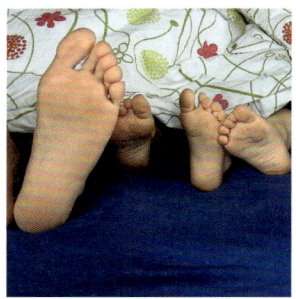

Von der Wiege bis ins Alter

Wie lange und wie tief wir schlafen, hängt entscheidend davon ab, wir alt wir sind. Denn im Lauf des Lebens verändern sich die inneren Uhren.. Das führt dazu, dass aus vielen Eulen im Alter Lerchen werden – und Langschläfer deutlich weniger Zeit im Bett verbringen als in jüngeren Jahren.

Schlafdauer …

Im ersten Jahr nach der Geburt schläft ein Säugling – in vielen kleinen Portionen über den Tag und die Nacht verteilt – rund 16 Stunden. Im Vorschulalter schlafen Kinder in der Regel nur noch zweimal am Tag: circa zehn bis zwölf Stunden in der Nacht und in der Mittagszeit, wenn sie ein kurzes Nickerchen halten. Ab dem Schulalter lassen die meisten Kinder diese Siesta ausfallen. Die benötigte Schlafmenge beträgt dann, je nach Alter, zwischen neun und elf Stunden pro Nacht. Entgegen früheren Annahmen geht das Schlafbedürfnis in der Pubertät nicht zurück, sondern steigt noch einmal an (→ Seite 46). Erst um das 20. Lebensjahr herum pendelt es sich auf ein Maß zwischen circa sieben und neun Stunden ein.

Ab der zweiten Lebenshälfte brauchen wir wieder weniger Schlaf. Siebzigjährige schlafen nachts meist nur noch fünf oder sechs Stunden. Allerdings halten viele ältere Menschen einen Mittagschlaf und weitere über den Tag verteilte Nickerchen, sodass sie insgesamt doch auf ein Schlafquantum von acht oder mehr Stunden pro Tag kommen.

… und Schlafqualität

Während ein Säugling rund die Hälfte seines gesamten Schlafs im REM-Stadium verbringt, beträgt der Anteil des Traumschlafs in der Pubertät nur noch rund 25 Prozent und verringert sich danach kaum noch.

In den ersten 20 Lebensjahren verbringen wir rund die Hälfte unseres Schlafs im Ein- und Leichtschlafstadium und circa ein Viertel im Tiefschlaf. Doch bereits im vierten Lebensjahrzehnt geht der Tiefschlafanteil deutlich zurück – auf etwa fünf bis zehn Prozent. Achtzigjährige haben fast überhaupt keinen Tiefschlaf mehr.

Ab dem fünfzigsten Lebensjahr verbringen wir die Nacht überwiegend im Leicht- und im REM-Schlaf. In diesen beiden Phasen schlafen wir weniger tief und wachen deshalb oft schon bei leisen Geräuschen auf. Der altersbedingte Rückgang des Tiefschlafs wird oft mit einer echten Schlafstörung (→ Seite 50) verwechselt, dabei hat der veränderte Schlaf biologische Gründe: Ab der zweiten Lebenshälfte lässt die Wirkung der inneren Uhr nach. Sie verstellt sich nach vorn, sodass wir früher erwachen als in jüngeren Jahren. Im Lauf der Zeit nimmt diese Tendenz weiter zu.

Mit Rückgang des Tiefschlafs lassen auch die gründlichen Reparaturarbeiten nach, die sich während dieser Phase im Organismus vollziehen. Die Abwehrkraft nimmt ab, und wir brauchen länger, um uns nach einer Erkrankung zu erholen.

Während der Tiefschlaf mit zunehmendem Alter zusehends reduziert wird, bleibt der REM-Schlaf bis ungefähr zum siebzigsten Lebensjahr konstant bei circa 20 Prozent. Untersuchungen zeigen, dass Hochbetagte, die viel REM-Schlaf haben, wesentlich rüstiger und vitaler sind als Altersgenossen, deren Schlaf einen niedrigeren Traumanteil aufweist. Noch ist unklar, was Ursache und Wirkung ist: Fördern Träume die körperliche und geistige Fitness, oder führt Vitalität zu einem höheren Traumanteil? Zwar lässt die körperliche Regeneration mit der Zeit nach, doch die Fähigkeit, Gefühle und Erlebnisse des Tages nachts im Traum zu verarbeiten, bleibt grundsätzlich bis ins hohe Alter bestehen.

Zeitlich zu früher Schulbeginn

Schlafmediziner schlagen Alarm: In Deutschland müssen Kinder viel zu früh aus dem Bett. Wissenschaftliche Studien beweisen, dass die Leistungskurve von Schulkindern morgens um acht Uhr so tief ist wie um Mitternacht. Ihre Lernfähigkeit tendiert zu dieser Zeit gegen null. Das erklärt, warum in der ersten Stunde geschriebene Klassenarbeiten oft zu schlechten Noten führen. Erst ab neun Uhr erreicht die Leistungskurve ein Niveau, das sich zum Lernen eignet. Es nützt nichts, Kinder abends früher ins Bett zu schicken, damit sie morgens zeitiger wach werden. Da der Schlafzeitpunkt durch die innere Uhr (→ Seite 18) gesteuert wird, gibt es nach Ansicht der Forscher nur eine Lösung: Die Kinder müssen morgens länger schlafen.

Besonders hoch ist die gesundheitliche Belastung für Kinder, die in ländlichen Gegenden wohnen und teilweise schon um vier oder fünf Uhr morgens aufstehen müssen, um rechtzeitig zur Schule zu kommen. Ein kindgerechter Schultag sollte nicht früher beginnen als die Arbeitszeit der Erwachsenen: um neun Uhr.

Weitere Untersuchungen zeigen, dass der in anderen Staaten übliche Schulbeginn um neun Uhr die Leistungen der Kinder verbessert und sie darüber hinaus weniger anfällig für Krankheiten macht. Doch ausreichender Schlaf bewirkt noch mehr: Er hilft auch, Übergewicht bei Kindern zu vermeiden (→ Seite 23). Eine Münchner Studie mit über 7 000 fünf- bis sechsjährigen Kindern belegt, dass diejenigen, die weniger als 10,5 Stunden pro Nacht schlafen, doppelt so häufig übergewichtig sind wie solche, die länger als 11 Stunden schlafen. (Buchtipp: „Familie in Form" der Stiftung Warentest, 2009)

Jugendliche Nachteulen

Junge Menschen zwischen 16 und 25 Jahren kommen morgens oft schwer aus dem Bett. Die ausgeprägte Morgenmüdigkeit ist nicht unbedingt auf Discobesuche, zu langes Fernsehen oder Surfen im Internet zurückzuführen. Forschungen aus den USA belegen, dass die Biologie verantwortlich ist. Der tägliche Schlaf-Wach-Rhythmus läuft ab der Pubertät so, dass Jugendliche tatsächlich erst gegen 23 Uhr abends einschlafen können und erst nach neun Uhr morgens richtig wach werden. Schuld daran ist das Schlafhormon Melatonin (→ Seite 20), das seine höchste Konzentration im Blut in der Jugend erst zwei Stunden später als in der Kindheit erreicht.

Da die innere Uhr ständig mit den Anforderungen der Außenwelt kollidiert, haben viele Jugendliche nicht genug Schlaf. Ab Mitte zwanzig bildet sich die biologisch bedingte Schlafrhythmusstörung zwar wieder zurück. Bis dahin sind Konzentration und Leistungsvermögen beeinträchtigt, und es wäre besser, wenn für Jugendliche wie auch für Kinder (→ Seite 118) der Alltag erst ab neun Uhr und nicht schon um acht Uhr morgens begänne.

Auf welcher Seite soll man schlafen?

Auf welcher Seite wir schlafen, hängt vor allem vom Lebensalter ab, aber auch von der gesundheitlichen Verfassung und von persönlichen Vorlieben. Kinder schlafen meist auf dem Rücken. Nach einer Erhebung des schlafmedizinischen Zentrums der Universität Regensburg bevorzugen rund 50 Prozent der Erwachsenen ebenfalls die Rückenlage, der Rest schläft überwiegend auf der rechten Seite.

Es gibt keine Lage, die besonders schlaffördernd wirkt. Vorteilhaft für den Rücken ist jedoch die Rückenlage, besonders wenn der Nacken mit einem Kissen unterstützt wird. Auch auf der Seite schläft es sich gesund, wenn der Nacken gerade liegt, Knie und Hüfte dagegen leicht gekrümmt werden. Dagegen ist die Bauchlage eher ungünstig, da hier der Rücken ein Hohlkreuz bildet (wer diese Lage bevorzugt, sollte sich vorsichtshalber ein Kissen unter den Bauch schieben).

Niemand behält während der Nachtruhe die Position bei, die er beim Einschlafen eingenommen hat. Wir drehen uns meist zu ganz bestimmen Zeiten um: kurz vor und nach dem REM-Schlaf.. Die ganze Nacht über in einer bestimmten Körperhaltung zu verharren wäre sogar schädlich, weil dann der Druck immer auf denselben Stellen lastete. Das mehrfache Umdrehen sorgt für Entlastung einzelner Körperpartien und verhindert Druckstellen. Kranke Menschen, die die Schlaflage nicht selbst wechseln können, müssen deshalb umgebettet werden.

Umstritten ist, ob es eine „Körpersprache des Schlafs" gibt. Danach sollen Menschen, die am liebsten in der Fötus-Lage einschlafen, ein besonders stark ausgeprägtes Schutzbedürfnis haben. Wer auf dem Bauch einschläft, liebt angeblich keine Überraschungen und will immer alles unter Kontrolle haben. Dagegen wird die Rückenlage oft als Ausdruck eines tiefen Urvertrauens und eines gesunden Selbstbewusstseins gewertet. Wissenschaftlich sind diese Interpretationen bislang nicht bewiesen.

Schlafmythen

Noch immer herrschen unterschiedlichste Auffassungen zum „richtigen" und „falschen" Schlaf. Dabei hat die Wissenschaft längst geklärt, was es mit den gängigsten Mythen auf sich hat:

Falsch: Der Schlaf ist ein passiver Zustand, in dem sämtliche Körperfunktionen auf ein Minimum reduziert sind.

Richtig: Der Schlaf ist ein höchst aktiver Zustand. Das gilt für das Gehirn, dessen Aktivitäten sich im Schlaflabor messen lassen, und auch für etliche Stoffwechsel- und Immunprozesse.

Falsch: Es ist wichtig, die Nacht über tief und fest zu schlafen.

Richtig: Gesunder Schlaf ist durch mehrere Schlafzyklen gekennzeichnet, die jeweils ein Einschlaf- und ein Leichtschlafstadium sowie ein Tiefschlaf- und ein REM-Schlafstadium enthalten. Jede Nacht durchlaufen wir vier bis sechs solcher Schlafzyklen, von denen jeder etwa 90 bis 100 Minuten dauert (→ Seite 11).

Falsch: Schlafunterbrechungen und Bewegungen im Schlaf sind Zeichen für eine Schlafstörung.

Richtig: Mehrfaches Aufwachen, zum Beispiel am Ende eines Schlafzyklus, ist völlig normal. Außerdem ist es physiologisch gut, wenn wir nachts öfter die Lage wechseln.

Falsch: Acht Stunden Nachtschlaf sind optimal.

Richtig: Das individuelle Schlafbedürfnis ist unterschiedlich und kann zwischen fünf und neun bis zehn Stunden pro Nacht schwanken. Zudem ist Schlafqualität weitaus wichtiger als Schlafquantität (→ Seite 35). Aus einer wissenschaftlichen Studie geht hervor, dass Menschen mit regelmäßiger sechs- bis siebenstündiger Nachtruhe die höchste Lebenserwartung haben (→ Seite 35).

Falsch: Der Schlaf vor Mitternacht ist am gesündesten.

Richtig: Am erholsamsten ist der Schlaf vor der biologischen Mitternacht, zu der wir uns in einem absoluten Leistungstief befinden. Sie liegt jedoch nicht bei 24 Uhr, sondern zwischen drei und vier Uhr morgens. Davor sollten wir möglichst vier bis fünf Stunden schlafen, damit wir genügend Tiefschlaf bekommen. In den tiefsten Schlafphasen werden die meisten Wachstumshormone gebildet, die wir für unsere körperliche und geistige Regeneration benötigen. Bereits ab drei Uhr morgens lässt die Produktion des Wachstumshormons deutlich nach, und der Körper schüttet Stresshormone aus, die uns wach und aktiv machen.

Falsch: Beim Aufwachen spüren wir, ob wir gut oder schlecht geschlafen haben.

Richtig: Wie wir uns fühlen, hängt davon ab, aus welcher Schlafphase wir erwachen. Unmittelbar nach einer Leichtschlafphase sind wir deutlich munterer, als wenn uns der Wecker aus dem Tiefschlaf reißt. Die wichtigsten Kriterien für die Qualität des Nachtschlafs sind das Wohlbefinden und die Leistungsfähigkeit am Tag.

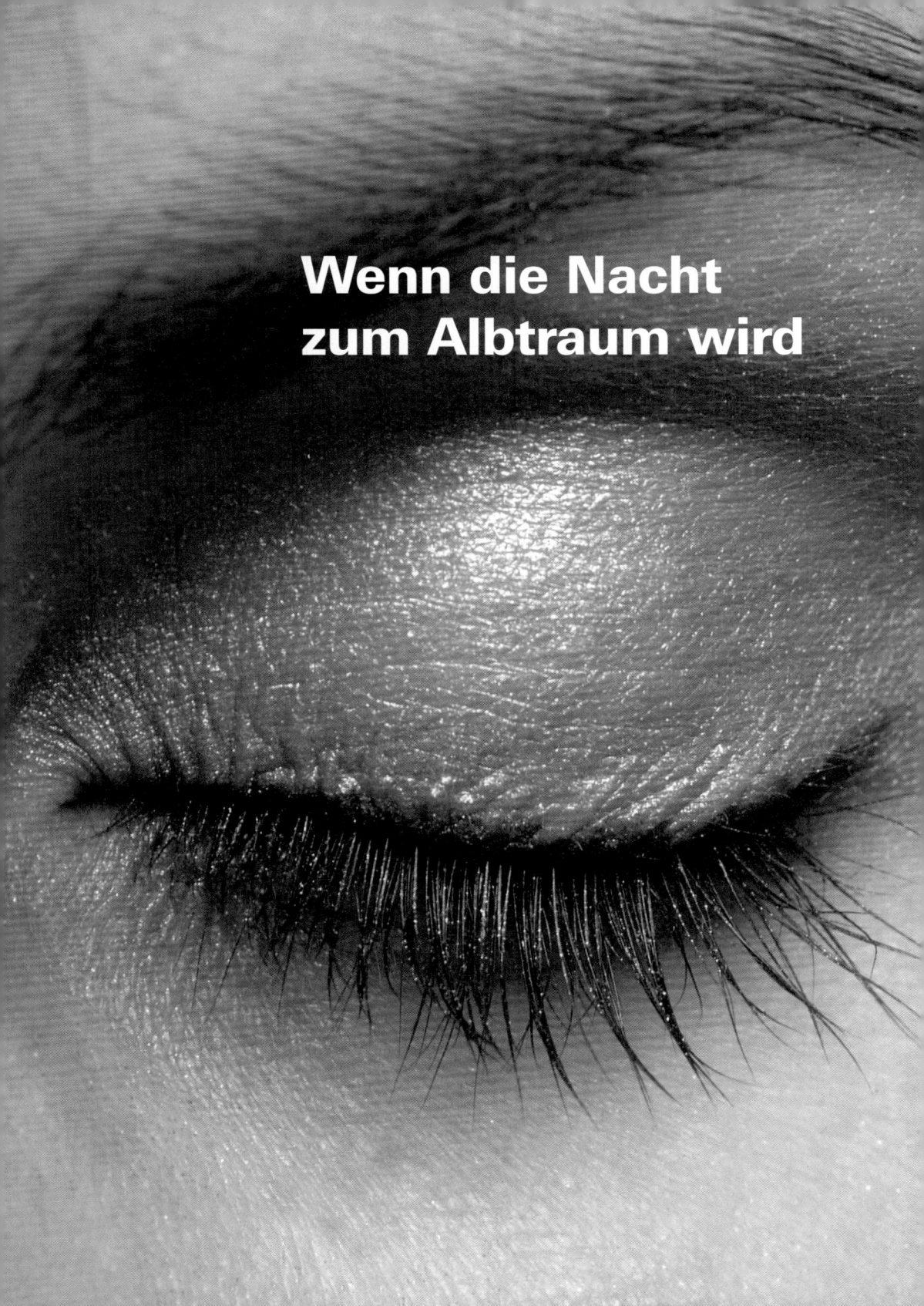

Wenn die Nacht
zum Albtraum wird

Die wichtigsten Schlafstörungen

Fast jeder kennt Nächte, in denen er sich im Bett herumwälzt und nicht in den Schlaf findet. Solange das nur gelegentlich vorkommt, vor einer Prüfung, einem Vorstellungsgespräch oder in ungewohnter Umgebung, besteht kein Grund zur Sorge. Denn der Schlaf ist sehr störanfällig, und jede Beeinträchtigung unseres Wohlbefindens hinterlässt nachts ihre Spuren. Sind die Ursachen verschwunden, stellt sich der Schlummer meist von selbst wieder ein. Wer jedoch ständig schlecht schläft, fühlt sich irgendwann nur noch als halber Mensch: Antrieb, Lebensfreude und Leistungsfähigkeit lassen nach, das Risiko an einer Depression (→ Seite 71) zu erkranken ist um das Fünffache erhöht.

Bei repräsentativen Umfragen in Deutschland geben rund 42 Prozent der Bevölkerung an, sie hätten Probleme mit dem Schlaf. Circa 15 Prozent müssen fachlich behandelt werden. Doch es gibt verschiedene Arten von Schlafstörungen. Sie werden meist unterteilt in:

- Ein- und Durchschlafstörungen (Insomnien)
- Übermäßige Tagesmüdigkeit (Hypersomnien) (→ Seite 82)
- Störungen des Schlaf-Wach-Rhythmus (→ Seite 90)
- Schlafgebundene Störungen (Parasomnien) (→ Seite 95).

Ein- und Durchschlafstörungen

Von allen Schlafstörungen kommen Insomnien am häufigsten vor. Zahllose Menschen können abends nicht problemlos ein- oder nachts nicht durchschlafen. Was immer sie tun, ist vergebens, denn der so sehnlich herbeigewünschte Schlummer stellt sich erst spät, nur für kurze Zeit oder ab den frühen Morgenstunden überhaupt nicht mehr ein.

Bei bestimmten Bevölkerungsgruppen treten Schlafstörungen besonders häufig auf: bei Schichtdienstleistenden (→ Seite 61), Frauen (→ Seite 99), älteren Menschen (→ Seite 109) und in zunehmendem Maße auch bei Kindern (→ Seite 117).

Die wichtigsten Symptome

Die folgenden Beschwerden weisen auf eine behandlungsbedürftige Schlafstörung hin (→ Seite 162). Sie können Hinweis auf körperliche oder seelische Krankheiten sein, die eine gezielte Therapie erfordern. Wird die Ursache der Störung nicht beseitigt, kann es zu chronischem Schlafmangel kommen, der die Gesundheit ernsthaft gefährdet (→ Seite 29).

- An mindestens vier Tagen in der Woche brauchen Sie länger als 30 Minuten, bis Sie abends einschlafen oder nachts wieder einschlafen können.
- Die Beschwerden dauern länger als einen Monat an.
- Dauer und Ausmaß der Schlafprobleme stehen in keinem Verhältnis zur eigentlichen Ursache (wie zeitweiliger Stress in Beruf oder Privatleben).
- Der Schlaf lässt auch dann auf sich warten, wenn die ursprünglichen Auslöser (etwa Schmerzen, Probleme, Konflikte) nicht mehr bestehen.
- Die Tagesbefindlichkeit ist stark beeinträchtigt: Sie fühlen sich müde, gereizt, überfordert, antriebsarm und in Ihrem Konzentrations- und Leistungsvermögen deutlich eingeschränkt.
- Obwohl Sie tagsüber müde sind, gelingt es Ihnen nicht, den mangelnden Nachtschlaf durch eine erholsame Siesta auszugleichen. Der Schlaf stellt sich auch zur Mittagszeit nicht ein. (Informationen zur übermäßigen Tagesmüdigkeit auf → Seite 82.)
- Die Angst vor der nächsten schlaflosen Nacht nimmt einen immer breiteren Raum ein.

> ## Schlafbedürfnis und Schlafvermögen
>
> Ein- und Durchschlafstörungen entstehen aus dem Missverhältnis zwischen individuellem Schlafbedürfnis und dem tatsächlichen Schlafvermögen. Wer beispielsweise sieben Stunden Schlaf benötigt, um tagsüber ausgeruht und leistungsfähig zu sein, abends jedoch oft nicht einschlafen kann und deshalb nur auf fünf Stunden kommt, hat eine Schlafstörung. Das Gleiche gilt für Menschen, die sich erst nach neun Stunden Nachtruhe fit fühlen, nachts immer wieder aufwachen, anschließend lange wach liegen und insgesamt nur sieben Stunden schlafen.

Wenn das Leiden chronisch wird

Meist löst ein akuter Anlass die Schlafprobleme aus: Stress im Beruf, Arbeitslosigkeit, familiäre, gesundheitliche oder finanzielle Probleme. Doch die Symptome können sich verselbstständigen. Für manch einen ist schlechter Schlaf schon die Regel, und er kann die Ursachen der schlaflosen Nächte nicht mehr benennen.

Wer als Kind in einem Umfeld traditioneller **Schlechtschläfer** aufwächst, hat oft Mühe, selbst ein entspanntes Verhältnis zum Schlaf zu entwickeln. Bei Konflikten in der Familie, hohen Anforderungen in Schule und später im Beruf nehmen die früh verinnerlichten Probleme mit dem Schlaf weiter zu.

Schlafstörung und Schlafwahrnehmungsstörung – ein Unterschied

Viele Menschen haben unrealistische Erwartungen an den Schlaf und sorgen sich bereits, wenn sie hin und wieder nicht ein- oder durchschlafen können. Andere überschätzen die Zeiten, in denen sie nachts wach liegen. Sie sind der festen Überzeugung, dass sie nur zwei oder drei Stunden geschlafen haben, obwohl Messdaten im Labor eindeutig einen sechs- oder siebenstündigen Schlaf nachweisen. In solchen Fällen ist ein Schlafprotokoll hilfreich, in das Sie morgens eintragen, wie die Nacht verlaufen ist. Wenn Sie erstaunt feststellen, dass Sie wesentlich mehr geschlafen haben als befürchtet, lässt die Angst vor schlaflosen Nächten wahrscheinlich nach, und Sie können dem Schlummer entspannter entgegensehen. Entscheidend ist nicht, wie lange Sie geschlafen haben, sondern ob Sie sich tagsüber erholt und leistungsfähig oder müde und unausgeruht fühlen. Trifft das zu, sind Sie im grünen Bereich.

Schlaflosigkeit kann zum alles beherrschenden Lebensthema werden. Oft entsteht ein Teufelskreis: Schon die Angst, nachts stundenlang wach zu liegen, ist ein echter Schlafkiller. Parallel zur Schlaflosigkeit entwickeln sich innere Unruhe und Anspannung, Nervosität und Reizbarkeit. Da der Körper auch abends noch erhöhte Mengen des Stresshormons Kortisol (→ Seite 24) ausschüttet, brauchen chronisch Schlafgestörte oft zwei oder drei Stunden, bis sie endlich einschlafen können. Andere wachen nachts mit starkem Herzklopfen und Angstgefühlen auf und liegen danach lange Zeit wach, weil ihre Gedanken ständig um dieselben Probleme kreisen.

Viele Menschen, die nachts nicht zur Ruhe kommen, schlafen beim Fernsehen oder Musikhören ein, weil sie sich dann nicht unter dem Druck fühlen, schlafen zu müssen. Bei anderen ist die Störung an Ort und Zeit des häuslichen Schlafs gebunden: Im Hotel, in den Ferien und generell in fremden Betten stellt sich der Schlummer schnell ein – nur nicht im eigenen Schlafzimmer. Wieder andere haben das umgekehrte Problem und finden auf Geschäftsreisen oder im Urlaub überhaupt nicht in den Schlaf.

Den Ursachen auf der Spur

Tritt Schlaflosigkeit als Begleitsymptom einer anderen Krankheit (beispielsweise Kopf- oder Rückenschmerzen) auf, sprechen Schlafmediziner von einer sekundären Insomnie, ist dagegen

Teufelskreis der Schlaflosigkeit

Schlafstörende Gedanken
- Grübeln
- Erwartung einer schlaf-
losen Nacht
- Nachdenken über die
Folgen am nächsten Tag

Erregung
- Ärger und Wut über
Nicht-einschlafen-Können
- Angst vor negativen
Konsequenzen
- Anspannung, Unruhe

Schlaflosigkeit

Ungünstige Gewohnheiten
- Zu lange Bettzeiten
- Langes Wachliegen im Bett
- Unregelmäßige Schlafzeiten
- Zu viel Schlaf tagsüber
- Versuche, Schlaf vor- oder
nachzuholen
- Gedankliche Verbindung
von Bett mit Angst,
Grübeln, Wachliegen

Folgen
- Müdigkeit und Erschöp-
fung am Tag
- Verringerte Leistungs- und
Konzentrationsfähigkeit
- Verschlechterung der
Stimmung

keine besondere Ursache erkennbar und die Schlaflosigkeit selbst
das Grundleiden, handelt es sich um eine primäre Insomnie.
Zu den häufigsten Schlafkillern zählen:
- Stress (→ Seite 55),
- ungünstige Schlafumgebung (→ Seite 58),
- fehlende Schlafhygiene beziehungsweise -kultur (→ Seite 61),
- unregelmäßige Arbeitszeiten (→ Seite 61),
- Zeitumstellungen (Jetlag (→ Seite 63), Sommerzeit (→ Seite 65))
- Witterungseinflüsse (→ Seite 66),
- Alkohol (→ Seite 67),
- bestimmte Arzneimittelsubstanzen (→ Seite 67).

Der Schlaf lässt sich nicht erzwingen

Schlafstörungen werden oft aufrechterhalten, weil man den Schlaf mit allen Mitteln erzwingen will. Der verzweifelte Wunsch: „Ich muss doch endlich schlafen" bewirkt aber eher das Gegenteil. Die Angst vor Schlaflosigkeit führt zu einer gesteigerten Erregung des sympathischen Nervensystems, was das Einschlafen erst recht erschwert. Wer die Nacht mit angespanntem Warten auf den Schlummer verbringt, kann nicht einmal die Wachphasen zur Erholung und Entspannung nutzen.

Eine möglichst gelassene Haltung dem Schlaf gegenüber ist die bessere Alternative. Und die lässt sich mit verschiedenen Mitteln erlernen (→ Seite 129).

Darüber hinaus können zahlreiche Erkrankungen den Schlaf erheblich beeinträchtigen, insbesondere:

- Depressionen (→ Seite 71),
- Manien (→ Seite 75),
- behandlungsbedürftige Ängste (→ Seite 79),
- organische Krankheiten, die mit Schmerzen verbunden sind (unter anderem Rückenleiden, auch schlafgebundene Kopfschmerzen wie Migräne und Clusterkopfschmerzen, die häufig nachts oder in den frühen Morgenstunden beginnen und die Betroffenen aus dem Schlaf reißen),
- Erkrankungen der Atemwegsorgane wie Asthma, Bronchitis und Schlafapnoen (→ Seite 83),
- das Syndrom der „unruhigen Beine" (Restless-Legs-Syndrom → Seite 68),
- Narkolepsien (Schlaffallsucht → Seite 88), die auf einer Störung der Hirnstammfunktion fußen und neben Schlafattacken am Tage auch zu nächtlichen Schlafunterbrechungen führen,
- Parkinsonkrankheit, eine Gruppe neurologischer Erkrankungen, bei der außer Schlaflosigkeit auch Albträume, optische Halluzinationen, starke Wadenkrämpfe, Rückenschmerzen und Beinzuckungen auftreten können,
- Herz-Kreislauf-Krankheiten wie zu hoher oder zu niedriger Blutdruck, Herzrhythmusstörungen, Durchblutungsstörungen des Herzens, Angina pectoris (Engegefühl in der Brust, das manchmal von heftigen, dumpfen Schmerzen hinter dem Brustbein begleitet ist),
- Magen-Darm-Leiden wie Magen-/Darmentzündungen oder

Magen-/Darmgeschwüre, Zwölffingerdarmgeschwüre, die Völle-
gefühle oder Sodbrennen hervorrufen und dadurch zum Aufwachen führen können,

- Lebererkrankungen, insbesondere Leberzirrhose, aber auch
  Leberfunktionsstörungen mit starkem nächtlichem Juckreiz,
- Schilddrüsenüberfunktion,
- Nierenleiden,
- Gichtanfälle mit nächtlichen Schmerzattacken aufgrund zu
  eiweißreicher Kost oder abendlichen Alkoholkonsums,
- Weichteilrheumatismus (Fibromyalgie-Syndrom) mit Schmer-
  zen des Bewegungsapparats und flachem, unruhigem Schlaf
  (Die betroffenen Menschen erwachen morgens häufig mit stei-
  fen, schmerzenden Gelenken und fühlen sich tagsüber sehr
  müde und erschöpft.),
- Schädel-Hirn-Trauma, in dessen Folge es häufig zu wieder-
  holtem nächtlichem Aufwachen und damit zu einer erheblich
  verkürzten Gesamtschlafdauer kommt,
- Schizophrenien,
- Zwangsstörungen.

Stress

Stress hat viele Gesichter, unterschiedliche Ursachen und oft
weitreichende gesundheitliche Folgen. Eine davon können gravierende Ein- und Durchschlafstörungen sein, die oft selbst wieder
Stress auslösen.

Der Begriff Stress stammt ursprünglich aus der englischen Umgangssprache und bedeutet dort so viel wie Druck oder Belastung.
Gemeint ist eine von außen einwirkende Kraft, die im Organismus eine Spannung hervorruft (zum Beispiel Ärger, Zorn, das
Gefühl, gehetzt oder überfordert zu sein).

In der Wissenschaft wird Stress anders definiert: Ausschlag-
gebend für die Anspannung sind nicht äußere Belastungen an
sich, sondern die Art und Weise, wie wir damit umgehen. Der
Stressforscher Hans Selye hatte bereits Mitte des vergangenen
Jahrhunderts in zahlreichen Tierexperimenten festgestellt, dass
die unterschiedlichsten Reize, die auf ein Tier einwirken, immer
die gleichen biochemischen Reaktionen auslösen: Es kommt zur
Ausschüttung spezieller Hormone im Blut und schließlich zu bestimmten Veränderungen an einigen Organen. Diese Reaktion
des Körpers auf Reize bezeichnete der Forscher als Stress. Droht
eine Gefahr von außen, entwickelt der Organismus eine immense

innere Kraft: Die Nebennieren schütten vermehrt Stresshormone wie Adrenalin und Kortisol aus, die Tätigkeit des Sympathikus-Nervs wird gesteigert, Puls, Blutdruck und Atemfrequenz steigen, der Magen-Darm-Trakt stellt die Verdauung ein, in Muskeln und Gehirn werden Energien freigesetzt, sodass wir innerhalb kürzester Zeit kampf- oder fluchtbereit sind.

Heute sind wir überwiegend mit Problemen konfrontiert, die sich kaum durch Kampf oder Flucht lösen lassen: Mehrfachbelastungen in Beruf und Familie, Angst vor Arbeitslosigkeit und ungewisser Zukunft, Schichtarbeit, emotionale Konflikte in Partnerschaft und Familie, finanzielle oder gesundheitliche Sorgen. Auf diese neue Qualität von Stressoren haben sich unsere biologischen Bewältigungsmechanismen noch nicht eingestellt. Eine Zeit lang können wir eine solche Mobilmachung aushalten, doch stehen wir ständig unter Strom, gerät die körperliche und seelische Balance aus dem Gleichgewicht. Unruhe, Nervosität, Gereiztheit, Verunsicherung oder Ängste stellen sich ein. Ein Hinweis darauf, dass die hormonelle Stressachse HHNA (Hypothalamus-Hypophysen-Nebennierenrinden-Achse) gestört ist. Diese wird immer aktiviert, wenn wir in Stress geraten: Die Rinden der Nebennieren schütten Kortisol (→ Seite 24) aus, das über die Blutbahn die Hirnanhangsdrüse (Hypophyse) und den tief im Gehirn liegenden Hypothalamus erreicht. Normalerweise sorgen Rückkoppelungsmechanismen dafür, dass die Kortisolproduktion sich wieder auf einem niedrigeren Niveau einpendelt. Doch bei chronischem Stress sind die zentralen Steuerungsvorgänge, die die überaktive Stressachse wieder abbremsen, gehemmt. Der Körper wird von Stresshormonen überschwemmt, während die Werte des dämpfenden Botenstoffs GABA (γ-Aminobuttersäure) sinken. Das Ungleichgewicht bewirkt, dass wir nicht mehr zur Ruhe kommen – weder am Tag noch in der Nacht.

Untersuchungen mit schlafgestörten Menschen zeigten, dass diese nicht unbedingt mehr Belastungen ausgesetzt sind als andere. Sie können sich jedoch schlechter entspannen, neigen vor allem nachts zu unfruchtbarem Grübeln und haben größte Mühe, Handlungsstrategien zu entwickeln, mit denen sich schwierige Situationen besser meistern lassen.

Stressresistenz

Wie wir auf Stressoren reagieren, hängt sowohl von genetischen wie biografischen Einflüssen ab. Erbanlagen und Umweltfaktoren wirken auf komplexe Weise zusammen. Wissenschaftler schätzen den genetischen Anteil auf 30 bis 40 Prozent, den lebensgeschichtlichen auf 60 bis 70 Prozent.

Bindungsforscher haben festgestellt, dass Babys bereits im Mutterleib auf äußere und emotionale Reize reagieren. Ist die Mutter während der Schwangerschaft überwiegend ängstlich, traurig und selbst gestresst, bleibt das nicht ohne Folgen für das Kind: Da sich bereits während der Schwangerschaft Milliarden von Nervenzellen im Gehirn des Fötus bilden, wird schon in diesem Stadium die Fähigkeit zur Stressregulation beeinträchtigt. Frühe Störungen in der Eltern-Kind-Beziehung hinterlassen ebenfalls ihre Spuren. Sie schwächen die hormonelle Stressachse, was dazu führt, dass der Körper sich später nur schwer an Stressoren anpassen und die im Lauf des Lebens unvermeidlichen Belastungen abfedern kann.

Doch es hängt nicht nur von unserer Kindheit und unserer Lebensgeschichte ab, ob wir bei Stress schnell alarmiert sind und nachts nicht schlafen können. Auch die aktuelle körperliche und seelische Verfassung spielt eine Rolle, die Lebenssituation, in der wir uns gerade befinden, ob wir auf uns allein gestellt sind oder ob wir mit Hilfe aus unserem Umfeld rechnen können. Und nicht zuletzt, ob wir ausreichend Selbstvertrauen entwickeln konnten und gelernt haben, unnötige Stressoren zu meiden und gelassener mit jenen umzugehen, die unvermeidlich sind.

Keine Managerkrankheit

Studien haben die Annahme widerlegt, nach der vor allem Führungskräfte unter Stress leiden. Dabei zeigte sich: Viel Arbeit und hohe Verantwortung lösen nicht den größten Stress aus. Im Gegenteil: Besonders stressgefährdet sind Beschäftigte, die in der Betriebshierarchie ganz unten stehen und wenig Einfluss und Kontrolle auf die Arbeitsabläufe haben. Kommen Ängste um den Job und vor wirtschaftlicher Unsicherheit hinzu, steigt die Stressbelastung weiter an.

Ob im Beruf oder im Privatleben: Die größten Stressoren sind Situationen, in denen wir uns ohnmächtig fühlen und die wir tatsächlich – oder vermeintlich – nicht verändern können.

Ungünstige Schlafumgebung

Bestimmte äußere Reize nehmen störend Einfluss auf den Schlaf. Dazu zählen zu trockene oder schlechte Luft, überheizte oder zu kalte Schlafräume, Helligkeit und vor allem Lärmquellen aller Art.

Lärm

Laute Geräusche wie Straßen-, Schienen- und Fluglärm beeinträchtigen die Schlafqualität erheblich. Der Schlaf wird unruhig, oberflächlich und häufig unterbrochen. Dauerlärm erzeugt chronischen Stress (→ Seite 55), der mit erhöhter innerer Anspannung einhergeht, was das Ein- und Durchschlafen behindert. An laute Geräusche während des Schlafs können wir uns nicht gewöhnen, selbst wenn sie uns anscheinend nicht stören, behindern sie den gesunden Ablauf des Schlafs. Unser Nervensystem reagiert auf den Lärm, und der Körper schüttet vermehrt Kortisol aus, sodass wir unter Stress stehen, während wir schlafen, statt uns zu regenerieren. Darüber hinaus wirkt sich die verminderte Schlafqualität negativ auf die Tagesbefindlichkeit aus: Müdigkeit, Nervosität, Konzentrationsschwäche und Stimmungsschwankungen wurden als Folge der nächtlichen Geräuschbelastung beobachtet.

Beispiele für Geräuschbelastung in Dezibel	
Geräuschart	**Stärke in dB**
Fallende Blätter	10 – 20
Stille in der Wüste	20
Atemgeräusch	20 – 30
Stechmücke nachts am Ohr	40
Kühlschrank (in einem Meter Nähe)	50
Staubsaugergeräusch	55 – 65
Befahrene Straße	70 – 80
Wasserfall	100
Pop-Konzerte	100 – 110

Quellen: Riemann, Dieter; Staedt, Jürgen: *Diagnostik und Therapie von Schlafstörungen,* Kohlhammer Verlag, 2007

Leitlinie S 2: Deutsche Gesellschaft für Schlafforschung und Schlafmedizin: *Nicht erholsamer Schlaf,* Aktualisierung vom 7.11.2008

Wenn der Bettpartner schnarcht

Rund ein Drittel der Erwachsenen schnarcht. Betroffen sind vor allem übergewichtige Männer. Doch mit zunehmendem Alter holen die Frauen auf: Ab 60 Jahren steigt die Quote bei beiden Geschlechtern auf über 50 Prozent. Warum in jüngeren Jahren deutlich mehr Männer als Frauen schnarchen, ist unbekannt. Die Vermutungen der Mediziner reichen von der möglichen Schutzwirkung weiblicher Hormone bis hin zu einem speziellen Schnarch-Gen bei Männern.

Schnarchen entsteht, wenn der Schlund zum Beispiel durch eine zu große Zunge oder durch vergrößerte Gaumen- oder Rachenmandeln verengt ist. Dadurch kommt es zu einem stärkeren Luftzug, der das umliegende Gewebe in Schwingungen versetzt. Auch ein erschlaffendes Gaumensegel, das beim Ein- und Ausatmen flattert, kann die verhassten Geräusche erzeugen.

Alkoholgenuss und Rauchen, aber auch Stress verstärken das Schnarchen; ebenso Erkrankungen der oberen Luftwege wie Erkältungen, allergischer Schnupfen, eine verstopfte Nase oder Entzündungen der Nebenhöhlen. Auch die Schlaflage spielt eine wichtige Rolle: Hart gesottene Schnarcher röcheln zwar in allen

---

Tipp

Selbsthilfe für starke Schnarcher

- Achten Sie auf ein gesundes Körpergewicht. Bei Übergewicht sollten Sie abnehmen. Dabei wird auch der Halsumfang geringer, und die Fettpolster im Hals-Rachen-Bereich, die die Atmung behindern, verschwinden.

- Ernähren Sie sich fettarm, ausgewogen und essen Sie abends nicht zu spät (→ Seite 141).

- Gewöhnen Sie sich das Rauchen ab.

- Verzichten Sie abends auf Alkohol, denn er lässt die Muskeln erschlaffen und fördert so das Schnarchen.

- Treiben Sie regelmäßig Sport (→ Seite 132). Lassen Sie sich spezielle Gymnastikübungen zeigen, die die Halsmuskulatur kräftigen.

- Erlernen Sie eine Entspannungsmethode (→ Seite 174) oder nehmen Sie an einem Stressbewältigungstraining (→ Seite 179) teil, wenn Sie häufig angespannt sind und unter Druck stehen.

- Nehmen Sie keine dämpfenden, beruhigenden oder Schlaf fördernden Medikamente ein. Durch diese Substanzen können sich eventuelle Atempausen während des Schlafs drastisch verlängern.

- Sorgen Sie im Schlafzimmer für gute Belüftung und angemessene Luftfeuchtigkeit (→ Seite 148).

- Stellen Sie das Oberteil Ihres Bettes etwas höher. Das kann in manchen Fällen Abhilfe schaffen.

- Ein Nasenpflaster hilft allenfalls, wenn das Schnarchen durch gestörte Nasenatmung und nicht durch andere Faktoren ausgelöst wird.

- Schlafen Sie am besten in der Seitenlage.

- Eine Kinnbinde ist ein altes Hausmittel: Unter das Kinn gelegt und über dem Kopf zusammengeknotet, hält sie den Unterkiefer in stabiler Position. Die Alternative: Ein Elastikgurt aus der Apotheke.

- Wirksame Arzneimittel gegen Schnarchen gibt es bislang nicht.

Körperlagen, doch besonders ungünstig ist die Rückenlage. Diese lässt sich zum Beispiel mit einer „Rückenlageverhinderungsweste" (RLV) vermeiden: eine Schlafanzugsweste mit eingenähtem Kunststoffkeil im Rückenteil. Auch ein Tennisball auf der Rückseite des Pyjamas kann Abhilfe schaffen, allerdings nur, wenn Schläfer ausschließlich in der Rückenlage sägen.

Meistens ist Schnarchen harmlos. Es reizt zwar den Rachen und die Atemwege, verursacht aber sonst keine Beschwerden. Extrem lautes Schnarchen und nächtliche Atemstillstände können jedoch ein Hinweis auf eine Schlafapnoe (→ Seite 83) sein, die unbedingt behandelt werden muss.

So ungefährlich das Schnarchen für die meisten Betroffenen auch sein mag, so unerträglich ist es für alle, die im selben Zimmer schlafen. Zahllose Menschen treibt es Nacht für Nacht an den Rand der Verzweiflung.

Elektrosmog

Der Begriff ist eine Sammelbezeichnung für gesundheitliche Belastungen, die im Zusammenhang mit Elektrizität auftreten können. Als mögliche Auslöser gelten vor allem Hochspannungsleitungen, elektrifizierte Bahnstrecken, Radar, Funkwellen etwa aus Mobilfunksendern, Funkwecker, schnurlose und Mobiltelefone, Fernseher und Computer.

In der Öffentlichkeit wird der negative Einfluss von Elektrosmog, der zu Schlaf- und Konzentrationsstörungen, erhöhter Tagesmüdigkeit, Bettnässen bei Kindern und einer Reihe weiterer Beschwerden führen soll, kontrovers und bisweilen sehr emotional diskutiert. Zwar traten bei manchen Menschen Schlafprobleme auf, wenn ein Mobilfunkmast in unmittelbarer Nähe ihrer Wohnung errichtet wurde, und bei anderen wurden unter Mobilfunkstrahlung im EEG (→ Seite 10) veränderte Wellen beobachtet – doch die physiologischen Mechanismen dieser Veränderungen sind noch unbekannt und werden weiter erforscht.

Die bisherigen Studien zeigen zwar, dass die Strahlung – in Abhängigkeit von der Dosisstärke – wirkt, doch nur wenige macht sie schlaflos. Wissenschaftler schließen daraus, dass es elektrosensible Menschen gibt – ebenso wie kälte- und wetterempfindliche. Experten raten dennoch, sämtliche Telefone aus dem Schlafzimmer zu verbannen – nicht unbedingt wegen der Gefahr von Elektrosmog, sondern weil wir uns für den Schlaf eine Auszeit nehmen sollten, in der wir nicht gestört werden.

Fehlende Schlafhygiene

Einer der Hauptgründe für schlaflose Nächte sind schlecht strukturierte Tage. Wenn wir zum Beispiel zu spät aufstehen, uns tagsüber zu wenig bewegen, keine geregelten Mahlzeiten zu uns nehmen, abends zu schwer oder zu spät essen, zu viel rauchen oder Alkohol trinken oder bis in die Nacht hinein am Computer oder vor dem Fernseher sitzen, lässt der Schlaf meist lang auf sich warten. Gesunder Schlaf setzt regelmäßige Tagesabläufe voraus.

Wer solche ungünstigen Gewohnheiten verändert und eine gesunde Schlafkultur (→ Seite 143) entwickelt, wird, sofern es keine anderen Ursachen für die Schlafprobleme gibt, nachts bald wieder in erholsamen Schlummer sinken.

Schichtdienst – Arbeit gegen die innere Uhr

Über fünf Millionen Menschen in Deutschland leisten Nacht- und Schichtdienst. Das bedeutet: Sie leben ständig gegen den Takt der inneren Uhr, denn sie arbeiten zu einer Zeit, in der der Organismus auf Ruhe schaltet, und sie müssen schlafen, wenn alle Körperfunktionen auf Aktivität programmiert sind. Kein Wunder, dass langfristig erhebliche Gesundheitsprobleme entstehen können. Zahlreiche Untersuchungen weisen nach, dass Schichtdienstleistende überdurchschnittlich häufig an Schlaflosigkeit, innerer Unruhe, Nervosität, Erschöpfungssyndromen, aber auch

---

„Hausgemachte" Schlafprobleme:

- unregelmäßige Aufsteh- und Zubettgehzeiten,
- ausgedehnter Tagesschlaf (zum Beispiels mittags länger als 30 Minuten),
- langes Wachliegen im Bett,
- fernsehen, essen, lesen im Bett,
- durchgelegene oder knarrende Matratzen beziehungsweise Lattenroste,
- zu heller, trockener, kalter oder überhitzter Schlafraum,
- Konsum von Alkohol, Koffein oder Nikotin vor dem Schlafengehen,
- zu spätes oder zu schweres Essen am Abend,
- Sport oder andere anstrengende körperliche Aktivitäten vor dem Zubettgehen,
- verstärkte geistige Aktivitäten oder anregende Diskussionen am späten Abend,
- emotional belastende Gespräche, aufwühlende Lektüre, Filme oder Fernsehsendungen vor dem Schlafengehen,
- Computertätigkeit bis kurz vor dem Schlafen,
- Grübeln im Bett,
- an negative Erlebnisse denken.

an Kopfschmerzen, an Erkrankungen des Herz-Kreislauf-Systems, des Magen-Darm-Traktes, der Leber und der Schilddrüse leiden. Außerdem gibt es Hinweise auf Antriebslosigkeit und Depressionen, auf vermehrten Alkohol- und Schlafmittelkonsum sowie auf ein erhöhtes Brustkrebsrisiko.

Schichtarbeiter klagen nicht nur über Ein- und Durchschlafprobleme, sondern auch über erhöhte Tagesmüdigkeit (→ Seite 82) sowie über Störungen des Schlaf-Wach-Rhythmus (→ Seite 90). Als besonders belastend gelten Wechselschichten sowie Nacht- und Frühschicht. Wer nachts von etwa 22:00 bis 6:00 Uhr Dienst hat, muss zum Zeitpunkt der geringsten Leistungsfähigkeit (hohe) Leistung und Konzentration aufbringen. Doch damit nicht genug. Im Vergleich zum Nachtschlaf ist der Tagesschlaf in der Regel zwei bis vier Stunden kürzer. Außerdem wachen Menschen, die tagsüber schlafen müssen, häufiger auf. Rund jeder vierte Nachtschichtarbeiter kann nicht zur gewünschten Zeit einschlafen und fühlt sich tagsüber entsprechend müde und erschöpft. Frühschicht von 6:00 bis 14:00 Uhr ist ebenso problematisch, da die Beschäftigten sehr früh aufstehen müssen und ihr Schlaf zwei bis vier Stunden verkürzt und darüber hinaus weniger tief und traumreich ist. Weniger negative Folgen hat Spätschicht, die etwa um 14:00 Uhr beginnt und gegen 22:00 Uhr endet.

Wie belastend Schichtarbeit erlebt wird, hängt auch vom Chronotyp (→ Seite 36) ab: Lerchen leiden ganz besonders unter Nachtarbeit und haben bei häufiger Nachtschicht ein erhöhtes Risiko für Herz-Kreislauf-Erkrankungen, während Eulen der Frühdienst erheblich zu schaffen macht.

Nach schlafmedizinischen Kriterien sind nur junge, gesunde Menschen für Schichtarbeit geeignet – sofern diese (ununterbrochen) nicht länger als fünf Jahre dauert. Wer älter als 50 Jahre ist, sollte aus gesundheitlichen Gründen vom Schichtdienst möglichst befreit werden (Empfehlungen zur Schichtarbeit → Seite 156).

Flexible Tage – schlaflose Nächte

Flexible Arbeitszeiten bringen für die Beschäftigten sowohl Vor- als auch Nachteile. Die Vorteile liegen in der individuellen Gestaltung der Arbeitszeit: ein Plus für ausgeprägte Morgen- oder Abendtypen (→ Seite 36), denn sie können ihre Aufgaben im Leistungshoch statt im Leistungstief erledigen. Auch zahlreiche Mütter (und zunehmend mehr Väter) entscheiden sich für flexible Arbeitszeiten, um Berufs- und Familienarbeit miteinander zu vereinbaren.

Doch die Freiheit am Tag fordert in der Nacht ihren Preis. Neue Studien zeigen, dass sich unregelmäßige Arbeitszeiten und -verhältnisse negativ auf den Schlaf auswirken. Wer ständig mit variablen Arbeitsformen und mangelnder Vorhersagbarkeit konfrontiert ist und diese kaum beeinflussen kann, leidet fast doppelt so häufig an Schlafstörungen wie Kollegen mit festen Arbeitszeiten.

Allerdings sind auch Freiberufler, Selbständige und Telearbeiter gefährdet, da sie oft bis in den späten Abend oder auch an den Wochenenden arbeiten (müssen) und sich so länger als andere Berufstätige im „Stand-by-Modus" befinden. Doch nicht jeder ist der hohen Individualisierung der Arbeit gewachsen, denn flexible Aufteilung der Arbeitszeit bedeutet nicht nur mehr Freiheit, sondern verlangt auch ein hohes Maß an Selbstdisziplin und Eigenverantwortung. Die damit verbundene dauerhafte Anspannung, die durch finanzielle Unsicherheit noch verstärkt wird, erschwert das Einschlafen und kann Schlaf-Wach-Rhythmusstörungen (→ Seite 90) auslösen. Hinzu kommt die soziale Isolation, die besonders Telearbeitern zu schaffen macht, da sich persönliche Gespräche und informelle Kontakte mit Kollegen oder Vorgesetzten nicht immer durch Telefon und E-Mail ersetzen lassen. Schlafforscher haben festgestellt, dass Einsamkeit und mangelnde soziale Kontakte den Schlaf erheblich behindern können.

> ### Tipp
>
> ## Arbeit und Freizeit trennen
>
> Wenn Sie Ihre Arbeitszeit frei einteilen können, sollten Sie auf regelmäßige soziale Kontakte und auf eine gute Tagesstruktur achten (→ Seite 130). Die Grenzen zwischen Arbeit und Freizeit dürfen nicht ständig verwischt werden, weil sonst der Biorhythmus und damit der Wechsel zwischen Wachen und Schlafen durcheinandergerät.

Jetlag

Bei Flugreisen über mehrere Zeitzonen hinweg werden unsere biologischen Rhythmen (→ Seite 18) empfindlich gestört. Es kommt zum sogenannten Jetlag-Syndrom, das sich vor allem in Schlafstörungen, Tagesmüdigkeit, Konzentrationsschwäche, Appetitlosigkeit und Verdauungsproblemen äußern kann. Die Ursache der Beschwerden liegt darin, dass bei der Ankunft am Zielort die Ortszeit deutlich von der biologischen Zeit abweicht, die unser Organismus vom Abflugort her mitgebracht hat: Der Wechsel von Helligkeit und Dunkelheit ist ebenso verändert wie Essenszeiten oder Termine für berufliche und Freizeitaktivitäten.

Besonders hoch sind die Anpassungsschwierigkeiten, wenn wir von West nach Ost fliegen und uns in einer Welt wiederfinden, die unserer eigenen inneren Uhr um mehrere Stunden vorauseilt.

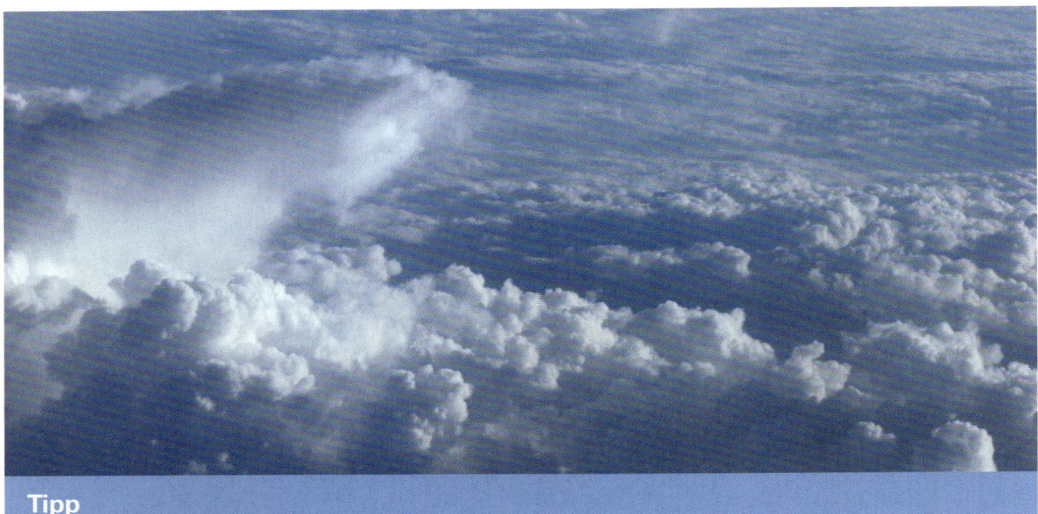

Tipp

So können Sie den Jetlag mildern

- **Vor dem Abflug:** Versuchen Sie, sich schon einige Tage vorher biologisch auf die Ortszeit am Zielort anzupassen. Fliegen Sie nach Westen (zum Beispiel in die USA), sodass der Tag länger wird, empfiehlt es sich, abends (jeweils eine Stunde pro Tag) später als üblich zu essen, schlafen zu gehen und später aufzustehen. Da bei einem Flug nach Osten (nach Asien und Australien) der Tag kürzer wird, sollten Sie Mahlzeiten, Zubettgehen und Aufstehen (ebenfalls eine Stunde pro Tag) vorverlegen.

- **Während des Flugs:** Trinken Sie viel (jedoch keinen Alkohol, sondern Mineralwasser), essen Sie wenig, ziehen Sie öfter die Schuhe aus, schlafen Sie zwischendurch (falls nötig mit Ohrstöpseln und Augenbinde) und bewegen Sie sich ansonsten viel, gehen Sie zwischendurch einige Schritte auf und ab und machen Sie Dehnübungen.

- **Nach der Ankunft am Zielort:** Passen Sie möglichst Arbeitstermine, Mahl und Schlafzeiten sofort der neuen Ortszeit und dem anderen Lebensrhythmus an. Halten Sie sich häufig im Freien auf, damit das Tageslicht als natürlicher Zeitgeber wirken kann.

- Bleiben Sie nur wenige Tage am Zielort, sollten Sie besser auf die Anpassung verzichten, um sich die erneute Prozedur nach der Rückkehr zu ersparen. Versuchen Sie dann, wichtige Termine in den USA auf den (frühen) Morgen, in Asien und Australien dagegen auf den späten Nachmittag oder Abend zu legen.

- Wenn Sie sehr unter dem Jetlag-Syndrom leiden, können Sie für wenige Nächte ein kurz wirksames Schlafmittel (Informationen finden Sie im Kapitel Medikamente → Seite 194).

Hier treten in den Folgenächten oft erhebliche Ein- und Durchschlafstörungen auf. Bei Flügen von Ost nach West gelingt das Einschlafen meist mühelos, doch in der zweiten Nachthälfte wachen wir oft häufiger auf, da sich die körpereignen Rhythmen noch nicht an die neue Ortszeit angepasst haben.

Je gesünder und ausgeruhter wir sind, desto rascher lässt sich der Jetlag überwinden. Am besten gelingt das in den Ferien. Schwieriger ist es für Berufstätige, die häufig mit dem Flugzeug unterwegs sind und nach einem Langstreckenflug sofort wieder voll einsatzfähig sein müssen. Nach einer Faustregel beträgt beim Überfliegen von Zeitzonen die Anpassungsdauer an die neue Ortszeit so viele Tage wie die Anzahl Stunden der Zeitverschiebung. Beträgt diese zum Beispiel vier Stunden zwischen Abflug- und Zielort, dauert es in der Regel vier Tage, bis sich der Biorhythmus an die neuen Gegebenheiten angepasst hat.

Die Umstellung auf die Sommerzeit – ein Mini-Jetlag

Seit 1980 wird in Europa die „Mitteleuropäische Zeit" (MEZ) für ein halbes Jahr durch die „Mitteleuropäische Sommerzeit" ersetzt. Eine Maßnahme, die Schlafforscher und Arbeitsmediziner seit vielen Jahren kritisieren, denn wenn die Uhren in der Sommerzeit um eine Stunde vorgestellt werden, gerät unser biologischer Rhythmus aus dem Gleichgewicht. Die Differenz zu unserer inneren Uhr, die eine Periodendauer von 25 Stunden hat, beträgt dann zwei Stunden. Die Folgen bleiben nicht aus: Wir sind vormittags müde, haben mittags keinen Appetit und können abends nicht zur gewohnten Zeit einschlafen. Doch die Zeitumstellung stört nicht nur den Schlaf, sie führt häufig auch zu Tagesmüdigkeit, Kopfschmerzen und depressiven Verstimmungen. Bei Bevölkerungsumfragen geben über 90 Prozent der Bundesbürger an, dass ihnen die Zeitumstellung zu schaffen macht. Schlafforscher sprechen von einem Mini-Jetlag, da die Symptome denen ähneln, die bei Fernflügen auftreten.

Ein besonderes Gefahrenrisiko birgt der Montag nach der alljährlichen Einführung der Sommerzeit, da wir dann zu einer Zeit zur Arbeit gehen, in der unsere innere Uhr noch nicht auf wach gestellt ist. Aus Studien geht hervor, dass sich am Montag nach der Zeitumstellung mehr Unfälle im Straßenverkehr und am Arbeitsplatz ereignen als an einem gewöhnlichen Morgen. Auch das Herz nimmt Schaden: Einer schwedischen Untersuchung zufolge ist das Herzinfarktrisiko in den ersten drei Tagen nach der Einfüh-

Tipp

Die richtige Vorbereitung auf die Sommerzeit

Die Auswirkungen des Mini-Jetlags lassen sich eindämmen, wenn Sie in der Woche vor der Umstellung von der Winter- auf die Sommerzeit:

- jeden Morgen jeweils eine Viertelstunde früher aufstehen,

- die Mahlzeiten immer eine Viertelstunde früher einnehmen,

- jeden Abend eine Viertelstunde früher als am Vortag zu Bett gehen.

rung der Sommerzeit deutlich erhöht. Das Gleiche wurde in Deutschland beobachtet: Daten der Deutschen Angestellten Krankenkasse zeigen, dass an diesen Tagen 25 Prozent mehr Menschen wegen eines Herzinfarkts ins Krankenhaus eingeliefert werden als im Jahresdurchschnitt.

Witterungseinflüsse

Bei einer stabilen Hochdruckwetterlage mit Sonnenschein und Temperaturen zwischen 20 und 25 °C fühlen sich die meisten Menschen am wohlsten. Doch Umfragen zufolge ist in Deutschland jeder Zweite wetterfühlig: Sobald das Barometer fällt, stellen sich Schlafstörungen, Erschöpfung, Niedergeschlagenheit, Kopf- und Gelenkschmerzen ein. Besonders häufig treten die Symptome im Frühjahr und im Herbst auf, wenn es zu schnellen Wetterwechseln kommt.

In der Wissenschaft wird der Zusammenhang zwischen Wetterlagen und deren Wirkung auf den Körper erforscht. Luftdruckschwankungen stehen im Verdacht, die Beschwerden auszulösen. Doch bislang weiß noch niemand genau, warum ein Wetterwechsel so vielen Menschen aufs Gemüt schlägt. Aus Untersuchungen wetterfühliger Patienten geht jedoch hervor, dass die Leistungs-

Tipp

Bei Wind und Wetter nach draußen

- Verbringen Sie möglichst viel Zeit an der frischen Luft, mindestens jedoch 20 Minuten pro Tag.

- Setzen Sie sich gezielt Wetterreizen aus und gehen Sie nicht nur bei Sonnenschein, sondern auch bei Wind und Wetter nach draußen.

- Gut sind regelmäßige Spaziergänge. Noch besser ist regelmäßiges Ausdau-

ertraining im Freien (zum Beispiel Walken oder Fahrradfahren) dreimal die Woche für circa 30 bis 40 Minuten.

- Mit Gymnastik, Wechselduschen, Sauna und Massagen können Sie ebenfalls den Kreislauf stärken und witterungsbedingten Schlafproblemen sowie Stimmungsschwankungen vorbeugen.

fähigkeit ihres Herz-Kreislauf-Systems oft unter den Normwerten liegt, obwohl es keine organischen Ursachen dafür gibt. Experten raten den betroffenen Menschen deshalb, sich aktiv mit thermischen Reizen auseinanderzusetzen.

Alkohol

Alkohol gilt allgemein als entspannend und Schlaf fördernd. Doch die Bezeichnung „Schlummertrunk" ist irreführend. Alkoholische Getränke haben zwar eine Schlaf anstoßende Wirkung, doch sie stören den Schlaf in der zweiten Nachthälfte: Er wird flacher und unruhiger, sodass wir häufiger erwachen und oft nur schlecht wieder einschlafen können.

Regelmäßiger Alkoholkonsum am Abend kann nicht nur zu Durchschlafstörungen, sondern auch zur Gewöhnung führen. Wem anfangs noch eine Flasche Bier oder ein Glas Rotwein in den Schlaf verhalf, der wird im Lauf der Zeit feststellen, dass diese Menge nicht mehr reicht, um problemlos in den Schlaf zu gleiten. Manche Menschen benötigen dann zwei oder drei Flaschen Bier und entsprechend mehr Wein oder Brandy, um die gleiche Wirkung zu erzielen. Bei einem eventuellen späteren Alkoholentzug müssen sie mit lang anhaltenden schweren Schlafstörungen – bis hin zu völliger Schlaflosigkeit rechnen. Studien belegen, dass auch die Schlafqualität trockener Alkoholiker oft noch lange Zeit erheblich beeinträchtigt ist. Sie brauchen länger zum Einschlafen, werden nachts häufiger wach und haben deutlich verkürzte Tiefschlafstadien.

Nichts spricht gegen mäßigen Alkoholgenuss (zum Essen), doch als tägliche Einschlafhilfe sind alkoholische Getränke nicht geeignet. Zu groß ist die Gefahr, in den Teufelskreis von Abhängigkeit und Alkoholmissbrauch zu geraten.

Medikamente

Zahlreiche Arzneimittel können den Schlaf beeinträchtigen. Das gilt insbesondere für koffeinhaltige Medikamente (zum Beispiel Schmerztabletten), Arzneimittel, die die Durchblutung fördern sollen, Antibiotika, Diuretika (die oft nächtlichen Harndrang auslösen), Hormonpräparate, Mittel gegen Asthma, Krampfanfälle, Bluthochdruck, Parkinson, aber auch für eine Reihe von Psychopharmaka.

Schlaf- und Beruhigungsmittel erleichtern oft das Einschlafen, stören aber den natürlichen Ablauf der Schlafzyklen (→ Seite 11).

Außerdem bergen die in vielen Präparaten enthaltenen Benzodiazepine (→ Seite 191) die Gefahr einer raschen seelischen und körperlichen Gewöhnung. Da sie nur für einen relativ kurzen Zeitraum ihre beruhigende, Schlaf fördernde Wirkung entfalten (etwa zwei bis vier Wochen), kommt es in der Folge leicht zu Dosissteigerungen, Abhängigkeit und Missbrauch. Wer nach längerer, ununterbrochener Einnahme die Schlafpillen wieder absetzen will, wird fast immer mit Entzugssymptomen bestraft. Es kommt zu einer „Rebound-Insomnia": Einschlafstörungen, Unruhe, gesteigerte Angst, nächtliches Erwachen und Albträume treten verstärkt wieder auf – beste Voraussetzungen also, die Tabletten weiter zu schlucken. Die Dosis muss dabei nicht unbedingt gesteigert werden, denn in vielen Fällen besteht eine über Jahre oder Jahrzehnte aufgebaute stabile Niedrigdosis-Abhängigkeit.

Auch Psychostimulanzien (zum Beispiel Weckamine) rufen häufig schwere Ein- und Durchschlafstörungen hervor. Sie sind nicht nur in Appetitzüglern, sondern auch in den Präparaten Captagon oder Ritalin enthalten, mit denen viele hyperaktive Kinder behandelt werden.

Zwar ist nicht bekannt, wie viele Patienten auf die genannten Arzneimittel mit Schlafstörungen reagieren. Doch es gilt als gesichert, dass bei allen Substanzen Schlafprobleme als Begleitsymptom oder Folge der Einnahme auftreten können.

Das Syndrom der „unruhigen Beine"

Das so harmlos klingende Syndrom bringt zahlreiche Menschen, sobald sie sitzen oder liegen, zur Verzweiflung. Kaum haben sie sich abends ins Bett gelegt, kommt es zu mehr oder weniger stark ausgeprägten Missempfindungen in den Beinen (teilweise auch in den Armen): Sie äußern sich in Kribbeln, Brennen, Reißen oder Zuckungen, die auf einer oder beiden Körperseiten auftreten können. Nur Aufstehen, Kühlen und Herumgehen verschafft den Leidgeplagten etwas Linderung. Doch sobald sie sich wieder hingelegt haben oder kurz vor dem Einschlafen sind, machen sich die störenden Symptome erneut bemerkbar und lösen einen unwiderstehlichen Bewegungsdrang der Beine aus.

Das führt dazu, dass viele Betroffene nachts stundenlang in der Wohnung auf- und abgehen – und von erholsamem Schlaf nur träumen können. Manche von ihnen sind tagsüber so erschöpft, dass sie einer geregelten Berufstätigkeit nicht mehr nachgehen können.

Schätzungen zufolge sind in Deutschland etwa fünf bis zehn Prozent der Bevölkerung vom Restless-Legs-Syndrom (RLS) betroffen; behandlungsbedürftig sind zwei bis drei Prozent. Frauen erkranken doppelt so häufig daran wie Männer. Über die Ursachen ist erst wenig bekannt. Vermutlich ruft ein Defekt bei der Übertragung von Nervenimpulsen im Gehirn oder im Rückenmark die Symptome hervor. Möglicherweise haben auch bestimmte Hormone einen Einfluss auf die Erkrankung, denn sie tritt häufiger bei schwangeren Frauen auf und bei Frauen, die Hormonpräparate gegen Wechseljahresbeschwerden nehmen.

Neuere wissenschaftliche Forschungsarbeiten deuten darauf hin, dass das Syndrom der unruhigen Beine sowohl ererbt als auch erworben sein kann: Bei einem primären RLS gibt es keine konkreten Ursachen für die Beschwerden. Das Syndrom wird über Generationen hinweg weitervererbt. Dagegen ist ein sekundäres RLS Folge oder Begleitsymptom einer anderen Erkrankung. Als mögliche Auslöser eines sekundären RLS gelten:

- Anämie,
- Eisenmangel,
- Koffein,
- Schilddrüsenfunktionsstörungen,
- Schwangerschaft,
- Rheumatoide Arthritis,
- Stoffwechselstörungen,
- Dialysepflichtige Nierenschwäche,
- Bestimmte Medikamente wie Antidepressiva, Neuroleptika, Lithium sowie Hormone gegen Wechseljahresbeschwerden.

Bestimmte therapeutische Ansätze können die Symptome deutlich mildern (→ Seite 71). Doch vor jeder Therapie müssen die Auslöser der Beschwerden geklärt werden. Mit einer Blutuntersuchung lässt sich nachweisen, ob eine Grunderkrankung wie zum Beispiel Eisenmangel, Schilddrüsenfunktionsstörungen, Diabetes oder Nierenleiden vorliegt. Für die exakte Diagnose des Restless-Legs-Syndroms ist eine aufwendige Untersuchung im Schlaflabor (→ Seite 166) erforderlich: Nur sie bringt Klarheit.

Welche Maßnahmen helfen?

Tritt das RLS als Folge oder Begleitsymptom einer anderen Erkrankung (zum Beispiel Eisenmangel, Stoffwechsel- oder Schilddrüsenfunktionsstörungen) auf, ist eine ärztliche Therapie der Grundkrankheit erforderlich.

Checkliste für das Restless-Legs-Syndrom

Anhand der folgenden Checkliste können Sie erkennen, ob sich hinter Ihren Beschwerden möglicherweise das Syndrom der unruhigen Beine verbirgt:

☐ 1. Leiden Sie in Ruhe- und Entspannungssituationen (wie Fernsehen, Kino, Busfahrten) unter unangenehmen bis qualvollen Missempfindungen wie Ziehen, Jucken, Reißen oder Kribbeln in Beinen oder Armen?

☐ 2. Werden Sie in solchen Situationen durch einen unstillbaren Bewegungsdrang zum Aufstehen und Umhergehen gezwungen?

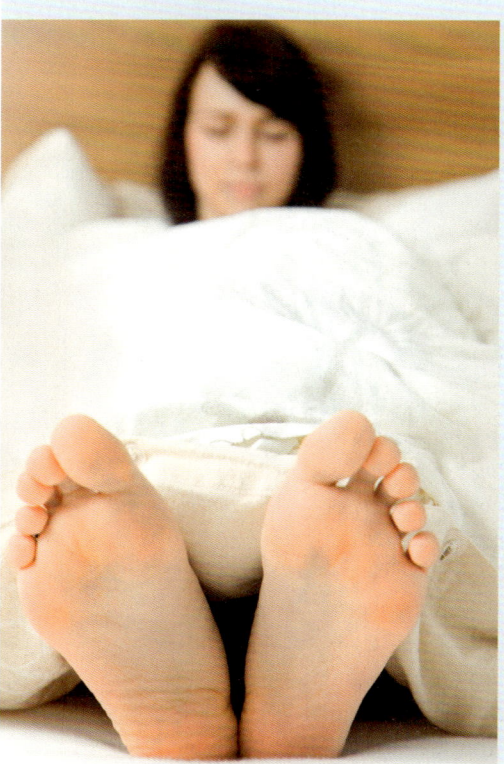

☐ 3. Lassen sich diese Beschwerden durch aktive Bewegung, kalte Fußbäder oder Massagen vorübergehend lindern oder beseitigen?

☐ 4. Haben Sie keine oder kaum Beschwerden, solange Sie am Tage in Bewegung sind?

☐ 5. Bemerken Sie eine Zunahme der Beschwerden abends oder nachts?

☒ 6. Leiden Sie unter Ein- und/oder Durchschlafstörungen?

☒ 7. Fühlen Sie sich tagsüber häufig müde, abgespannt und erschöpft?

☐ 8. Verhindern die Beschwerden in den Beinen auch tagsüber die ersehnte Ruhe und Entspannung, und fühlen Sie sich durch diese Beschwerden in Ihren sozialen Aktivitäten eingeschränkt (zum Beispiel Verzicht auf Kino- oder Theaterbesuche oder Vermeidung von Flugreisen)?

☐ 9. Bemerkt Ihr Partner nachts häufig unwillkürliche Zuckungen Ihrer Beine oder Füße, während Sie schlafen?

☐ 10. Gibt es jemanden in Ihrer Verwandtschaft, der über ähnliche Symptome klagt?

Haben Sie mehr als zwei dieser Fragen mit Ja beantwortet, sollten Sie sich sicherheitshalber von Ihrem Hausarzt an einen Neurologen überweisen lassen, der eine genaue Diagnose stellen kann.

Quelle: Deutsche Restless Legs Vereinigung (RLS e.V. Adresse → Seite 217)

Sind die unruhigen Beine selbst das Grundleiden, hängt die Behandlung vom Ausmaß der Beschwerden ab. Bei leichteren Formen helfen oft Massagen der jeweiligen Muskelgruppen, kalte Fußbäder, Kniebeugen, mäßiges körperliches Training sowie Stretching-Übungen am Morgen und am Abend. Außerdem kann sich der Verzicht auf Kaffee, Alkohol, Nikotin günstig auf die Erkrankung auswirken. Gehen die Symptome damit nicht zurück, ist eine Therapie durch einen erfahrenen Neurologen unumgänglich. Es gibt spezielle Mittel für die Behandlung unruhiger Beine, die den Mitteln ähneln, die gegen die Parkinson-Krankheit wirksam sind.

Die Auswahl der Mittel richtet sich danach, welche Beschwerden im Vordergrund stehen. Bei Einschlafstörungen gilt die Kombination aus Levodopa (L-Dopa) und Benserazid als geeignet. Für Durchschlafstörungen eignet sich das Medikament in der retardierten Form, aus der der Wirkstoff nach und nach freigesetzt wird. Dopaminagonisten werden verordnet, wenn die Missempfindungen in den Beinen bevorzugt tagsüber auftreten oder wenn die Wirkung der Kombination aus Levodopa und Benserazid nachlässt.

Die Substanz Chinin (in Limptar N), die zur vorbeugenden und akuten Behandlung nächtlicher Wadenkrämpfe zugelassen ist, wird in der Selbstmedikation auch gegen das RLS verwendet. Bislang gibt es jedoch keine Studien über die Wirksamkeit des Mittels beim Syndrom der unruhigen Beine. Komplementäre Verfahren wie zum Beispiel Akupunktur, Homöopathie, Bioresonanz- oder Magnetfeldtherapie sollen das Restless-Legs-Syndrom auch lindern, ihre Wirksamkeit ist aber ebenfalls wissenschaftlich nicht bewiesen.

Depressionen

Depressionen zählen zu den häufigsten psychischen Störungen im Erwachsenenalter. Rund 15 Prozent der Bevölkerung sind mindestens einmal im Leben davon betroffen. Doch es gibt unterschiedliche Schweregrade: Leichtere bis mittelschwere depressive Episoden äußern sich zum Beispiel in verminderter Konzentration, erhöhter Erschöpfbarkeit, Appetitstörungen, Niedergeschlagenheit und pessimistischen Zukunftsgedanken. Bei einer schweren, der sogenannten Major Depression, sind die Betroffenen fast jeden Tag deprimiert, können keine Freude mehr empfinden, fühlen sich wertlos oder schuldig, haben Denkstörungen und immer wiederkehrende Todessehnsucht oder Selbsttötungsfantasien.

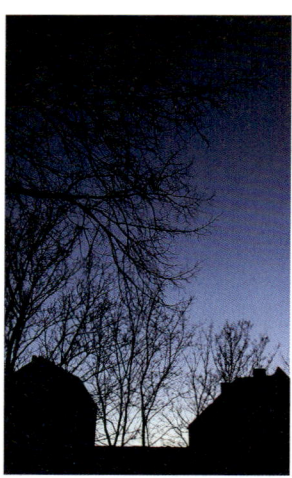

Der Schlaf ist bei allen Depressionsformen erheblich gestört: Die Erkrankten können entweder nicht ein- beziehungsweise durchschlafen oder wachen morgens viel zu früh auf. Oft ist es schwer, eine klare Trennung zwischen Ursache und Wirkung zu ziehen, denn Schlaflosigkeit und Depression sind eng miteinander verwoben: Beide gehen in der Regel mit erhöhter innerer Anspannung, mit einer Störung der biologischen Rhythmen, Tagesmüdigkeit sowie eingeschränkter Konzentrations- und Leistungsfähigkeit einher. Anhaltende Ein- und Durchschlafstörungen können Depressionen auslösen – und umgekehrt. Außerdem leiden manche Menschen gleichzeitig an Schlaflosigkeit und an einer Depression, was eine gezielte psychotherapeutische und/oder medikamentöse Behandlung beider Syndrome erfordert.

Grundsätzlich ist der Schlaf depressiver Menschen nicht nur verkürzt, oberflächlich und unruhig, sondern auch zerhackt. In seiner zeitlichen Struktur weicht er erheblich vom Schlaf gesunder Menschen ab. Während solche erst nach circa 90 Minuten das REM-Stadium erreichen, haben depressive Menschen oft bereits nach 50 Minuten, bisweilen sogar schon wenige Minuten nach dem Einschlafen die erste REM-Phase. Dabei kommt es auffallend häufig zu Angst-, Panik- oder Katastrophenträumen, die mit erhöhter Herz- und Pulsfrequenz einhergehen. Generell verschiebt sich der REM-Schlaf weiter in die erste Nachthälfte. Der besonders wichtige Tiefschlafanteil (→ Seite 12), der üblicherweise vor allem im ersten Teil der Nacht auftritt, ist bei einer Depression deutlich verringert. Da die Schlafzyklen in den frühen Morgenstunden eine depressionsverstärkende Wirkung haben, kann ein unter ärztlicher Aufsicht durchgeführter Schlafentzug (→ Seite 171) die Symptome mildern und die Schlafregulation positiv kanalisieren.

Was löst Depressionen aus?

Neben Schlafstörungen können weitere Faktoren den Ausbruch einer Depression begünstigen: Einsamkeit, Armut, Arbeitslosigkeit, chronische Überlastung am Arbeitsplatz oder in der Familie, der Verlust eines nahestehenden Menschen, Kindheitstraumata, ein geringes Selbstwertgefühl, hormonelle Umstellungen, Alkohol- und Tablettenmissbrauch sowie verschiedene Krankheiten wie Durchblutungsstörungen des Gehirns, Bluthochdruck, Schlaganfälle, Hirntumore oder Stoffwechselstörungen.

Insomnie oder Depression?

(Einschlaf-/)Schlafstörungen und Depressionen stehen in einer engen Wechselbeziehung: Sie können sich gegenseitig bedingen und beeinflussen. Die betroffenen Menschen finden nicht in den Schlaf, weil sie innerlich zu angespannt sind und/oder weil die innere Uhr (→ Seite 18) verstellt ist, die den Schlaf-Wach-Rhythmus reguliert.

Während depressive Störungen fast immer massive Schlafprobleme hervorrufen, sind nicht behandelte Schlafstörungen häufig Vorstufen einer Depression. Bereits Ende der 1980er-Jahre stellten US-amerikanische Schlafforscher fest, dass Studenten, die an Schlaflosigkeit litten, ein zweimal so hohes Risiko für Depressionen entwickelten wie Kommilitonen, die problemlos ein- und durchschliefen. Neuere US-Studien bestätigen die Wechselwirkung von gestörtem Schlaf und Depression, was eine exakte Diagnose von einem Facharzt erfordert.

Bei Menschen, die an Insomnie leiden, steht der gestörte Schlaf im Vordergrund: Viele sind ständig mit der Angst vor einer (weiteren) schlaflosen Nacht und vor Müdigkeit und Leistungseinbußen am nächsten Tag beschäftigt. Dagegen kreisen die Gedanken depressiver Patienten nicht vorrangig um den Schlaf. Andere Symptome stehen im Vordergrund: Antriebslosigkeit und gedrückte Stimmung, Appetitstörungen, Gewichtsverlust oder Gewichtszunahme, starke Ängste oder Schuldgefühle, Kopf-, Rücken- oder Schmerzen in anderen Körperregionen, Minderung oder Verlust des sexuellen Verlangens und in schweren Fällen Selbsttötungspläne.

Eine Frauenkrankheit?

Bei Frauen werden doppelt so oft Depressionen diagnostiziert wie bei Männern. Manche Wissenschaftler gehen jedoch davon aus, dass der Anteil bei beiden Geschlechtern gleich hoch ist, berücksichtigt man die Rate alkoholkranker Männer: Männlicher Alkoholismus wird als (unbewusste) Strategie interpretiert, um depressive Stimmungen abzuwehren. Möglicherweise halten aber auch viele Ärzte Depressionen eher für eine weibliche Erkrankung und befragen Männer deshalb seltener nach typischen Symptomen.

Dennoch können bestimmte Faktoren das Depressionsrisiko von Frauen erhöhen:

- Hormonschwankungen können ein Auslöser der Krankheit sein: zum Beispiel beim Prämenstruellen Syndrom (→ Seite 101), nach der Geburt eines Kindes (bekannt unter Babyblues oder Wochenbettdepression) oder in den Wechseljahren (→ Seite 102).

- Chronischer Stress: Frauen sind in der Regel zeitlich stärker belastet als Männer (Doppelbelastung in Beruf und Familie, Alleinerziehende, Betreuung und Pflege älterer Angehöriger).
- Bei Hausfrauen: Isolation, Einsamkeit und finanzielle Abhängigkeit vom Ehemann.
- Unsichere Arbeitsverhältnisse, niedrigere Gehälter und weniger Aufstiegschancen als Männer.
- Armut: Untersuchungen aus den USA zeigen, dass alleinerziehende Mütter, die über wenig Geld verfügen, die höchsten Depressionsraten aufweisen.
- Traditionelle Rollenteilung, vor allem nach der Geburt von Kindern, wenn Frauen zu Hause bleiben und allein für Hausarbeit und Erziehung zuständig sind.
- Übermäßige Beziehungsarbeit: Frauen fühlen sich stärker als Männer für das Wohl anderer verantwortlich. Sie nehmen Probleme des Partners schneller wahr als umgekehrt und suchen nach einer Lösung, vernachlässigen aber oft die eigenen Belange.
- Sexueller Missbrauch: Das Risiko bei Mädchen ist doppelt so hoch wie bei Jungen. Die traumatischen Erfahrungen lösen extreme Verletzbarkeit aus und bewirken, dass die Betroffenen später auf schwierige Lebenssituationen mit Depressionen reagieren.

Welche Rolle spielen die Gene?

Wahrscheinlich gibt es auch genetische Faktoren, die mit einer höheren Anfälligkeit für Depressionen einhergehen. Der Transport des Botenstoffs Serotonin zwischen den Nervenzellen läuft

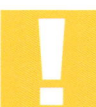

Morgens nicht zu lange schlafen

Ärztliche Beobachtungen zeigen: Wer oft bis weit in den Morgen oder gar bis in den Vormittag hinein schläft, hat ein höheres Risiko, an einer Depression zu erkranken, als Frühaufsteher. Die genauen Zusammenhänge geben noch Rätsel auf. Bislang liegen keine gesicherten wissenschaftlichen Studien vor, die die besondere Depressionsanfälligkeit von Langschläfern belegen. Andererseits bessert Schlafentzug in der zweiten Nachthälfte (→ Seite 171) bei vielen depressiven Menschen nicht nur die Stimmung, sondern auch den Schlaf. Fachleute raten deshalb, in der Regel nicht länger als bis acht Uhr morgens im Bett zu bleiben.

nicht bei allen Menschen gleich ab. Es gibt offenbar bestimmte Transportvarianten (5-HTTLPR-Gen, → Seite 79), die die Gefahr, an einer Depression zu erkranken, deutlich erhöhen, sobald belastende Lebensereignisse eintreten. Demnach könnte das Depressionsrisiko etwa zwischen 40 bis 50 Prozent genetisch bedingt sein.

Wann zum Arzt?

Treten die folgenden Symptome auf, sollten Sie umgehend einen Arzt aufsuchen, damit eine genaue Diagnose gestellt und eine spezielle Therapie gegen Depressionen erfolgen kann, die sich auch positiv auf den Schlaf auswirkt:

- Sie liegen nachts oft lange wach und können sich nicht von angstbetonten, sorgenvollen Gedanken lösen.
- Sie können abends lange nicht einschlafen. Beim Aufwachen in den frühen Morgenstunden fühlen Sie sich unausgeschlafen und niedergedrückt und finden nicht wieder in den Schlaf.
- Sie fühlen sich tagsüber müde, antriebsarm, überfordert und haben zunehmend das Gefühl, dass Ihnen alles zu viel wird.
- Sie werden häufig von Selbstzweifeln, starken Ängsten, innerer Unruhe und pessimistischen Gedanken geplagt.
- Sie machen sich unbegründete Selbstvorwürfe und haben übertriebene Schuldgefühle anderen gegenüber.
- Sie verlieren das Interesse an Aktivitäten, die Sie früher als angenehm erlebt haben (zum Beispiel Ihre Arbeit, Hobbys und Sport
- Sie ziehen sich zusehends von vertrauten Menschen zurück und empfinden Geselligkeit vorrangig als Anstrengung.
- Sie leiden an Denk- und Konzentrationsstörungen.
- Sie erleben sich als unschlüssig und haben große Mühe, Entscheidungen zu treffen.
- Ihr Appetit und Ihr Gewicht haben sich deutlich verändert.
- Sie haben – wiederkehrende – Todessehnsucht oder Selbsttötungsgedanken.

Bipolare Störungen – manisch-depressive Phasen

Hinter einem Verhalten, das der Volksmund „himmelhoch jauchzend und zu Tode betrübt" nennt, kann sich eine bipolare Störung verbergen, die früher als manisch-depressive Erkrankung bezeichnet wurde. Dabei wechseln depressive mit manischen Episoden ab. Die Ursachen der übermäßig starken Stimmungsschwankungen bei Menschen, die zu Manien neigen, sind bislang nicht bekannt.

In der akuten manischen Phase befinden sie sich in einem extrem hohen Erregungszustand, der sich in einem stark verringerten Schlafbedürfnis, in ausgeprägtem Rede- und Bewegungsdrang, in sprunghaftem Denken, oft auch in einem unrealistischen Gefühl eigener Größe oder Grandiosität ausdrückt. Oft leiden die Erkrankten nicht an ihrem Zustand, sondern fühlen sich energiegeladen, kreativ und voller Arbeitsdrang. Doch sie können die Kontrolle über ihr Handeln verlieren und dadurch sich selbst und andere gefährden.

Ein Krankheitsschub beginnt meist mit Schlaflosigkeit. Die Betroffenen schlafen nur zwei, drei Stunden pro Nacht, manchmal auch gar nicht, betonen aber, sich morgens topfit zu fühlen. Im weiteren Verlauf kann es zu Verwirrtheitszuständen oder zu aggressiven Ausbrüchen kommen.

Bei einer bipolaren Störung helfen keine Schlafmittel. Die Krankheit bedarf einer gezielten psychiatrischen Behandlung.

Der Winterblues

Sobald im Herbst die Temperaturen fallen und die Tage kürzer und dunkler werden, lässt die Sommerlaune bei vielen Menschen nach. Eine melancholische Grundstimmung macht sich breit: Wir kommen morgens schlechter aus den Federn und fühlen uns tagsüber öfter müde, lust- und antriebsloser als in der hellen Jahreszeit. Schuld daran ist der Mangel an Tageslicht, der unsere biologischen Rhythmen und damit die natürlichen Funktionsabläufe im Organismus durcheinanderbringt, wie die Körpertemperatur, den (Gehirn-)Stoffwechsel und das Schlafverhalten.

Eine wichtige Rolle spielt das Hormon Melatonin, das den Schlaf-Wach-Rhythmus regelt (→ Seite 20). Während der hellen Jahreszeit lässt es sich tagsüber kaum im Blut nachweisen. Der Spiegel steigt erst mit einbrechender Dunkelheit und sinkt morgens wieder ab. Bleibt es jedoch mit beginnendem Herbst morgens länger dunkel, wird weiter Melatonin freigesetzt. Die Folge: Die Körpertemperatur steigt nicht wie üblich an, die Aktivität des Nervensystems wird gebremst, sodass wir uns unausgeruht und schläfrig fühlen.

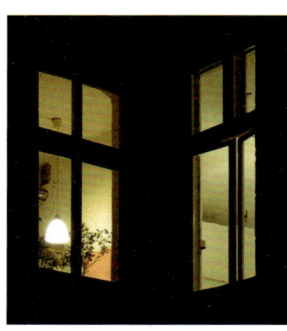

In geringem Ausmaß spürt fast jeder in unseren Breitengraden das spärlichere Tageslicht. Doch bei zwei bis fünf Prozent der Bevölkerung sacken sowohl Stimmung als auch Leistungsfähigkeit deutlich ab. Der griechische Arzt Hippokrates beobachtete schon in der Antike, dass im Winter wesentlich mehr Menschen an gedrückter Stimmung und mangelnder Lebensfreude litten als im Sommer. Jahrhundertelang dokumentierten Mediziner das Leiden, doch erst zu Beginn der 1980er-Jahre erforschten Wissenschaftler des National Institute of Mental Health (NIMH) in den USA das Krankheitsbild genauer. Seit 1984 gibt es die offizielle Diagnose „Winterdepression", die in der Fachwelt saisonal abhängige Depression heißt (SAD – abgeleitet vom Englischen Seasonal Affective Disorder). Die Abkürzung SAD lässt sich auch im Sinne eines Wortspiels erklären: Das englische „sad" bedeutet „traurig" und beschreibt genau, wie die Betroffenen sich fühlen.

Warum es einige Menschen härter erwischt, während andere nur leichte melancholische Anflüge verspüren, ist noch nicht vollständig geklärt. Studien in den USA weisen auf eine mögliche Vererbung der saisonal abhängigen Depression hin. Untersuchungen im deutschsprachigen Raum zeigten ein ähnliches Ergebnis: Bei jedem zweiten Patienten gab es eine seelische Erkrankung in der Vorgeschichte naher Verwandter. Eine bestimmte genetische Ausstattung erhöht offenbar die Anfälligkeit für die Winterdepression. Im Zentrum der Diskussion steht das sogenannte 5-HTTLPR-Gen, das, wie jedes andere Gen, in jeder Körperzelle doppelt vorkommt. Doch die beiden „Allele" sind nicht unbedingt identisch. Es existiert eine lange Form (5-HTT Long), die viel

Unterschied zwischen saisonal abhängiger und anderen Depressionen

Der Winterblues unterscheidet sich vor allem durch drei Merkmale von anderen Depressionsformen:

- Er tritt ausschließlich zu Beginn der dunklen Jahreszeit auf, manchmal bereits im September, häufiger jedoch ab Oktober und November. Sobald das Frühjahr naht und die Tage länger werden, verschwinden die Beschwerden vollständig.
- Während depressive Menschen meist erhebliche Ein- und Durchschlafstörungen haben, geht der Winterblues mit einem extrem hohen Schlafbedürfnis einher. Die Betroffenen schlafen überdurchschnittlich viel, bei manchen sind es vier oder mehr Stunden als in der hellen Jahreszeit. Dennoch fühlen sie sich tagsüber oftmals müde und wenig ausgeruht.
- Sie haben einen auffallenden Appetit, oft sogar regelrechten Heißhunger, insbesondere auf kohlenhydrathaltige Nahrungsmittel wie Brot, Nudeln, Süßigkeiten und vor allem auf Schokolade – was dazu führt, dass sie während der Wintermonate oft deutlich an Gewicht zunehmen.

Dem Winterblues ein Schnippchen schlagen

- Gehen Sie in den Morgen- oder Mittagsstunden so oft wie möglich ins Freie – und zwar bei jedem Wetter. Selbst ein bedeckter, grauer Himmel hat mit mehreren Zehntausend Lux eine wesentlich höhere Lichtstärke als das Kunstlicht in Wohn- und Büroräumen, das meist nur 500 bis 600 Lux erreicht.

- Auf die Regelmäßigkeit kommt es an: Verbringen Sie jeden Tag (am besten um die Mittagszeit) mindestens 30 Minuten an der frischen Luft: Zügiges Gehen ist hilfreich, noch besser wirkt leichter Ausdauersport (→ Seite 132).

- Wenn Sie morgens eine halbe Stunde früher als gewohnt aufstehen und vor Tagesbeginn einen Spaziergang machen, trainieren Sie Ihren Kreislauf und signalisieren gleichzeitig der inneren Uhr, dass die Nacht vorüber ist. Das kann den gestörten Melatoninhaushalt wieder ins Gleichgewicht bringen.

- Benutzen Sie zu Hause und am Arbeitsplatz Lampen mit hoher Wattzahl.

- Blicken Sie tagsüber so oft wie möglich aus dem Fenster, um Ihr Lichtkonto aufzufüllen.

- Pflegen Sie Ihre sozialen Kontakte: Gehen Sie aus und verabreden Sie sich mit Menschen, mit denen Sie gern zusammen sind. Auch das steigert das Wohlbefinden.

- In südlichen Ländern kann die Lichtstärke am Tag über 100 000 Lux betragen. Gönnen Sie sich deshalb nach Möglichkeit im Winter einen Urlaub in einer sonnenreichen Gegend.

- Bei ausgeprägten Beschwerden kann eine Lichttherapie (→ Seite 181) die Symptome spürbar mildern.

- Sorgen Sie für eine möglichst klare Tagesstruktur, denn sie stabilisiert den Biorhythmus. Günstig ist es, wenn Sie Ihre Aktivitäten im Voraus planen, zum Beispiel anhand eines täglichen oder wöchentlichen Stundenplans.

Ob sich die Winterdepression auch über die Ernährung beeinflussen lässt, ist umstritten: Der regelmäßige Verzehr von Bananen, Hirsegerichten, Geflügel, Milch- und Vollkornprodukten, Anisgebäck und Honig soll triste Laune ebenso verscheuchen wie das Trinken von viel Flüssigkeit. Wissenschaftlich bewiesen ist dies jedoch nicht.

Bei starken Beschwerden, die sich trotz der genannten Maßnahmen nicht bessern, ist eine ärztliche Untersuchung erforderlich. Hat das Leiden keine organische Ursache (etwa eine Schilddrüsenstörung), kann eine zeitweilige Behandlung mit Antidepressiva sinnvoll sein – zum Beispiel mit Mitteln aus der Gruppe der Selektiven-Serotonin-Wiederaufnahmehemmer (SSRI), die eine aktivierende Wirkung haben.

Serotonin (→ Seite 24) transportiert, und eine kurze Form (5-HTT Short), die nur wenig Serotonin befördert. Ein niedriger Serotoninspiegel wird seit Langem mit verschiedenen Depressionsformen in Verbindung gebracht. Vor einigen Jahren stellten US-amerikanische Forscher fest, dass Menschen mit mindestens einem kurzen Allel auch häufiger an Winterdepressionen leiden und ausgeprägtere Symptome haben als die Träger zweier langer Varianten.

Dass der Winterblues von der geografischen Lage und damit von der Einwirkung des Sonnenlichts abhängt, gilt als sicher. Die Faktoren sprechen für sich: Fast jeder dritte Bewohner Alaskas klagt über eine Winterdepression, während im südlichen Florida nur jeder Fünfundzwanzigste die entsprechenden Symptome aufweist. Außerdem bessert sich das Befinden von Nord- und Mitteleuropäern deutlich, wenn sie den Winter zumindest teilweise in südlichen Ländern verbringen können. Der großen Mehrheit derer, die in heimischen Gefilden überwintern müssen, können regelmäßige Spaziergänge bei Tageslicht oder eine Lichttherapie (→ Seite 181) helfen, besser durch die dunkle Jahreszeit zu kommen.

Die Sucht nach Schlaf

Ein Hauptsymptom der Winterdepression ist das außergewöhnlich hohe Bedürfnis nach Schlaf. Manche Menschen benötigen statt der üblichen sechs oder sieben ab Herbstbeginn neun, zehn oder noch mehr Stunden Nachtruhe. Doch sie erleben den Schlaf nicht so erholsam und erquicklich wie im Sommer. Morgens brauchen sie lange, bis sie (halbwegs) „in die Gänge kommen" – und sich mit Mühe aus dem Bett quälen. In Extremfällen können die Betroffenen fast handlungs- und damit arbeitsunfähig werden.

Angsterkrankungen

Angst ist ein allgegenwärtiges Gefühl: Fast jedem macht es hin und wieder zu schaffen. Die einen ängstigen sich vor Krankheiten, vor dem Alleinsein oder vor anderen Menschen, die anderen vor Dunkelheit, Flugreisen, vor überfüllten Räumen oder leeren Plätzen. Wieder anderen flößt die Zukunft Unbehagen ein: Sie fragen sich, ob sie ihre Arbeit verlieren, ob die Rente reichen wird oder wann die Sozialsysteme zusammenbrechen.

Doch Angst ist nicht gleich Angst. Das Gefühl kann ein wichtiges Alarmsignal sein und auf eine Gefahr von außen oder auf

Störungen von innen (zum Beispiel auf Gesundheitsprobleme) hinweisen. Außerdem ist Ängstlichkeit als Charakterzug noch keine krankhafte Angst. Aber die Übergänge sind fließend, ebenso wie die Grenzen zwischen Angst und Depression (→ Seite 71). Bei einer Störung hält die Angst lange an und wird als unkontrollierbar oder gar unerträglich erlebt, obwohl es keine reale Bedrohung gibt. Meist wissen die Betroffenen, dass ihre Ängste überzogen oder gänzlich unbegründet sind, doch sie können sie nicht bewältigen, sondern fühlen sich ihnen hilflos ausgeliefert.

Geschätzte 25 Prozent der Bevölkerung haben einmal im Leben eine (vorübergehende) Angsterkrankung. Ob krankhafte Ängste heute häufiger auftreten als in vergangenen Epochen, lässt sich nicht beantworten, da es in früheren Jahrhunderten keine Erhebungen gab, die modernen Verfahren vergleichbar wären.

Angst und Schlaf schließen sich aus

Starke Ängste werden meist von mehr oder minder ausgeprägten körperlichen Symptomen begleitet. Sie reichen von Zittern, Herzklopfen, Herzrasen, Schwindel, Durchfall, Enge- und Erstickungsgefühlen bis hin zu Schweißausbrüchen und diffusen, immer wiederkehrenden Schmerzen. Ein Symptom tritt fast immer auf: gestörter Schlaf. Die Betroffenen finden entweder abends lange nicht in den Schlaf oder sie wachen nachts mehrfach aus Angst- oder Albträumen auf und können danach lange Zeit nicht wieder einschlafen. Sie fühlen sich hellwach, sind angespannt und unruhig, beobachten ihre Herztätigkeit, kontrollieren den Puls und denken angstvoll an alle möglichen realen oder potenziellen Probleme und Gefahren. Untersuchungen im Schlaflabor (→ Seite 166) weisen in der Regel eine hohe Übereinstimmung zwischen subjektiven Beschwerden und objektivem Befund auf. Der Schlaf angstkranker Menschen ist wenig erholsam, da sie sich überwiegend im Leichtschlaf befinden und nur wenig Tiefschlaf haben.

Bei ausgeprägten Ängsten gibt es keine Selbsthilfe. Die Menschen, die darunter leiden, können sich nicht willentlich von ihren übermäßigen oder völlig grundlosen Ängsten befreien. Sie benötigen eine gezielte fachärzt-

Hypnophobie – Angst vorm Schlaf

Die Hypnophobie ist gekennzeichnet durch eine ausgeprägte Angst vor dem Schlaf, die sich auf das Bett oder den gesamten Schlafraum ausdehnen kann. Hypnophobiker befürchten, nach dem Einschlafen nicht wieder zu erwachen oder im Schlaf bedroht, in Extremfällen sogar vernichtet zu werden. Viele von ihnen leben schon während des Tages in der Angst vor der „Bettangst", die sie spätestens am Abend wieder heimsuchen wird.

liche beziehungsweise psychotherapeutische Behandlung. Angstforscher empfehlen bei einer zeitweiligen medikamentösen Therapie zu allererst Antidepressiva aus der Gruppe der Serotonin-Wiederaufnahmehemmer (SSRI), die nicht nur gegen Depressionen, sondern auch bei Angsterkrankungen helfen. Infrage kommt auch das angstlösende und schlaffördernde Mittel Opipramol (→ Seite 198).

Die Angst vor dem Loslassen

Manche Menschen halten aus Angst vor Kontrollverlust das Leben so sehr fest, dass das Hinübergleiten in den Schlaf unmöglich wird. Immer wieder kreisen die Gedanken um den Tag, das Wohl der Familie, um Aufgaben und Pflichten, Erinnerungen an Vergangenes oder Pläne für die Zukunft. In der zweiten Lebenshälfte tritt oft ein besonderes Unbehagen auf: Die Gewissheit um die eigene Endlichkeit und die Angst vor dem Verlust nahestehender Menschen schiebt sich in der Nacht stärker ins Bewusstsein als tagsüber, wenn äußere Reize, berufliche oder familiäre Verpflichtungen wenig Raum für düstere Fantasien lassen.

Schon in der griechischen Mythologie bestand eine enge Verbindung zwischen den beiden Zwillingsbrüdern Hypnos (der Schlaf) und Thanatos (der Tod). Tatsächlich gibt es Parallelen zwischen Einschlafen und Entschlafen. Beides setzt Loslassen, (zeitweiliges) Abschiednehmen voraus – und die Fähigkeit, die Kontrolle aufzugeben. Wenn ein Schlaftagebuch (→ Seite 144) oder Entspannungsverfahren (→ Seite 174) das Einschlafen nicht erleichtern, kann eine Psychotherapie (→ Seite 168) helfen.

Demenzen

Der Schlaf Demenzkranker weicht oft erheblich von dem gesunder Menschen ab. In späteren Krankheitsstadien wird er immer wieder unterbrochen, Leichtschlafphasen überwiegen, während der Tiefschlaf (→ Seite 12) fast völlig fehlt. Sehr charakteristisch sind Schlaf-Wach-Rhythmusstörungen (→ Seite 90), die sowohl als Vorboten einer Altersdemenz als auch in späteren Stadien der Erkrankung auftreten können. Leichte Erschöpfbarkeit und ausgeprägte Müdigkeit führen zu einer gesteigerten Schlafneigung am Tag und einem verminderten Schlafbedürfnis am Abend.

Bei einer fortgeschrittenen Demenz kommt es oft zu einer völligen Umkehr des Schlaf-Wach-Rhythmus: Die Betroffenen machen die Nacht zum Tag, wandern unruhig und ängstlich in der

Tipp

Ruhige Nächte – auch für Angehörige

Da viele Demenzkranke den Unterschied zwischen Tag und Nacht nicht richtig erkennen können, hilft es, den Charakter von Tag und Nacht stärker zu betonen:

- Sorgen Sie tagsüber für viel Licht, eventuell durch zusätzliche intensive Beleuchtung.

- Wenn tagsüber möglichst „viel Leben" in der Wohnung herrscht, wirkt sich das ebenfalls positiv auf den Tag-Wach-Rhythmus Demenzkranker aus.

- Ein bewährtes Einschlafritual ist die abendliche Tasse mit heißer Milch und Honig.

- In der Nacht sollte es möglichst ruhig und dunkel sein. Bringen Sie dicke Vorhänge an den Fenstern an, die kein Außenlicht durchlassen.

- Beruhigungstabletten sind nur zur kurzfristigen Einnahme geeignet, denn die Mittel wirken oft bis in den Tag hinein, machen müde und verstärken die Verwirrung.

- Versuchen Sie, jede Aufregung zu vermeiden, wenn die Kranken nachts aufstehen. Ein ruhiges Gespräch, Zuwendung, eventuell ein gemeinsamer Kräutertee wirken entspannend und erleichtern ihnen, anschließend wieder einzuschlafen.

- Bei hartnäckigen Schlafstörungen sollten Sie den behandelnden Arzt informieren, da die Beschwerden möglicherweise durch bestimmte Arzneimittel hervorgerufen werden.

Wohnung auf und ab, was für die Angehörigen sehr belastend ist und für Erkrankte, die noch allein leben, eine erhebliche Gefährdung bedeutet. Manche verlassen die Wohnung, irren in der Stadt umher und finden nicht mehr allein nach Hause zurück.

Übermäßige Tagesmüdigkeit

Repräsentativen Erhebungen zufolge fühlen sich zwischen 3 und 6 Prozent der Bevölkerung tagsüber oft ausgesprochen schläfrig und erschöpft. Viele können sich die ständigen Müdigkeitsattacken nicht erklären. Dennoch treten immer wieder die folgenden Symptome auf:

- Eine abnorme Schläfrigkeit am Tag, die dazu führt, dass die Betroffenen oft ungewollt und innerhalb weniger Minuten einnicken. Das kann im Familien- oder Freundeskreis, vor dem Fernseher, im Kino oder Theater passieren, aber auch am Arbeitsplatz, im Straßenverkehr und beim Bedienen von Maschinen.

- Gelegentliche, auch länger anhaltende Schlaftrunkenheit mit Verwirrtheits- und Desorientierungsgefühl beim Aufwachen.
- Leistungseinbußen und deutlich verlängerte Reaktionszeiten.
- Die übermäßige Müdigkeit während des Tages (medizinischer Begriff: Hypersomnie) kann sowohl äußere als auch krankheitsbedingte Gründe haben.

Die äußeren Ursachen liegen vor allem in Schlafmangel (→ Seite 29), Schichtarbeit (→ Seite 61), Jetlag (→ Seite 63) und Medikamenteneinnahme (Arzneistoffe gegen Allergien (Antihistaminka) (→ Seite 189), Beruhigungsmittel, die Benzodiazepine (mit langer Halbwertszeit) enthalten (→ Seite 191), Antidepressiva (→ Seite 196) sowie Mittel gegen Psychosen (Neuroleptika), gegen Bluthochdruck (Beta-Blocker) oder Anfallsleiden (Antiepileptika)). Selbst anregende Stoffe wie Koffein oder Tein können (als Folge von Einschlafstörungen) Tagesmüdigkeit auslösen. Selbiges gilt für Psychostimulanzien, die bei längerer Anwendung zu einer Art paradoxer Reaktion und damit zu erhöhter Müdigkeit führen.

Zu den Krankheiten, die vor allem eine Hypersomnie hervorrufen, zählen insbesondere Schlafapnoen (→ nachfolgend) und Schlaf- oder Schlummersucht (Narkolepsie (→ Seite 88)), Schlaf-Wach-Rhythmusstörungen (→ Seite 90), schlafgebundene Epilepsien, periodische Arm- und Beinbewegungen im Schlaf, die mit ruckartigen Zuckungen vor allem der Unterschenkel und Arme zu Aufwachepisoden führen, sowie weitere körperliche und psychiatrische Syndrome.

Hypersomnien treten meist als Folge unbewusster Schlafunterbrechungen auf. Dadurch entsteht der (falsche) Eindruck, genug geschlafen zu haben. Doch bei häufigen Weckphasen kann es zu ähnlichen Symptomen kommen wie nach totalem Schlafentzug (→ Seite 171).

Schlafapnoen

Extrem lautes Schnarchen, das von mehreren Atemaussetzern während des Schlafs begleitet wird, ist nicht nur für den Bettpartner eine Qual, sondern ein gesundheitliches Risiko für den „Säger" selbst. Denn es deutet auf eine obstruktive Schlafapnoe (Atemstillstand durch Verschluss der Atemwege) hin. Die Dauer der Aussetzer schwankt zwischen wenigen Sekunden und zwei Minuten.

Anzeichen für eine Schlafapnoe

- sehr lautes, unregelmäßiges Schnarchen
- wiederholte, länger anhaltende Atempausen während des Schlafs
- unruhiger Schlaf und häufiges Erwachen
- morgendliche dumpfe Kopfschmerzen
- übermäßige Tagesmüdigkeit und unwillkürliches Einschlafen
- Konzentrations- und Gedächtnisstörungen

Während der Atemstillstände wird der Blutkreislauf nur mangelhaft mit Sauerstoff versorgt. Blutdruck, Herzfrequenz und Muskelspannung steigen deutlich an. Damit es nicht zum Erstickungstod kommt, löst das Gehirn eine Aufweckreaktion aus, die die Schlafenden durch einen explosionsartigen Schnarchlaut aufwachen lässt. Diese Aufwachepisoden sind jedoch sehr kurz und bleiben nicht im Gedächtnis haften. Fast immer sind es Bettpartner oder Zimmernachbarn, die auf das extrem laute Sägen und Röcheln aufmerksam werden.

Eine Schlafapnoe tritt am häufigsten im Alter zwischen 40 und 70 Jahren auf. Männer sind überproportional davon betroffen, insbesondere wenn sie übergewichtig sind. Warum schlafgebundene Atmungsstörungen bei Frauen wesentlich seltener vorkommen, ist noch nicht geklärt. Vermutlich besteht ein Zusammenhang mit dem Hormon Östrogen, denn junge Frauen, die durch einen operativen Eingriff vorzeitig in die Wechseljahre kommen, haben ebenso ein erhöhtes Erkrankungsrisiko wie Frauen in und nach der Menopause.

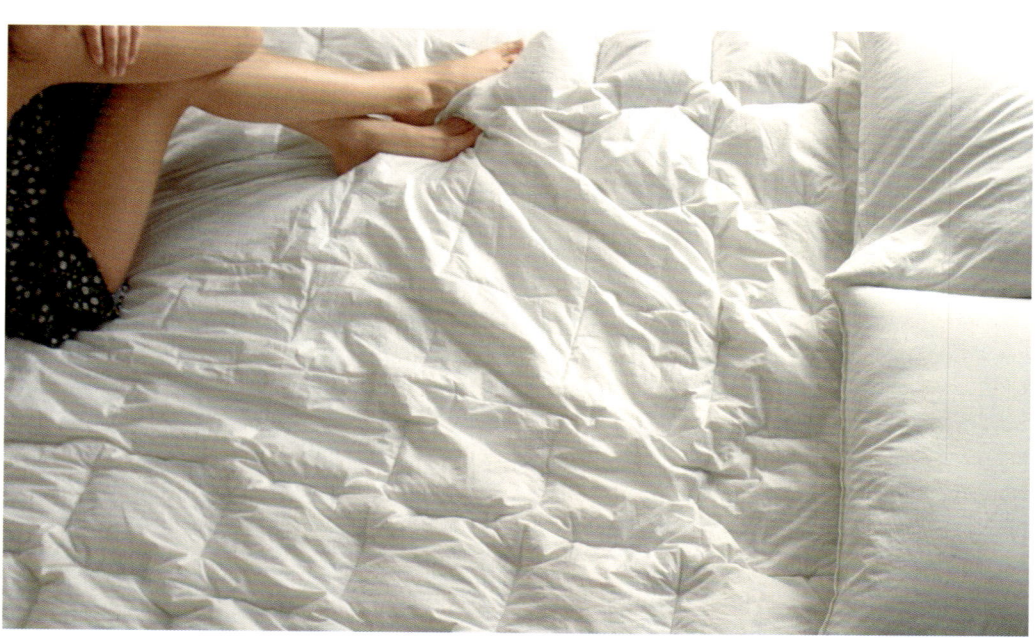

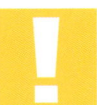

Wann zum Arzt?

Treten wiederholt mehrere Atemstillstände pro Stunde auf, ist eine ärztliche Untersuchung erforderlich. Wenn eine Schlafapnoe rechtzeitig erkannt und behandelt wird, gehen Begleitsymptome wie Schlafattacken und Konzentrationseinbußen während des Tages zurück – ebenso wie das Risiko für Bluthochdruck, Herzinfarkt, Schlaganfall und Herzrhythmusstörungen.

Gravierende Folgen

Der wiederholte Abfall der Sauerstoffsättigung beeinträchtigt wichtige Hirnfunktionen und die Herztätigkeit. Es kann zu einer Kohlensäureanreicherung im Blut und zu gefährlichen Blutdruckschwankungen kommen. Bei jeder Apnoe sinkt die Herzfrequenz auf Werte bis zu 30 Schlägen pro Minute – und steigt nach dem erschreckten Aufwachen oft abrupt auf über 100 Schläge an. Dieser mehrfach schlagartige Anstieg der Herztätigkeit kann zu schweren Herzrhythmusstörungen und zu dauerhaft erhöhtem Blutdruck führen. Wird die Apnoe nicht behandelt, steigt das Risiko für Herzinfarkt und Schlaganfall.

Tagsüber treten häufig Kopfschmerzen und Konzentrationsprobleme, vor allem aber extreme Müdigkeit auf. Diese kann mit lebensbedrohlichen Risiken verbunden sein. Durch den flachen, unruhigen Schlaf und das häufige Aufwachen ist der Erholungswert des Nachtschlafs stark eingeschränkt. Deshalb können Apnoe-Kranke sich am Tag oft nicht gegen die ausgeprägte Schläfrigkeit wehren und schlafen unvermittelt ein – auch dort, wo höchste Wachheit und Konzentration erforderlich sind.

Viele Betroffene versuchen, sich tagsüber mit anregenden Mitteln wach zu halten. Sie trinken übermäßig viel Kaffee oder Tee oder werden zum Kettenraucher, um nicht ungewollt einzuschlafen. Andere wehren sich mit Weckmitteln gegen den starken Schlafdruck am Tag. Doch diese Maßnahmen können die Beschwerden nur vorübergehend mildern und bergen zu alledem noch das Risiko der Abhängigkeit.

Der Konsum von Alkohol und Psychopharmaka (Beruhigungs- und Schlafmittel, dämpfende Antidepressiva und Neuroleptika) kann sich bei Schlafapnoen verheerend auswirken und die nächtlichen Atemstillstände drastisch verschlimmern. Außerdem lösen bestimmte Wirkstoffe in Psychopharmaka häufig eine starke Gewichtszunahme aus, was die Schlafapnoe ebenfalls ungünstig beeinflusst. Zu diesen zählen die in manchen Antidepressiva enthaltenen Substanzen Amitriptylin, Doxepin, Maprotilin, Mirtazapin und Trimipramin sowie Clozapin oder Olanzapin, die sich in Neuroleptika (Mittel gegen Psychosen) finden.

Die richtige Therapie

Die Behandlung der Schlafapnoe muss an der Ursache ansetzen und darf die Symptome der Erkrankung nicht verschleiern. Schnarcher, die sich tagsüber müde und erschöpft fühlen oder von anderen auf die Atemstillstände während des Schlafs hingewiesen wurden, sollten deshalb einen Hals-Nasen-Ohren- oder einen Lungenfacharzt aufsuchen. Diese Ärzte überprüfen, ob eine behinderte Nasenatmung vorliegt oder ob es Engstellen der Atemwege gibt. Beim Verdacht auf eine Schlafapnoe geben sie den Patienten einen tragbaren Minicomputer mit nach Hause, der im Schlaf mittels eines EKG (Elektrokardiogramm) die Herzfrequenz aufzeichnet, mit einem Mikrofon die Schnarchgeräusche aufnimmt und mit einem Fingerfühler durch die Haut den Sauerstoffgehalt im Blut misst. Lässt sich danach noch keine sichere Diagnose stellen, sind weitere Untersuchungen im Schlaflabor (→ Seite 166) erforderlich.

Atemmasken – das Mittel der ersten Wahl

Die erfolgreichste Behandlungsmethode schwerer Schlafapnoen ist die nasale Ventilationstherapie. Die Patienten erhalten eine speziell auf sie abgestimmte CPAP-Atemmaske (Continuous Positive Airway Pressure). Die Maske ist mit einem Beatmungsschlauch an ein Überdruckgerät angeschlossen, das die ganze Nacht über einen kontinuierlichen Luftstrom in die Nase pustet. Dieser stemmt sich gegen die Weichteile und Muskeln des Rachens, hält dabei die oberen Atemwege frei und verhindert so die gefährlichen Atemstillstände im Schlaf.

Die nasale Überdruckbeatmung bewirkt bei der überwiegenden Mehrheit der Patienten eine deutliche Besserung der Symptome. Der Schlaf normalisiert sich, und gefährliche Folgeerscheinungen der Schlafapnoe werden verhindert. Allerdings erfordert die Therapie ein gewisses Maß an Geduld und Disziplin. Viele Menschen befürchten zu laute Laufgeräusche, die das Einschlafen erschweren. Doch die modernen Überdruckgeräte sind geräuscharm und

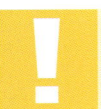

Mehr Risiken als Nutzen

Apotheken, Drogerien oder Versandhandel bieten zahlreiche Anti-Schnarchmittel an, die jedoch allesamt wissenschaftlich nicht erforscht sind. Schnarchöl, Schnarchsprays oder Schnarchhalsbänder schaden oft mehr, als sie nutzen: Sie können den Rachenbereich verkleben oder die Schluckmuskulatur beeinträchtigen und damit eine Schlafapnoe noch verschlimmern. Schnarchbrillen lösen beim Schnarchen einen elektrischen Impuls aus, sodass der „Säger" erwacht. Doch wenn der Bettpartner ihn weckt, ist der Effekt der gleiche und dazu noch kostenlos.

verursachen meist nur ein leises Surren. Außerdem ist die Lautstärke regulierbar. Lassen Sie sich dennoch vor dem Kauf gründlich im Fachhandel beraten und testen Sie das jeweilige Gerät dort auch auf die Laufgeräusche. Maske und Luftdruckstärke müssen individuell angepasst werden. Für ärztlich verordnete Beatmungsgeräte übernehmen die Krankenkassen die Kosten.

Eine gute Ergänzung zur Atemmaske sind Maßnahmen für „Normalschnarcher" (→ Seite 59), die auch für Apnoiker gelten: allen voran regelmäßiger Ausdauersport und eine Umstellung der Ernährung, um Übergewicht zu reduzieren.

Weitere Anti-Schnarch-Mittel

Medizinische Alternativen zu Nasenmasken sind rar und längst nicht so gut untersucht.

Eine gewisse Linderung kann die Protrusionsschiene bringen, eine Art Zahnspange, die nachts getragen wird und den Unterkiefer um einige Millimeter nach vorn verlagert. Die Krankenkassen übernehmen die Kosten nicht. Zwar gibt es Billigangebote aus dem Internet, doch Schlafmediziner raten davon ab.

Laserstrahlen oder Radiowellen, die das Schnarchen beseitigen sollen, wirken nur bei sehr schwachen Apnoe-Syndromen – wenn überhaupt. Chirurgische Eingriffe am Gaumen können zwar die Schlafgeräusche beseitigen, nicht aber die Atemstillstände während des Schlafs. Außerdem besteht das Risiko von Nebenwirkungen wie zum Beispiel Schluckbeschwerden. Und: Die Operationskosten, die sich auf mehrere tausend Euro belaufen können, sind keine Kassenleistung.

Gestörter Nachtschlaf

Narkoleptiker schlafen in der Regel oberflächlich und unruhig. Sie wachen häufig auf und fühlen sich morgens müde und unausgeruht. Befunde aus dem Schlaflabor (→ Seite 166) zeigen ein abruptes Einschlafen, einen verfrühten REM-Schlaf (→ Seite 12), einen häufigen Wechsel der einzelnen Schlafstadien sowie vermehrte Körperbewegungen.

Beim Einschlafen oder Aufwachen kann es zu hypnagogen Halluzinationen kommen, die von optischen oder akustischen Fehlwahrnehmungen bis hin zu angstbesetzten Trugbildern reichen. Diese Erscheinungen treten vor allem bei Übermüdung auf.

Narkolepsie

Die „Schlafkrankheit" oder „Schlummersucht", wie die Narkolepsie (aus dem Griechischen „narke" = Krampf, Lähmung, Erstarrung und „lepsis" = annehmen, empfangen) in der Umgangssprache genannt wird, ist ebenso unangenehm wie gefährlich. Denn der übermäßige Schlafdrang tritt zu allen möglichen Tageszeiten und in höchst unpassenden Situationen auf: am Arbeitsplatz oder im Straßenverkehr, in Konferenzen oder in geselliger Runde, aber auch beim Flirten und in der Liebe – was zumindest am Beginn einer Beziehung für reichlich Verwirrung sorgen kann.

Monotone Arbeiten, längere Autofahrten und entspannte Momente rufen häufig Schlafattacken hervor. Weitere Auslöser sind reichhaltige Mahlzeiten, Alkoholkonsum oder ein längerer Aufenthalt in warmen Räumen. Oftmals ist der Schlafdruck so stark, dass sich die Betroffenen mehrmals am Tag hinsetzen oder hinlegen müssen und einige Minuten fest schlafen. Nach der Einschlafattacke wachen sie erfrischt auf – und schlafen wenige Stunden später erneut ein.

Der Narkolepsie liegt eine Störung der Schlaf-Wach-Regulierung im Gehirn zu Grunde. Wissenschaftliche Untersuchungen zeigten, dass den Betroffenen im Gehirn der Botenstoff Orexin fehlt, der den regelmäßigen Rhythmus von Schlafen und Wachen steuert. Wahrscheinlich spielen Erbfaktoren eine Rolle, denn in manchen Familien tritt die „Schlummersucht" gehäuft auf. Anhaltender Stress, Übergewicht, unregelmäßige Schlafzeiten, Schichtarbeit und möglicherweise auch Infektionen erhöhen die Gefahr, dass die Krankheit (meist zwischen dem 20. und 40. Lebensjahr) ausbricht.

Zahlreichen Narkolepsiepatienten machen nicht nur die unwillkürlichen Schlafattacken zu schaffen, sondern noch weitere Symptome, insbesondere Kataplexien und Schlaflähmungen:

- Kataplexien sind Anfälle von Muskelschwäche, die sich in der plötzlichen Erschlaffung einzelner Teile der Körpermuskulatur äußern: eines Augenlids, des Mundwinkels, des Unterkiefers, des Nackens, der Arme oder der Beine etwa. Manchmal ist der

Spannungsverlust in der Beinmuskulatur so stark, dass die Betroffenen zu Boden stürzen. Ein kataplektischer Anfall kann wenige Sekunden oder auch einige Minuten lang anhalten. In der Regel wird er durch starke gefühlsmäßige Erregung wie Lachen, Überraschung, Ärger, Schreck oder durch ruckartige Bewegungen ausgelöst.

- Schlaflähmungen: Hier kommt es beim Übergang vom Schlaf zum Erwachen zu einer wenige Sekunden oder mehrere Minuten andauernden völligen Bewegungsunfähigkeit. Die Menschen sind zwar bei klarem Bewusstsein, es ist ihnen aber unmöglich zu sprechen, sich zu bewegen oder die Augen zu öffnen. Viele geraten in dieser Situation in Todesangst, da es ihnen nicht gelingt, die Umgebung auf ihren Zustand aufmerksam zu machen. Die Lähmungsattacken enden meist durch Ansprechen, Berührung oder durch äußere Reize.

Welche Verfahren helfen?

Bislang ist Narkolepsie nicht heilbar. Doch bestimmte Maßnahmen können die Erkrankung günstig beeinflussen.

Eine wichtige Rolle spielt eine gesunde Lebensführung. Das bedeutet: ausreichend Bewegung, Abbau von Übergewicht, mehrere über den Tag verteilte kleinere Mahlzeiten sowie der weitgehende Verzicht auf Alkohol. Schlafhygiene (→ Seite 143) und ein regelmäßiger Schlaf-Wach-Rhythmus mit ausreichendem Nachtschlaf sind unverzichtbar. Darüber hinaus sollten sich Narkoleptiker tagsüber bewusst mehrere Nickerchen von circa 15 bis 20 Minuten gönnen, denn der wiederholte Minischlaf verringert den Schlafdruck während des restlichen Tages. Auch mit anregenden Getränken wie Kaffee oder Tee lässt sich die eine oder andere Einschlafattacke aufschieben. Tätigkeiten, bei denen der Schlafdrang gefährliche Folgen haben kann, sind möglichst zu vermeiden; oftmals ist im Zuge dieser Krankheit eine Umschulung erforderlich, manchmal auch eine vorzeitige Pensionierung.

Die medikamentöse Therapie richtet sich nach den individuellen Symptomen und der Lebenssituation der Patienten. Bestimmte

> **Tipp**
>
> ## Das soziale Umfeld informieren
>
> Viele Narkoleptiker lernen im Lauf der Zeit die individuellen Auslöser ihrer Schlafattacken kennen. Damit können sie den unwillkürlichen Schlummer häufig vorhersehen und gefährliche Folgen vermeiden. Trotzdem ist es wichtig, Familienangehörige, Freunde, Nachbarn und Kollegen über die Erkrankung aufzuklären. Denn je besser sie Bescheid wissen, desto eher sind sie in der Lage, eine sich abzeichnende riskante Attacke aufzufangen.

Weckmittel (Psychostimulanzien) können helfen, tagsüber wach zu bleiben: Infrage kommt vor allem der Wirkstoff Modafinil (in Vigil (→ Seite 160)), der in Deutschland zur Behandlung der Narkolepsie zugelassen ist. Gegen Schlaflähmungen oder anfallartige Muskelschwäche haben sich Antidepressiva aus der Gruppe der Serotonin- und Noradrenalin-Wiederaufnahmehemmer (SSRI/SNRI) wie zum Beispiel Venlafaxin oder Duloxetin bewährt. Bei einer Dauertherapie müssen jedoch regelmäßige Blutkontrollen und Untersuchungen des Herz-Kreislauf-Systems durchgeführt werden.

Störungen des Schlaf-Wach-Rhythmus

Hier stimmt der Zeitpunkt des Schlafens nicht mit äußeren Zeitgebern wie Helligkeit und Dunkelheit und den allgemein üblichen Arbeits- und Ruhezeiten überein. Hauptauslöser für diesen gestörten Rhythmus sind Nacht- und Schichtarbeit (→ Seite 61), Zeitzonenflüge (Jetlag (→ Seite 63)). Außerdem: ein ausgeprägter Hang zum Morgen- oder Abendmenschen (→ Seite 36) sowie unregelmäßige Tages- und Nachtaktivitäten, bei Freiberuflern (→ Seite 63), Studenten oder älteren, nicht mehr berufstätigen Menschen.

Weitere Rhythmusstörungen sind:

- das Syndrom der vorverlagerten Schlafphase,
- das Syndrom der rückverlagerten Schlafphase und
- unregelmäßige Schlaf-Wach-Muster.

Schlafphasenverschiebung

Eine vorverlagerte Schlafphase ist nicht immer behandlungsbedürftig. Wer trotz des sehr frühen Aufwachens am Morgen auf seine persönlich benötigte Gesamtmenge Schlaf kommt und sich tagsüber wohl und ausgeruht fühlt, hat lediglich eine Schlafphasenverschiebung, aber keine Schlafstörung (Kriterien für gestörten Schlaf → Seite 50).

Allerdings kann das extrem frühe Zubettgehen auch eine Flucht in den Schlaf sein, hinter der sich eine Depression versteckt (→ Seite 71).

Die vorverlagerte Schlafphase

Die betroffenen Menschen haben das Bedürfnis, abends sehr früh schlafen zu gehen. Ohne anregende Substanzen wie Koffein, Nikotin, Alkohol oder Psychostimulanzien können sie sich schon ab 19 oder 20 Uhr kaum mehr wach halten. Dafür sind sie oft schon am frühen Morgen fit und leistungsfähig. Schlafmedizinische Untersuchungen zeigen, dass bei diesem Extremtyp der „Lerche" sowohl die täglichen Schwankungen der Körpertemperatur als auch die Ausschüttung des Stresshormons Kortisol von der Norm abweichen.

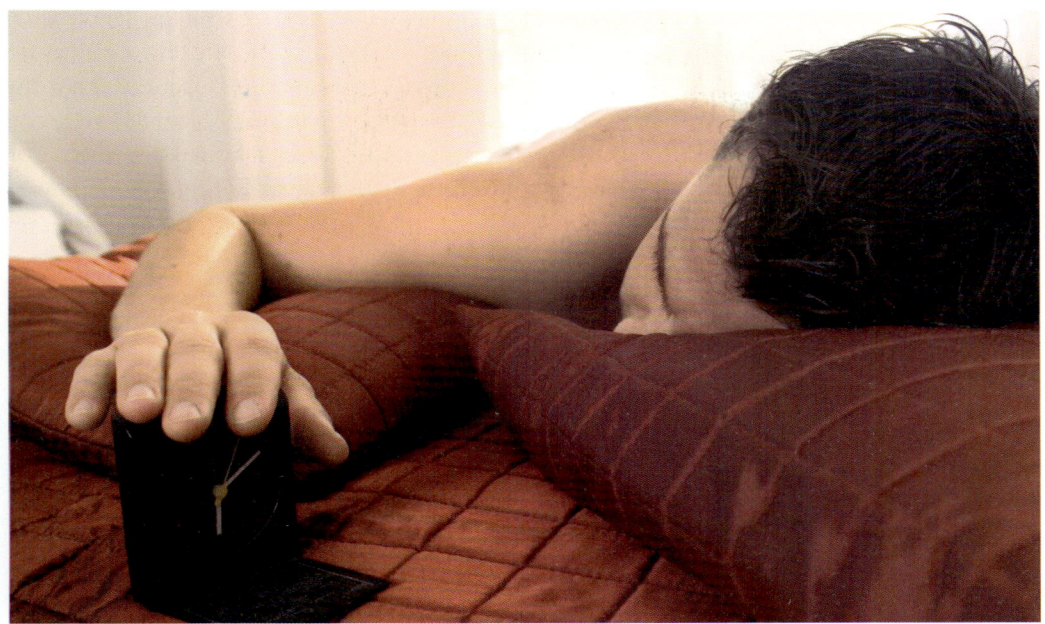

Die rückverlagerte Schlafphase

Bei diesem Syndrom tritt das genaue Gegenteil zur vorverlagerten Schlafphase auf: Die Betroffenen werden erst sehr spät müde, gehen entsprechend spät ins Bett und schlafen nicht vor zwei oder drei Uhr ein. Diejenigen, die nicht bis in den Vormittag hinein schlafen können, sondern morgens früh aufstehen müssen, fühlen sich oft wie gerädert, weil sie mitten aus dem Schlaf gerissen werden. Vor Mittag sind viele von ihnen nur begrenzt leistungsfähig.

Die rückverlagerte Schlafphase tritt insbesondere beim Extremtyp der „Eule" (→ Seite 36) auf. Bei diesen ausgesprochenen Nachtmenschen erreicht die Körpertemperatur nicht in der Nacht, sondern erst am frühen Morgen ihren niedrigsten Wert. Deshalb ist ihr Schlafbedürfnis zu dieser Zeit auch am höchsten. Ihre innere Uhr (→ Seite 18) tendiert zu einem längeren Rhythmus, was eine Rückverlagerung aller biologischen Funktionen, also auch des Schlafs, mit sich bringt. Der beruflich bedingte Zwang, morgens früh aufzustehen, führt bei ausgeprägten Nachtmenschen oft zu einem chronischen Schlafdefizit.

Es gibt jedoch auch Menschen, die früher Normalschläfer waren und sich erst im Lauf der Zeit zur „Eule" entwickelt haben – zum

Beispiel während Studiums, einer längeren Phase der Arbeits-losigkeit oder infolge einer freiberuflichen Tätigkeit, die nicht an feste Arbeitszeiten gebunden ist. Während des Jugendalters ist die verzögerte Schlafphase normal (→ Seite 46): Ab der Pubertät verschiebt sich die Schlafphase in den Morgen hinein, bevor sich um das 20. Lebensjahr herum wieder normale Schlaf-Wach-Rhythmen einpendeln.

Unregelmäßige Schlaf-Wach-Muster

Hier kommt es innerhalb von 24 Stunden zu mehreren Schlaf-episoden. Der Zerfall der regulären Schlaf-Wach-Rhythmik kann unterschiedliche Ursachen haben: Möglich sind degenerative Hirnerkrankungen wie Demenzen (→ Seite 81), Depressionen (→ Seite 71), die Einnahme bestimmter Arzneimittel wie etwa des Neuroleptikums Haloperidol, das gegen Psychosen eingesetzt wird, aber auch ein unregelmäßiger Lebensstil oder eine zu hohe nächtliche Beleuchtungsstärke am Arbeitsplatz.

Vorsicht beim Umgang mit psychisch wirksamen Arzneimitteln

Schlaf-Wach-Rhythmusstörungen führen häufig zur Einnahme psychisch wirksamer Substanzen. Manche Menschen nehmen abends dämpfende und morgens anregende Mittel ein, um berufliche und familiäre Pflichten erfüllen zu können. Dadurch kann sich leicht eine Abhängigkeit von mehreren Psychodrogen, eine Polytoxikomanie, entwickeln. Außerdem muss beim zusätzlichen Konsum von Alkohol mit starken Wirkungssteigerungen gerechnet werden.

Schlaf- oder Weckmittel setzen nicht an der Wurzel der Rhythmusstörung an. Sie können sogar die Ursache des gestörten Schlafs, die in einer körperlichen oder seelischen Erkrankung liegen kann, verschleiern. Dagegen lässt sich bei einem stark ausgeprägten Schichtarbeiter-Syndrom eine kurzfristige medikamentöse Therapie mit Schlaf- oder Weckmitteln nicht immer vermeiden. Sie muss jedoch unter ärztlicher Kontrolle und stets nur für begrenzte Zeit erfolgen, damit keine Medikamentenabhängigkeit entsteht (Empfehlungen für Schichtarbeiter → Seite 156).

Wieder in den Rhythmus finden

Wer mit einer vor- beziehungsweise rückverlagerten Schlafphase im Alltag gut zurechtkommt, benötigt keine Behandlung. Doch häufig treten tagsüber Müdigkeit und Erschöpfung auf, die eine eingeschränkte Konzentrations- und Leistungsfähigkeit nach sich ziehen. Das kann negative berufliche und soziale Folgen haben.

Bei gesunden Menschen mit einer nicht allzu stark ausgeprägten vor- und rückverlagerten Schlafphase hilft die allmähliche Gewöhnung an feste Schlaf- und Aufstehzeiten. Das lässt sich am besten durch eine gute Tagesstrukturierung erreichen – mit regelmäßigen Mahlzeiten, viel Bewegung (am besten im Freien –) sowie mit schlafhygienischen Maßnahmen, die so lange eingeübt werden müssen, bis sie selbstverständlich geworden sind (Kapitel Selbsthilfe, → Seite 129).

Wer einen hohen Leidensdruck hat und die Rhythmusstörung nicht mit den genannten Mitteln korrigieren kann, benötigt eine spezielle Behandlung. Gute Erfolge lassen sich sowohl mit einer

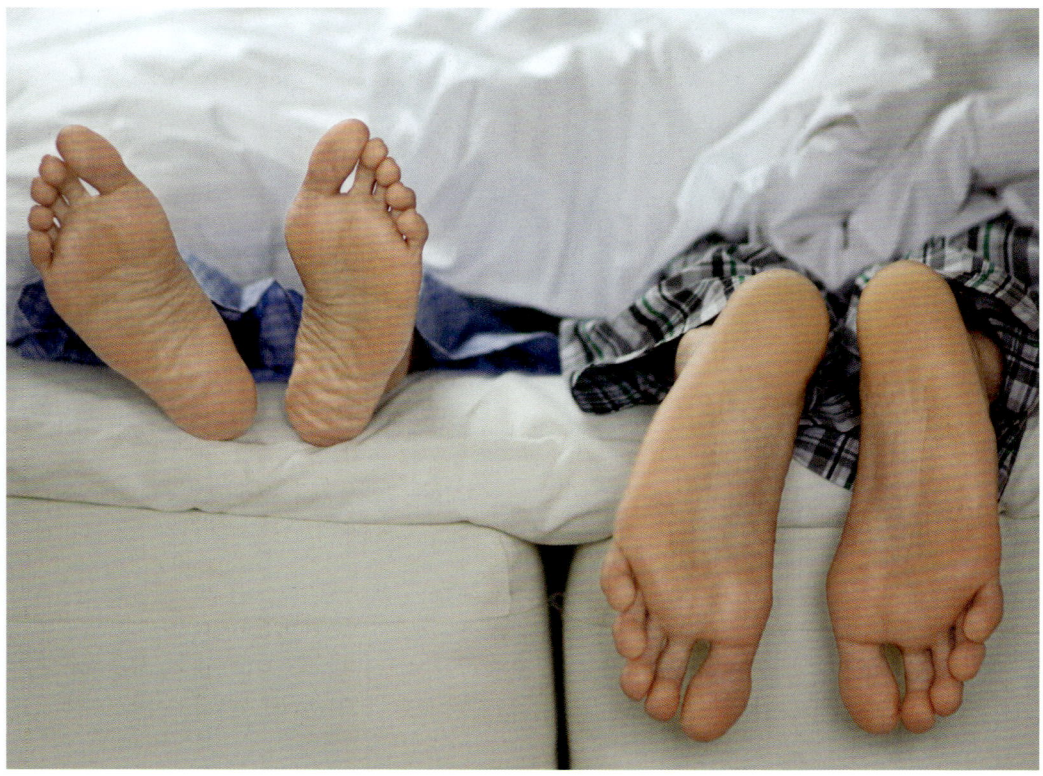

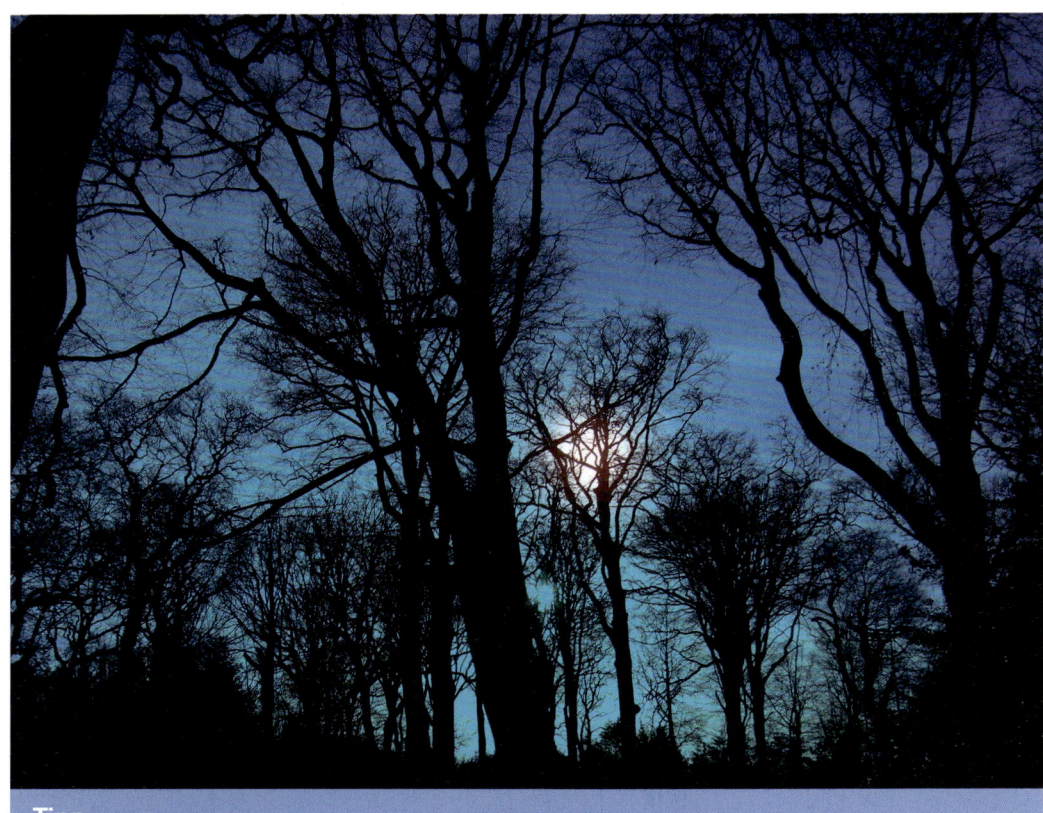

Tipp

Den Horror an der Wurzel packen

Wer nachts immer wieder von Albträumen geplagt wird und danach nicht mehr zur Ruhe kommt, sollte die Ursachen ärztlich klären lassen, denn die nächtlichen Schreckensbilder können zum Beispiel auf eine Depression (→ Seite 71) hinweisen, die behandelt werden muss.

Entspannungsmethoden (→ Seite 174) oder Stressbewältigungsverfahren (→ Seite 179) führen in manchen Fällen zum Erfolg. Doch bei anhaltenden Albträumen ist oft eine Psychotherapie erforderlich (→ Seite 168). Dagegen sind psychisch wirksame Medikamente wie Beruhigungs- und Schlafmittel (→ Seite 190) nicht zur Behandlung wiederkehrender schwerer Albträume geeignet.

Bestimmte Medikamente wie Beta-Blocker (gegen Bluthochdruck) sowie Mittel gegen Parkinson können Angstträume auslösen. Wenn Sie solche Arzneimittel einnehmen müssen und häufig Albträume haben, sollten Sie unbedingt Ihren Arzt benachrichtigen, damit er Ihnen gegebenenfalls einen anderen Wirkstoff verordnen kann.

chronobiologischen als auch mit einer Lichttherapie (→ Seite 181) erzielen. Letztere hilft nicht nur bei Einschlaf- und Schlaf-Wach-Rhythmusstörungen, sondern auch bei der Winterdepression (→ Seite 76). In einer chronobiologischen Behandlung lernen Schlafgestörte, wie sie wieder zu normalen Zeiten in den Schlaf finden. Je nachdem, ob sie zu früh oder zu spät einschlafen, wird der Zeitpunkt des Zubettgehens langsam nach vorn beziehungsweise nach hinten verschoben. Der Umstellungsprozess vollzieht sich schrittweise und dauert so lange, bis die gewünschte Einschlafzeit erreicht ist. Die Therapie muss unter fachlicher Anleitung erfolgen (Adressen von schlafmedizinischen Zentren (→ Seite 216). Über diese können auch speziell ausgebildete Verhaltenstherapeuten vermittelt werden).

Schlafgebundene Störungen

Parasomnien – so die medizinische Bezeichnung – sind Störungen, die während des Schlafs oder beim Übergang vom Schlafen zum Wachen entstehen. Sie treten vor allem in Zeiten starker seelischer Belastungen auf. Im Vordergrund stehen:

- Albträume,
- nächtliches Aufschrecken (Pavor nocturnus),
- Schlafwandeln,
- Zähneknirschen.

Albträume

Schätzungen zufolge haben in Deutschland zwischen 70 und 90 Prozent der Menschen hin und wieder Albträume. Sie sind meist eine „normale" Reaktion auf abnorme oder verstörende Erlebnisse während des Tages.

Doch der Übergang von „normalen" zu Albträumen mit Krankheitswert ist fließend. Rund 5 Prozent der Bevölkerung erleben im Traum wiederkehrende Schreckensszenarien, in denen sie verfolgt, bedroht oder von Katastrophen heimgesucht werden. Sie schrecken immer wieder aus den Albträumen auf, liegen anschließend wegen der beängstigenden Traumbilder lange wach und fürchten sich davor, wieder einzuschlafen. Tagsüber sind sie müde und erschöpft, während abends die Angst vor erneuten Albträumen eine „Angst vor der Angst" auslöst. Auf diese Weise können schwere Schlafstörungen entstehen, die zu einem erheblichen Verlust an Lebensqualität führen.

Tipp

Strategien gegen den „Nachtschreck"

Bei leichteren Symptomen können Entspannungsmethoden (→ Seite 174) oder ein Stressbewältigungstraining (→ Seite 179) helfen. Wer stärkere und anhaltende Beschwerden hat, sollte jedoch einen Arzt aufsuchen (→ Seite 162), der die Ursachen klären und eine gezielte Therapie in die Wege leiten kann.

Albträume kommen vor allem im mittleren und letzten Drittel der Nacht vor. Sie spielen sich überwiegend in den REM-Phasen ab (→ Seite 12). Dann ist die gesamte Körpermuskulatur erschlafft, nur die Augäpfel bewegen sich schnell unter den geschlossenen Lidern hin und her, während das Gehirn auf Hochtouren arbeitet und Bilder produziert, die Angst und Schrecken einflößen.

Die Hauptauslöser für häufige Albträume sind anhaltender Stress und belastende Lebensumstände. Kreative und sensible Menschen sind einer Studie zufolge besonders gefährdet, da sie sich meist schlechter gegen Reizüberflutungen und Überforderungen abgrenzen können als andere.

Nächtliches Aufschrecken

Wer an Pavor nocturnus (vom Lateinischen „pavor" = Furcht oder Angst und „nocturnus" = Nacht) leidet, erwacht meist im ersten Drittel der Nacht mit einem lauten Schrei aus dem Schlaf und richtet sich abrupt im Bett auf. Manche Betroffene schauen nur kurz um sich und können danach wieder einschlafen. Bei anderen kommt es zu schneller Atmung, Schweißausbrüchen und Herzrasen. Oft sind sie völlig desorientiert, kaum ansprechbar und nur schwer zu beruhigen.

Das nächtliche Aufschrecken tritt vor allem bei Kindern auf, die an Hirnschädigungen, Mandelentzündungen oder unter Schulängsten und familiären Konflikten leiden. In der Regel gehen die Anfälle nach dem zehnten Lebensjahr deutlich zurück. Bestehen Sie im Erwachsenenalter fort, werden sie meist durch hohe berufliche, familiäre oder andere Belastungen und Überforderungen ausgelöst.

Schlafwandeln

Auch Schlafwandeln (medizinisch Somnambulismus) ist eine Störung, die sich überwiegend bei Kindern, insbesondere im Alter zwischen vier und zwölf Jahren, bemerkbar macht. In den meisten Fällen verschwinden die Symptome spätestens ab dem 20. Lebensjahr. Bei Erwachsenen ist Somnambulismus häufig mit psychischen Auffälligkeiten und Persönlichkeitsveränderungen verbunden.

Tipp

Schlafwandler nicht erschrecken

Haben Sie Angehörige oder Mitbewohner, die nachts schlafwandeln, sollten Sie abends Fenster, Haus- und Balkontüren gut verschließen, damit die Betroffenen das Haus nicht verlassen können. Außerdem dürfen Sie sie während einer Schlafwandelepisode nicht abrupt ansprechen oder gar wecken, denn dadurch können sie in Panik geraten oder sich aufgrund falscher Bewegungen verletzen. Führen Sie sie am besten leise und behutsam wieder ins Schlafzimmer zurück – wohin sie in aller Regel aber auch von selbst zurückkehren.

Entfernen Sie scharfkantige oder zerbrechliche Gegenstände aus dem Schlafzimmer. Nützlich können Bewegungsmelder sein, die ein Alarmsignal auslösen, sobald ein bestimmter Radius außerhalb des Bettes überschritten wird.

Das Schlafwandeln beginnt im Allgemeinen während einer Tiefschlafphase und dauert nur wenige Minuten an. Die Betroffenen setzen sich meist zuerst im Bett auf, zupfen an Decke und Kissen, verlassen dann das Bett und folgen einer Lichtquelle. Sie irren mit ausdruckslosem Gesicht in der Wohnung umher, öffnen Schränke, Fenster und Türen und gehen manchmal auch aus dem Haus. Einige haben Heißhungerattacken und essen alles, was in Reichweite ist.

Während des Herumirrens besteht ein hochgradiges Unfallrisiko, da Schlafwandelnde keine Gefahren wahrnehmen – von „schlafwandlerischer Sicherheit" kann deshalb keine Rede sein.

Erfolgreiche Therapien

Bei Kindern zeigten verhaltenstherapeutische Maßnahmen gute Erfolge. So lernten Eltern im Rahmen einer Beobachtungsstudie, ihre Kinder jeweils circa 15 Minuten vor einer Schlafwandelepisode zu wecken. Das Ergebnis: Nach ungefähr vier Wochen gingen die Schlafwandelattacken deutlich zurück oder blieben ganz aus. Doch Vorsicht: Solche Techniken dürfen nur nach fachlicher Anleitung und nicht im Alleingang angewendet werden.

In Verlaufsuntersuchungen sprachen erwachsene Versuchspersonen gut auf eine Hypnosetherapie (→ Seite 172) an. Die Probanden gaben sich während der Hypnose selbst den Auftrag, nachts nicht aus dem Schlaf aufzustehen – mit Erfolg: Bei über 70 Pro-

Tipp

Ein Fall für den Zahnarzt

Wer nachts häufig die Zähne aufeinanderpresst, sollte eine zahnärztliche Praxis aufsuchen, damit mögliche Folgen fachlich behandelt werden können. Denn das ständige Aufeinanderreiben schädigt den Zahnschmelz. Außerdem führt der Bruxismus, wie das Zähneknirschen in der Medizin genannt wird, häufig zu Dauermuskelkater in der gesamten Kieferregion.

Damit sich die Zähne nicht abreiben oder gar lockern, verordnen Zahnärzte meist eine Aufbissschiene aus dünnem Kunststoff, die individuell an die Zähne angepasst wird. Diese Schiene schützt die Zähne effektiv.

zent gingen die Symptome zurück. Vor einer Hypnosetherapie sollten Sie jedoch einen Arzt zu Rate ziehen, kann der Störung doch eine organische oder seelische Krankheit zugrunde liegen. Psychopharmaka dürfen nur nach Absprache mit dem behandelnden Arzt eingenommen werden. Es gibt Hinweise darauf, dass einige Substanzen, wie zum Beispiel das Schlafmittel Zolpidem (→ Seite 194), Schlafwandeln noch verstärken.

Zähneknirschen

Für Bettpartner hört es sich oft grässlich an: das Mahlen und Knirschen, das nicht zu überhören ist. Die Betroffenen selbst, die ihrer nächtlichen „Arbeit" überwiegend in den Leichtschlafphasen nachgehen, klagen morgens meist über eine völlig verspannte Muskulatur und über Schmerzen, die vom Kiefer(gelenk) bis in den Hals-Nasen-Ohren- oder in den Schulterbereich ausstrahlen können.

Die Ursachen liegen überwiegend in Anspannung und Stress, manchmal auch in (kiefer)orthopädischen Fehlhaltungen oder -stellungen. Mit regelmäßigen Entspannungsübungen, insbesondere mit der Progressiven Muskelentspannung nach Jacobson (→ Seite 177), lässt das Zähneknirschen oft nach. Dennoch sollten Sie Ihren Zahnarzt informieren.

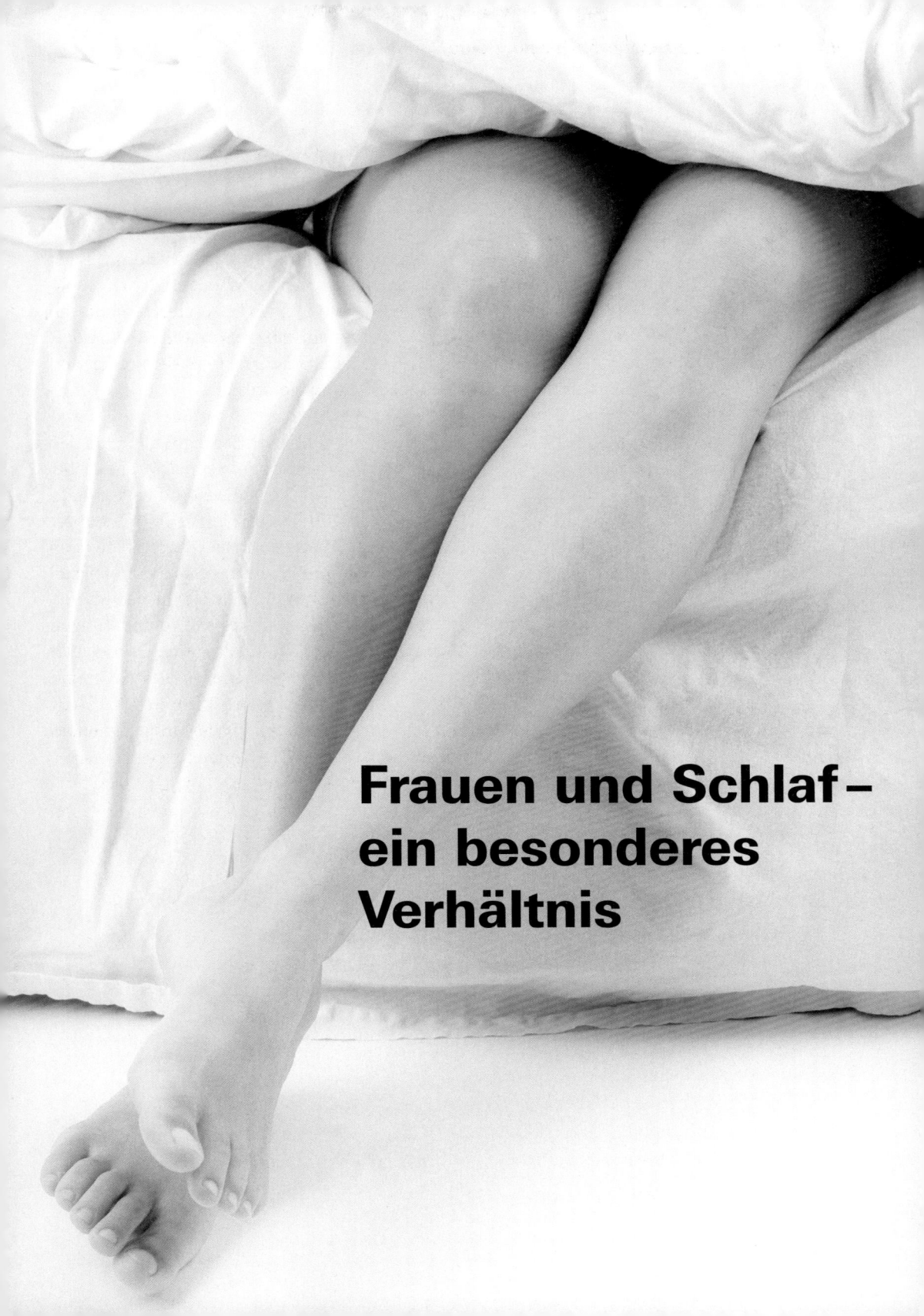

**Frauen und Schlaf –
ein besonderes
Verhältnis**

Was raubt Frauen den Schlaf?

Untersuchungen belegen: Frauen liegen nachts häufiger wach als Männer. Während nur jeder vierte Mann von Schlafproblemen berichtet, hat jede zweite Frau des Öfteren Ein- und Durchschlafstörungen. Außerdem ist der Schlaf von Frauen oft weniger tief, sodass sie eher durch Geräusche gestört werden und häufiger nachts erwachen. In jüngeren Jahren sind die Unterschiede zwischen den Geschlechtern noch weniger stark ausgeprägt, doch bereits ab dem 35. Lebensjahr und vor allem ab den Wechseljahren (→ Seite 102) steigt die Zahl der betroffenen Frauen deutlich an.

Endgültige Antworten kann die Forschung auf diese Frage noch nicht geben. Vermutlich führt ein komplexes Zusammenspiel biologischer, psychischer und sozialer Faktoren zu den spezifischen weiblichen Schlafproblemen: Hormonelle Veränderungen, die Frauen im Laufe ihres Lebens erfahren, können den Schlaf ebenso nachhaltig stören wie Stress (→ Seite 55), ausgelöst zum Beispiel durch Rollenkonflikte, Doppelbelastung in Beruf und Familie oder Depressionen (→ Seite 71), für die Frauen offenbar ein doppelt so hohes Risiko tragen wie Männer.

Tipp

Erholsame Nächte zu zweit

Achten Sie auf ausreichend Schlaf und auf einen regelmäßigen Schlaf-Wach-Rhythmus. Versuchen Sie, Stress zu meiden, so gut es geht, und gönnen Sie sich jeden Tag genug Erholungspausen. Empfehlenswert sind regelmäßige Übungen zur Muskelentspannung (→ Seite 177), die eine schlaffördernde Wirkung haben und gleichzeitig schwangerschaftsbedingte Beschwerden lindern.

Sodbrennen lässt sich durch eine ausgewogene Ernährung und durch frühes Abendessen verhindern. Nehmen Sie vier Stunden vor dem Schlafengehen keine schweren oder scharfen Mahlzeiten zu sich.

Auf Schlafmittel sollten Sie sicherheitshalber verzichten. Denn über mögliche Risiken für das Ungeborene liegen noch keine sicheren Erkenntnisse vor.

Von der Monatsblutung bis zur Schwangerschaft

Schon die verschiedenen Phasen des Monatszyklus wirken sich auf das Schlafmuster aus. Bei zahlreichen Frauen tritt etwa zwei bis zwölf Tage vor der Monatsblutung das prämenstruelle Syndrom (PMS) auf, das sich neben Kopfschmerzen, Nervosität, Antriebslosigkeit auch in gestörtem Schlaf äußert: Der Schlaf wird unruhiger, die Träume intensiver. Viele Frauen wachen nachts oft auf und brauchen lange, um wieder einzuschlafen, und fühlen sich tagsüber müde, reizbar und erschöpft. Nach der Menstruation gehen die Probleme im Allgemeinen wieder zurück, manche Frauen jedoch entwickeln chronische Schlafstörungen.

Auch zahlreiche schwangere Frauen haben Probleme mit dem Schlaf. Die Gründe dafür sind unterschiedlich: Zu Beginn der Schwangerschaft besteht oft ein erhöhtes Schlafbedürfnis, was vermutlich auf die vermehrte Bildung des Hormons Progesteron zurückzuführen ist. Zwar schlafen die meisten Frauen während dieser Phase länger als gewöhnlich, doch Ängste und Unsicherheiten im Hinblick auf das werdende Leben und den neuen Lebensabschnitt können die Nachtruhe immer wieder unter-

---

Tipp

Sport und Entspannung statt Pillen

Gegen die typischen Beschwerden vor der Monatsblutung (prämenstruelles Syndrom) werden zahlreiche Mittel angeboten. Sie reichen von Nachtkerzenöl, Magnesium, Vitamin B_6, einem Extrakt aus Keuschlamm, die allesamt angeblich die Stimmungslage stabilisieren, über Östrogene und Gestagene für die hormonelle Balance bis hin zu Tranquilizern, die Unruhe dämpfen und den Schlaf fördern können.

Einigen Frauen hilft das eine oder andere Präparat, bei anderen zeigt es keine Wirkung. In klinischen Versuchen erwies sich bislang für kein Arzneimittel ein gesicherter Nutzen beim PMS.

Doch es gibt Methoden, die das prämenstruelle Syndrom lindern: Ausdauersport wie Walken, Laufen, Schwimmen oder Fahrradfahren wirkt sich ebenso günstig aus wie die aus China stammende Entspannungsmethode Qigong (→ Seite 178). Beide Verfahren setzen jedoch regelmäßiges Training voraus, damit das PMS nachlässt. 15 bis 20 Minuten pro Tag sollten Sie sich dafür Zeit nehmen.

brechen. Das zweite und insbesondere das letzte Drittel der Schwangerschaft ist oft von starken Schlafstörungen begleitet, die durch Rückenschmerzen, Wadenkrämpfe, Sodbrennen und auch durch Bewegungen des Kindes im Bauch ausgelöst werden

Wechseljahre

Zwischen 40 und 60 Jahren endet die fruchtbare Phase im Leben einer Frau. Sobald die Eierstöcke langsam die zyklische Hormon-produktion einstellen, beginnen die Wechseljahre (das Klimakte-rium). Sie enden mit der Menopause, der letzten Monatsblutung.

Etwa ein Drittel der Frauen übersteht das Klimakterium ohne störende Begleitsymptome. Ein knappes Drittel hat mäßige bis mittelstarke Beschwerden, die sich überwiegend ohne Medika-mente (→ Seite 107) bewältigen lassen. Doch für mindestens 30 Prozent der Frauen ist es mit der nächtlichen Ruhe erst einmal vorbei, wenn die Wechseljahre sich bemerkbar machen.

Hitzewallungen, Schweißausbrüche und Herzklopfen führen dazu, dass der Schlaf immer wieder unterbrochen wird und sich nach dem oft notwendigen Wechseln von Pyjama oder Bettwä-sche nicht (gleich) wieder einstellt. Die Folge sind chronische Mü-digkeit und Erschöpfung am Tag, Nervosität, Reizbarkeit und schlimmstenfalls eine Depression (→ Seite 71).

Ein Grund für das übermäßige (nächtliche) Schwitzen im Kli-makterium sind sinkende beziehungsweise schwankende Werte der Geschlechtshormone Östrogen und Progesteron. Die verän-derte Ausschüttung dieser Hormone wirkt sich zum einen direkt auf den Schlaf aus, beeinflusst aber auch andere wichtige Hormone, die ebenfalls den Schlaf regulieren, wie etwa den Neurotransmitter Serotonin (→ Seite 24). Allerdings zeigen Um-fragen, dass nicht alle Frauen im Klimakteri-um gleichermaßen unter schweren Schlafstö-rungen leiden. Am stärksten betroffen sind offenbar (Haus-)Frauen, die nur wenig soziale Kontakte haben. Doch auch ein Beruf, der als befriedigend erlebt wird, bietet keinen Schutz vor durchschwitzen Nächten. Selbst beruflich hoch engagierte und erfolgreiche Frauen war-ten in den Wechseljahren so manches Mal ver-geblich auf den Schlaf. Schuld daran sind nicht

Der Spuk geht vorbei

Wie stark und wie häufig (nächtliche) Hitzewallungen auftreten, ob sie den Schlaf nur einige Monate oder mehrere Jahre stören, lässt sich nicht vorher-sagen. Dennoch ist die kritische und manchmal sehr schwierige Phase irgendwann wieder zu Ende: Die Hitzewellen werden schwächer, kom-men seltener, dann gar nicht mehr – und nachts kehrt wieder Ruhe ein.

nur die Hormone. Als wichtige Übergangsphase ist das Klimakterium mit besonderen Problemen verbunden, die allesamt die nächtliche Ruhe beeinträchtigen können:

- Angst vor dem Älterwerden und dem Verlust der Attraktivität, in unserer Gesellschaft oft an jugendliches Aussehen gebunden,
- die Erfahrung, dass Anstrengungen schlechter verkraftet werden und der Körper mehr Ruhe- und Erholungsphasen braucht als in jungen Jahren,
- der Abschied von erwachsen gewordenen oder die Trauer über nicht geborene Kinder,
- Unterstützung und Pflege betagter Eltern, die zunehmend Hilfe bei der Bewältigung ihres Alltags benötigen,
- die Konfrontation mit der eigenen Endlichkeit und der nahestehender Menschen, denn die Wechseljahre erinnern daran, dass der größte Teil des Lebens vergangen ist und mit der Menopause das letzte Drittel begonnen hat.

Außerdem machen sich jenseits der fünfzig oft Belastungen der vergangenen Jahrzehnte bemerkbar und entwickeln sich zu manifesten körperlichen und seelischen Beschwerden: Rückenschmerzen, Osteoporose, Arthrose, rheumatische Arthritis und andere Erkrankungen können den Schlaf ebenso stören wie die Angst, den Arbeitsplatz oder den Lebenspartner an eine jüngere „Konkurrentin" zu verlieren und für neue berufliche Aufgaben oder eine neue Liebe zu alt zu sein.

Doch schlaflose Stunden bergen auch Chancen. Die innere Unruhe, die sich in der Stille der Nacht bemerkbar macht, kann heilsam sein: Sie macht Frauen (im wahrsten Sinne des Wortes) wacher, sodass sie besser in sich hineinhorchen und Wünsche wahrnehmen können, die sie Jahre oder sogar jahrzehntelang verdrängt haben. So kann der gestörte Schlaf eine Art Notreaktion sein, die auf Überlastung oder unbewältigte Konflikte hinweist.

Psychologisch betrachtet, sind die typischen Wechseljahresbeschwerden nicht nur lästig: Hitzewellen und Schweißausbrüche zeigen, dass etwas in Wallung gerät und der Körper damit seine Lebendigkeit, aber auch die Fähigkeit zur Veränderung signalisiert.

Was tun bei starken Beschwerden?

Manche Frauen werden nachts fünf-, sechsmal oder noch öfter von der aufsteigenden Hitze aus dem Schlaf gerissen und werden von der nächsten Welle erfasst, sobald sie sich abgetrocknet und

Wie Sie besser durch die Nächte kommen

- Nehmen Sie ab 18 Uhr nur noch leicht verdauliche Kost zu sich (→ Seite 133), damit der Schlaf nicht zusätzlich durch die Verdauungsarbeit gestört wird.

- Verzichten Sie auf koffeinhaltige Getränke und Alkohol sowie stark gewürzte Speisen: Sie können nächtliche Schweißausbrüche auslösen oder verstärken.

- Machen Sie einen Abendspaziergang. Oft reicht schon eine halbe Stunde aus, um Körper und Geist „durchzulüften".

- Entspannungsübungen können sehr hilfreich sein (→ Seite 174).

- Gehen Sie möglichst früh schlafen, am besten nicht nach 23 Uhr.

- Studien belegen, dass sich durch bewusstes Atmen Intensität und Häufigkeit von Hitzewallungen und damit auch die Schlafbeschwerden deutlich reduzieren lassen. Beispiel: Sie atmen fünf Sekunden lang ein und danach fünf Sekunden lang aus. Legen Sie eine Hand auf den Bauch, die andere auf den Brustkorb. Achten Sie darauf, dass sich nur die Hand auf dem Bauch mit dem Atem auf und ab bewegt. Üben Sie täglich 15 Minuten und wenden Sie diese Atemtechnik an, sobald sich eine Hitzewelle ankündigt.

- Schwitzen gegen die Hitze: Untersuchungen zeigen, dass Frauen, die sportlich aktiv sind, weniger unter Hitzewallungen, Schlafstörungen und depressiven Verstimmungen leiden. Besonders wirksam ist regelmäßiges Ausdauertraining (→ Seite 132).

- Führen Sie ein Schlaftagebuch (→ Seite 144) und beachten Sie die Empfehlungen zur Schlafhygiene (→ Seite 143).

- Regulieren Sie die Temperatur im Schlafzimmer (→ Seite 148), da in gut beheizten Räumen die Wallungen als stärker empfunden werden. Zu kühl sollte es auch nicht sein, damit Sie sich bei den auf die Hitzewellen folgenden Schweißausbrüchen nicht erkälten.

- Tragen Sie Nachthemden, T-Shirts oder Schlafanzüge aus Naturfasern wie Baumwolle oder Seide, denn in Kunstfasern schwitzen Sie stärker.

- Benutzen Sie Bettwäsche aus Frottee oder leicht aufgerauter Baumwolle, die die Feuchtigkeit besser aufsaugt als ganz glatte. Als Alternative lassen sich mehrere Laken übereinander legen, die bei jeder Hitzwelle schnell weggezogen werden können. Besser als eine dicke Daunenbettdecke sind zwei dünne Decken, die Sie nach einem Schweißausbruch umdrehen, sodass die feuchte Seite nach oben zeigt und trocknet – während Sie weiterschlafen.

- Gegen akute Schlafprobleme können Sie kurzfristig ein rezeptfreies oder ein verschreibungspflichtiges Schlafmittel (→ Seite 186) einnehmen.

beruhigt haben. Bei derart massiven Beschwerden helfen die oben genannten Tipps allein in aller Regel nicht weiter. Um chronischem Schlafmangel mit gefährlichen Folgen für die Gesundheit (→ Seite 29) vorzubeugen, benötigen die betroffenen Frauen eine Behandlung, die sie von den quälenden Symptomen weitgehend befreit.

Hormone

Gegen unerträgliche klimakterische Beschwerden hilft in erster Linie eine Hormontherapie, die fast immer zu einer raschen Linderung führt: Hitzewellen und Schweißausbrüche gehen deutlich

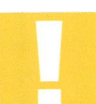

Besser kein Soja als Nahrungsergänzungsmittel

Soja wird als eine Art Wundermittel angepriesen. Der wichtigste sekundäre Pflanzenstoff in Sojabohnen, die sogenannten Isoflavone, soll Hitzewallungen, Schlafstörungen und weitere unangenehme Begleitsymptome des Klimakteriums wirksam bekämpfen. Gängig ist der Verweis der Hersteller auf Japanerinnen oder Chinesinnen, die deutlich seltener als Europäerinnen und US-Amerikanerinnen unter diesen Beschwerden leiden. Doch der Vergleich hinkt: In asiatischen Ländern nehmen Frauen von Kindheit an täglich Soja zu sich – als natürlichen Bestandteil der Nahrung, nicht erst in den Wechseljahren, auch nicht als Nahrungsergänzungsmittel.

Unterdessen blüht in Europa und in den USA das Geschäft mit Sojaprodukten aller Art. Manche Frauen nehmen in Klimakterium und Menopause enorme Mengen an Isoflavonen zu sich, die nichts mehr mit der traditionellen Ernährung der Asiatinnen zu tun haben. Die Folgen derart hoher Dosen lassen sich derzeit noch nicht abschätzen. Bisherige Untersuchungen deuten darauf hin, dass der Konsum von Soja als Nahrungsergänzungsmittel eher gefährlich als nützlich ist: Unter der Einnahme von Sojaproteinen in Kapsel- oder Tablettenform nahmen bei den Probandinnen mehrere Marker zu, die mit dem Risiko einer Krebserkrankung verbunden sind. Der schädliche Effekt trat jedoch nur bei Nahrungsergänzungsmitteln auf – nicht beim Verzehr von getrockneten oder gerösteten Sojabohnen, bei Tofu oder Misosuppen.

zurück, der Schlaf bessert sich erheblich, Müdigkeit und Erschöpfung am Tag lassen nach. Umgekehrt steigen Konzentrations- und Leistungsfähigkeit. Die hochwirksamen Mittel bringen jedoch auch erhebliche Risiken mit sich: insbesondere Herzinfarkt, Schlaganfall, Venenthrombosen, Lungenembolien, Gallenleiden und nicht zuletzt Brustkrebs können vermehrt auftreten. Das Risiko für diese Krankheiten ist umso größer, je älter eine Frau ist, die mit Hormonen behandelt wird. Deshalb sollte die Dosis so gering wie möglich sein und die Behandlung nur kurze Zeit dauern. Als vertretbar gelten ein bis zwei Jahre, möglichst jedoch nicht mehr als fünf Jahre.

Bei quälenden Schlafstörungen kann es sinnvoll sein, ein Schlafmittel (→ Seite 186) zu nehmen, bis die Hormone ihre Wirkung entfalten. Eine deutliche Besserung stellt sich meist bereits nach etwa zwei bis drei Wochen ein. Länger sollte das Präparat keinesfalls eingenommen werden, damit es nicht zu Gewöhnung und Abhängigkeit kommt..

Welche Hormone gibt es?

Im günstigsten Fall gehen die Beschwerden mit der Anwendung von Estriol zurück, dem risikoärmsten Hormon, das allerdings auch die geringste Wirkstärke hat. Reicht die Behandlung mit Estriol nicht aus, können Sie nach Absprache mit Ihrer Gynäkologin zu dem stärkeren Estradiol, Estradiovalerat oder zu konjugierten Östrogenen (zum Beispiel in Climopax mono oder Presomen) wechseln.

Eine Alternative zu Tabletten sind Östrogenpflaster oder -gele, die auf die Haut aufgetragen werden. Bei dieser Anwendung wird der Wirkstoff besser aufgenommen, weil er nicht erst Leber und Darm passieren muss. Pflaster und Gele können deshalb niedriger dosiert werden als Östrogentabletten. Ein weiterer

Vorteil: Pflaster und Gele sind auch für Frauen geeignet, die wegen Erkrankungen des Magen-Darm-Trakts, der Leber, der Galle, der Bauchspeicheldrüse, wegen Bluthochdrucks oder einer Neigung zu Gerinnselbildung eher kein Östrogen einnehmen sollten. Allerdings müssen Frauen, die ihre Gebärmutter noch haben, zusätzlich zum Östrogen ein Gestagen anwenden – unabhängig davon, ob sie das Östrogen als Tablette oder als Pflaster beziehungsweise Gel nehmen, denn die Gebärmutterschleimhaut kann sich aufbauen, wenn Östrogen allein zugeführt wird. Unter den ständig neu gebildeten Zellen können einige bösartig verändert sein und einen Gebärmutterschleimhautkrebs hervorrufen.

Alternativen – mit und ohne Medikamente

Schlafstörungen als Folge anhaltender Hitzewallungen und massiver Schweißausbrüche sind ein echtes therapeutisches Problem. Hormone führen zwar zu einer deutlichen Besserung, doch wegen der genannten Risiken sollten sie zeitlich nur begrenzt genommen werden. Was aber, wenn die Symptome nach der Menopause fortbestehen und Frauen kaum noch schlafen können, sobald sie die Pillen oder Pflaster schrittweise absetzen? Und welche Hilfen gibt es für Frauen, die massive Beschwerden haben, aber entweder ein hohes Brustkrebsrisiko haben oder bereits daran erkrankt sind – und so grundsätzlich keine Hormone anwenden dürfen?

Einige Studien mit Brustkrebspatientinnen, die unter anderem in der britischen Medizinfachzeitschrift „Lancet" und im US-amerikanischen „JAMA" veröffentlicht wurden, zeigten, dass bestimmte Antidepressiva – sowohl selektive Serotonin-Wiederaufnahmehemmer (SSRI) als auch selektive Noradrenalin-Wieder-

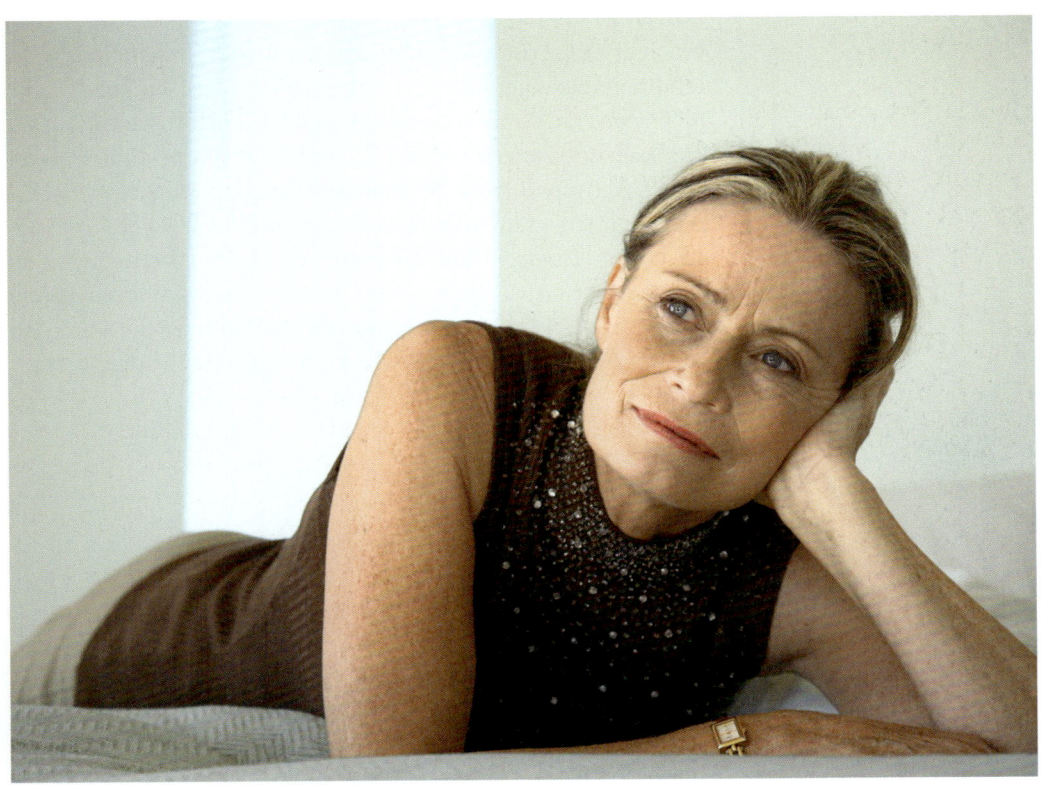

aufnahmehemmer (SNRI) zu einem Rückgang der Hitzewallungen führten. Untersucht wurden die Präparate Venlafaxin, Fluoxetin und Paroxetin, die bereits innerhalb weniger Wochen in relativ niedriger Dosierung gute therapeutische Effekte hatten. In anderen Untersuchungen ließ sich dagegen keine nennenswerte Besserung nachweisen. Da die Studienlage widersprüchlich ist, können SSRI und SNRI (bislang) nicht als Alternative zur Hormontherapie empfohlen werden.

Einen möglichen Ausweg bietet der Wirkstoff Opipramol (in Insidon) (→ Seite 198). Dabei handelt es sich um ein Tranquilizerähnlich wirkendes Antidepressivum, das in Deutschland unter anderem zur Behandlung von Wechseljahresbeschwerden angewendet wird. Allerdings eignet sich auch dieses Mittel nicht zur Dauertherapie, sondern nur für eine zeitlich eng begrenzte Übergangsphase, bei längerer Einnahme ist eine Abhängigkeit nicht auszuschließen.

Lang anhaltende Hitzewellen, die den Schlaf und damit die Lebensqualität erheblich stören, können auch ein Symptom für jahrelange Überbelastungen im Beruf, im Privatleben oder in beiden sein. Diese Signale sollten Frauen nicht übergehen und gesundheitsschädigende Verhaltensweisen ändern, so gut es geht. Nicht jede Frau schafft es aus eigener Kraft, eingetretene Pfade zu verlassen und zu neuen Ufern aufzubrechen. Dann können Wechseljahresgruppen oder Beratungsgespräche mit einer Psychologin sehr fruchtbar sein. Manchmal bietet eine Psychotherapie die besten Chancen, um Auswege aus einer unbefriedigenden Lebenssituation zu finden. Zum Beispiel eine Hypnosetherapie (→ Seite 172), die nachweislich gegen Schlafstörungen hilft und den Zugang zu verdrängten Wünschen oder Konflikten erleichtert.

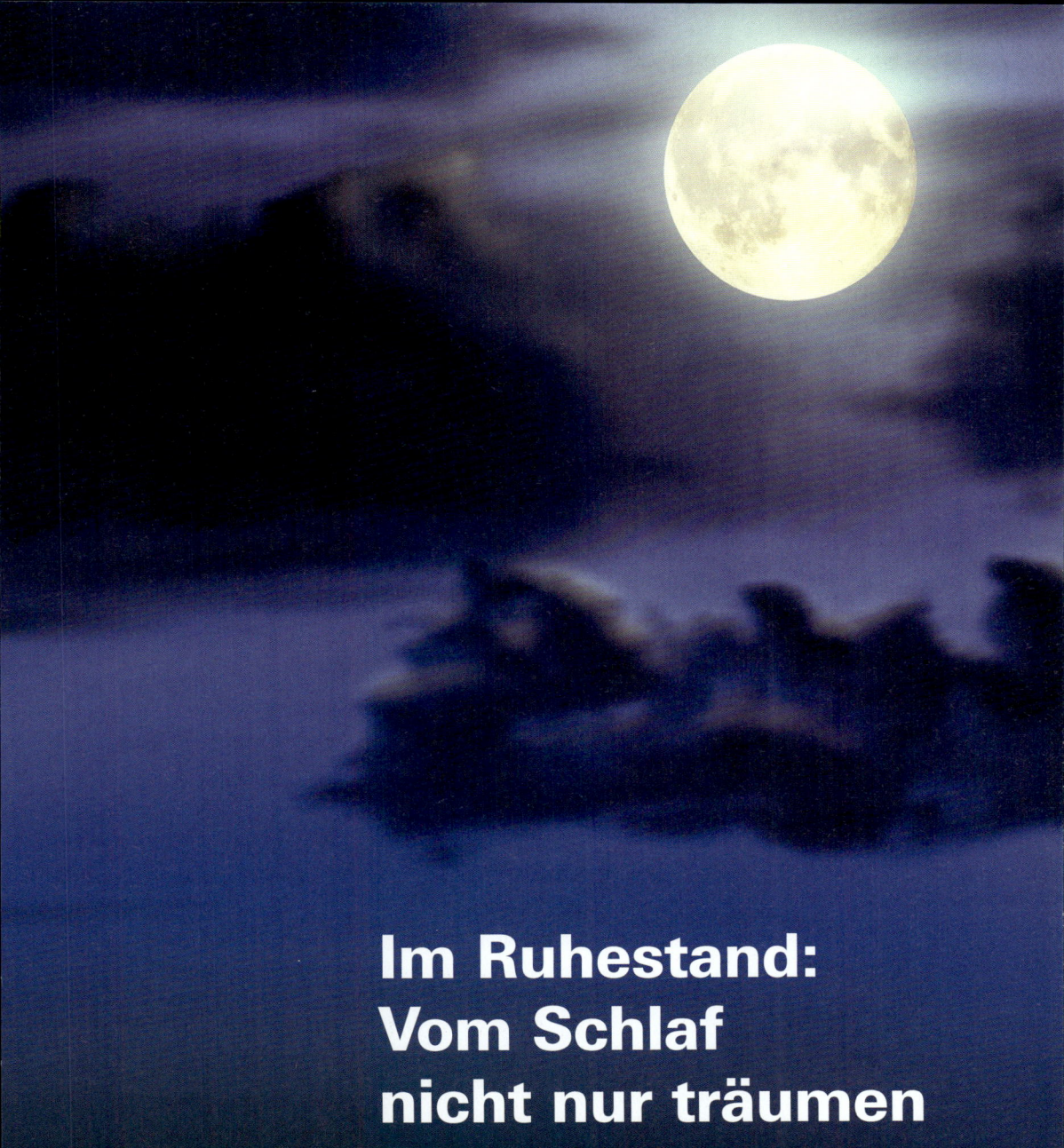

**Im Ruhestand:
Vom Schlaf
nicht nur träumen**

Durchschlafen – ein Privileg der Jugend

In keinem Alter macht sich der Schlaf so rar wie im dritten Lebensabschnitt. Zahlreiche wissenschaftliche Studien lassen erkennen, dass mehr als die Hälfte der Menschen über 65 Jahre unter häufigen oder chronischen Ein- und Durchschlafstörungen leiden. Auch das zu frühe Erwachen am Morgen stellt für viele ein erhebliches Problem dar. Schlaflose Nächte engen die Freiräume, die die nachberufliche Lebensphase mit sich bringt, oft erheblich ein, denn sie lösen Müdigkeit und Erschöpfung am Tag aus. Die Folge: Viele Ruheständler schlafen morgens oder tagsüber zu lange, sie vernachlässigen soziale Kontakte, treiben wenig oder gar keinen Sport, die beide eine wichtige Voraussetzung für erholsame Nachtruhe sind. Ein Teufelskreis bahnt sich an, der oft zum übermäßigen oder gar täglichen Gebrauch von Schlafmitteln führt.

Gestörter oder alterstypischer Schlaf?

Beide lassen sich nicht immer leicht voneinander unterscheiden. Mit Beginn des siebten Lebensjahrzehnts reduziert sich der Nachtschlaf meist von circa sieben bis acht Stunden auf allmählich fünf bis sechs. Zudem haben die meisten Menschen jenseits der sechzig einen flacheren Schlaf, so dass sie bereits bei leisen Geräuschen erwachen.

Ältere Menschen brauchen ausreichend Schlaf

Die weitverbreitete Annahme, ältere Menschen benötigten weniger Schlaf als jüngere, ist falsch. Auch jenseits der sechzig ist es wichtig, so viel zu schlafen, wie es dem individuellen Bedürfnis entspricht. Allerdings geht mit den Jahren die Fähigkeit zu langer, ununterbrochener Nachtruhe zurück. Ältere Menschen können den nächtlichen Schlafverlust jedoch durch einen Mittagsschlaf und das eine oder andere Tagesnickerchen ausgleichen, sodass sie insgesamt wieder die gleiche Schlafmenge erreichen wie früher.

Doch Vorsicht: Zu lange und zu oft sollten Sie tagsüber nicht schlafen, da sich sonst nicht genug Schlafdruck für die kommende Nacht aufbauen und hieraus eine Einschlafstörung entstehen kann.

Das subjektive Empfinden von unruhigem Schlaf wird bei Untersuchungen im Schlaflabor meist durch objektive Befunde bestätigt: Bei meisten Menschen, die die sechzig überschritten haben, weist das Schlaf-EEG eine deutliche Verringerung des Tiefschlafs auf. Im höheren Alter verschwindet er fast völlig. Da der Schlaf die ganze Nacht über vorwiegend von Ein- und Leichtschlafphasen bestimmt ist, wird er fragiler und störanfälliger. Damit sinkt die Weckschwelle, und Schlafunterbrechungen nehmen deutlich zu. Die Fragmentierung des Schlafs und die verringerten Tiefschlafphasen erklären das Gefühl, morgens nicht mehr so erholt und ausgeschlafen zu sein wie früher.

Manche ältere Menschen schätzen die Dauer ihres Schlafs falsch ein. Sie sind der festen Überzeugung, sie hätten „die ganze Nacht kein Auge zugetan", obwohl Untersuchungen im Schlaflabor ein normales alterstypisches Schlafverhalten belegen. Schlafforscher vermuten, dass der deutlich leichtere Schlaf im Alter die Wahrnehmung des Schlaf-Wach-Verhaltens beeinträchtigt und für diese Fehlinterpretationen verantwortlich ist.

Körperliche Krankheiten

Je älter wir werden, desto mehr steigt die Anfälligkeit für Krankheiten. Zum einen, weil die Körperzellen nicht mehr so gut funktionieren wie in jüngeren Jahren und die Abwehrkräfte im Lauf der Zeit nachlassen. Zum anderen, weil jahrelange Ernährungsfehler, Bewegungsmangel, Genuss- und Umweltgifte, einseitige Belastungen im Beruf und Stressfaktoren aller Art die Organe schädigen. Schlafprobleme im Alter werden deshalb häufiger als früher durch körperliche Beschwerden ausgelöst.

Anzeichen für gestörten Schlaf

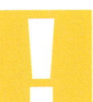

Wenn Sie immer wieder sehr lange brauchen, um einzuschlafen, nachts häufig erwachen, danach nicht weiterschlafen können und sich tagsüber erschöpft fühlen, ist ein Besuch beim Arzt notwendig (→ Seite 162). Permanente Ein- und Durchschlafprobleme oder übermäßige Tagesmüdigkeit sind auch im Alter nicht normal. Sie weisen auf eine gesundheitliche Störung hin, die behandelt werden muss.

Dazu zählen insbesondere:

- chronische Schmerzen,
- nächtlicher Harndrang,
- Herz-Kreislauf-Krankheiten,
- Asthma und andere Atemwegserkrankungen,
- Stoffwechselstörungen wie zum Beispiel Diabetes,
- Hautkrankheiten, verbunden mit nächtlichem Juckreiz,
- Arthrose oder rheumatische Arthritis,
- Durchblutungsstörungen mit mangelnder Sauerstoffversorgung des Gehirns.

Schlaflosigkeit tritt oft als Begleitsymptom dieser Krankheiten auf. Mit einer erfolgreichen Therapie der Grunderkrankung bessert sich meistens auch der Schlaf.

Seelische Belastungen und Erkrankungen

In jedem Alter müssen wir Probleme und Veränderungen bewältigen. Doch wer das letzte Drittel des Lebens erreicht hat, ist mit besonders schwierigen Herausforderungen konfrontiert. Die in der Gesellschaft weitverbreitete negative Bewertung des Alters macht vielen Menschen zu schaffen. Sie fühlen sich nutzlos, zum „alten Eisen" gehörend. Was ihrem Leben bislang Sinn und Orientierung gab, verliert nun seine Bedeutung: berufliche Aufgaben, der tägliche Kontakt mit Kollegen, regelmäßige Aktivitäten außerhalb des Hauses. Die Kinder sind erwachsen und längst mit dem Aufbau des eigenen Lebens beschäftigt. Darüber hinaus häufen sich während des Ruhestands die Verluste nahestehender Menschen, die Gefahr sozialer Isolation wächst.

Diese mehrfachen Verluste und die Angst vor dem eigenen Sterben können den Schlaf erheblich stören. Aus Studien geht hervor, dass drei Viertel der verwitweten Personen einen Monat nach dem Tod des Partners noch unter Schlafbeschwerden litten. Die Hälfte hatte auch nach einem Jahr noch erhebliche Probleme mit dem Schlaf. So steigt die Gefahr, an einer Depression (→ Seite 71) zu erkranken, die die Schlaflosigkeit meist weiter verstärkt.

Medikamente

Die mit zunehmenden Alter auftretenden Krankheiten erfordern oftmals eine Behandlung mit Medikamenten. Doch zahlreiche Arzneimittel können selbst Schlafstörungen auslösen (→ Seite 67).

Ein besonderes Problem stellt die Einnahme von Schlaftabletten dar. Mehr als die Hälfte der über 65-jährigen nimmt häufig bis regelmäßig Schlafmittel. Doch sie wissen oft nicht, dass sich die Wirksubstanzen im Alter langsamer als in jüngeren Jahren abbauen und sich nach 10, 20 oder sogar mehr Stunden immer noch im Körper nachweisen lassen. Beim nächtlichen Erwachen sind Reaktionsvermögen und Muskelkontrolle manchmal so stark herabgesetzt, dass zum Beispiel beim Gang auf die Toilette die Sturzgefahr und damit das Risiko für einen Oberschenkelhalsbruch deutlich erhöht sind. Am Morgen und während des Tages kann es zu anhaltender Müdigkeit, zu Gedächtnisstörungen, auffallender Konzentrationsschwäche, Antriebslosigkeit und zu depressiven Stimmungen kommen. Nicht selten lösen Schlafmittel bei älteren Menschen eine paradoxe Reaktion aus: Die Tablette lässt sie hellwach werden, mitunter sogar sehr unruhig und ängstlich.

Vermutlich leiden viele der Menschen über 65 Jahre nicht an einer alters-, sondern an einer medikamentenbedingten Schlafstörung. Schlafmediziner fordern deshalb, ältere Patienten, die über Schlaflosigkeit klagen, nicht ausschließlich mit Tabletten, sondern auch mit nichtmedikamentösen Verfahren zu behandeln.

Benzodiazepine (→ Seite 191), aber auch die sogenannten Z-Drugs (→ Seite 194) werden vor allem wegen der Abhängigkeitsgefahr kritisiert. Gegen eine kurzfristige Anwendung (circa 8–14 Tage) oder die gelegentliche Einnahme bei akuten Belastungen ist nichts einzuwenden. Da sind sie besser geeignet als beruhigende Antidepressiva oder gar Neuroleptika, die bei älteren Menschen erhebliche unerwünschte Arzneimittelwirkungen auslösen können.

Tipp

Das Selbstvertrauen stärken

Ob die besonderen Umstellungen, die die dritte Lebensphase mit sich bringt, Ängste, Depressionen – und damit schlaflose Nächte auslösen, hängt entscheidend vom individuellen Selbstvertrauen ab: Menschen, die auch in späteren Jahren ihr Leben als kontrollier- und veränderbar empfinden, haben ein deutlich niedrigeres Erkrankungsrisiko als diejenigen, die sich selbst eher als unfähig, hilflos und ohnmächtig einschätzen. Das heißt: Wer sich rechtzeitig auf die nachberufliche Lebensphase vorbereitet, sich neue Ziele setzt, lange aktiv bleibt und intensive Kontakte pflegt, beugt chronischen Schlafstörungen vor.

Es geht auch ohne Pillen

Ältere Menschen können ihre Schlafqualität mit verschiedenen Maßnahmen verbessern: ein geregelter und möglichst aktiver Tagesablauf, häufige Aufenthalte im Freien und befriedigende soziale Kontakte. Bei hartnäckigen Schlafstörungen sind verhaltenstherapeutische Techniken (→ Seite 168) nicht nur in jüngeren Jahren, sondern auch im höheren Lebensalter sehr erfolgreich.

Nach dem eigenen Biorhythmus leben

Der Tagesablauf sollte gut geplant werden, und dabei kann die Orientierung am eigenen Biorhythmus hilfreich sein. Abendmenschen, die erst gegen Mittag richtig in Schwung kommen, brauchen sich nicht mehr früh aus dem Bett zu quälen. Sie können den Tag langsamer anlaufen lassen und Dinge, die besondere Aufmerksamkeit erfordern, in der zweiten Tageshälfte erledigen. Zu lange sollten sie nicht im Bett bleiben, denn das wirkt sich

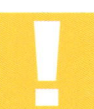

Schlafmittel nicht abrupt absetzen

Wenn Sie monate- oder gar jahrelang kontinuierlich Schlafmittel genommen haben, die Benzodiazepine enthalten (→ Seite 191), dürfen Sie die Einnahme niemals von einem Tag auf den anderen beenden. Andernfalls können quälende Entzugssymptome auftreten: gesteigerte Angst und Unruhe, Albträume und vor allem massive Ein- und Durchschlafstörungen bis hin zu völliger Schlaflosigkeit. Deshalb müssen Sie die Behandlung ausschleichen (das heißt, die Dosis allmählich verringern), damit der Körper langsam entwöhnt wird (→ Seite 193).

(Hoch-)Betagte Menschen, die jahre- oder jahrzehntelang täglich Schlaftabletten geschluckt haben, können die Entwöhnung von Benzodiazepinen nicht immer bewältigen. Hier bieten sich unter fachärztlicher Aufsicht zwei Auswege an: die Umstellung auf ein niedrig dosiertes Antidepressivum mit dämpfender Wirkung (→ Seite 196), oder auf ein ebenfalls niedrig dosiertes Schlafmittel aus der „Z-Gruppe" (→ Seite 194). Dabei ist eine intensive, kompetente Begleitung durch einen Arzt erforderlich.

Tipp

Aktive Tage – die beste Voraussetzung für erholsame Nächte

- Stehen Sie auf, wenn Sie am frühen Morgen wach werden und nicht mehr einschlafen können. Wechselduschen, leichte Gymnastikübungen (am offenen Fenster), ein Morgenspaziergang und ein gutes, schmackhaftes Frühstück helfen, richtig wach zu werden.

- Planen Sie Ihren Tagesablauf, aber lassen Sie genügend Raum für spontane Ideen und Unternehmungen.

- Pflegen Sie regelmäßig soziale Kontakte mit Freunden und Angehörigen oder in einer Einrichtung der Erwachsenenbildung, einem Kultur- oder Sportverein, mit einer politischen oder sozialen Tätigkeit.

- Nehmen Sie sich ausreichend Zeit für Ihre bisherigen Hobbys oder suchen Sie sich neue.

- Halten Sie sich körperlich fit. Viele Sportarten lassen sich bis ins hohe Alter ausüben. Auch wenn Sie erst spät anfangen, Sport zu treiben – zu spät ist es nie. Sprechen Sie aber vorher mit Ihrem Arzt über die Sportart, die Sie ausüben möchten, und fragen Sie ihn, ob diese für Sie geeignet ist.

- Ernähren Sie sich abwechslungsreich und nehmen Sie Ihre Mahlzeiten zu festen Tageszeiten ein. Vergessen Sie nicht, ausreichend zu trinken. (Weitere Empfehlungen finden Sie auf → Seite 135.)

- Achten Sie auf eine gesunde Schlafumgebung (→ Seite 147).

- Schreiben Sie Ihre Sorgen und Ängste tagsüber oder abends vor dem Schlafengehen auf (→ Seite 144); so nehmen Sie sie „im Kopf" nicht mit ins Bett.

- Gehen Sie nicht zu früh zu Bett, sondern erst dann, wenn Sie wirklich schläfrig sind.

- Entspannungstechniken, Licht- oder Verhaltenstherapien (→ Seite 168) können Ihnen helfen, einen stabilen Schlaf-Wach-Rhythmus zu entwickeln.

- Versuchen Sie zu akzeptieren, dass Sie in fortgeschrittenem Lebensalter nicht mehr so tief und so lang schlafen können wie in jüngeren Jahren (→ Seite 44).

- Falls Sie vorübergehend ein Schlafmittel benötigen, sollten Sie mit Ihrem Arzt über Mittel mit kurzer Wirkungsdauer sprechen, zum Beispiel Temazepam (→ Seite 191) oder neuere Schlafmittel wie Zolpidem oder Zopiclon (→ Seite 194). Dagegen sind müde machende Mittel gegen Allergien (Antihistaminika, → Seite 189) weniger geeignet, denn ihre Wirkung kann bis in den nächsten Tag anhalten und damit das Risiko von Stürzen und Unfällen erhöhen. Weitere Informationen zu Schlafmitteln finden Sie im Kapitel „Medikamente" (→ Seite 185).

negativ auf den Schlaf der kommenden Nacht aus und kann außerdem depressive Symptome hervorrufen. Morgenmenschen können den Tagesbeginn auf eine neue Art und Weise genießen und das tun, was früher nur im Urlaub möglich war, etwa ein ausgedehnter Morgenspaziergang. Ganz abgesehen von der wohltuenden Siesta, die in der Hektik des Berufslebens oft zu kurz kam und jetzt, unbehelligt von Sachzwängen und Termindruck, möglich ist. Allerdings sollte der Mittagschlaf auch in fortgeschrittenem Alter nicht länger als eine Stunde dauern: Wer eine ausgedehnte Siesta und mehrere Tagesnickerchen hält, wird abends erst später müde und darf deshalb nicht zu früh zu Bett gehen.

Ein regelmäßiger Schlaf-Wach-Rhythmus

Nach dem Ende des Berufslebens verlieren äußere Zeitgeber an Bedeutung. Manche Menschen sitzen bis weit nach Mitternacht vor dem Fernseher und schlafen bis in den Vormittag hinein. Andere gehen, meist aus Gewohnheit, früh zu Bett, obwohl sie noch gar nicht müde sind und folglich auch nicht schlafen können.

Unregelmäßige Schlafzeiten sind auch im Alter Gift für die Nachtruhe. Es ist wichtig, möglichst jeden Tag zur gleichen Zeit zu Bett zu gehen und aufzustehen. Da der Schlaf im Alter ohnehin instabiler ist, sollte er nicht zusätzlich durch einen unregelmäßigen Schlaf-Wach-Rhythmus gestört werden.

Mehr Licht ...

Tägliche Spaziergänge und sportliche Aktivitäten bei Tageslicht fördern auch im Alter den Schlaf und machen so manche Pille überflüssig. Besonders günstig wirkt sich der Aufenthalt im Freien am Vormittag, um die Mittagszeit und am frühen Nachmittag aus. Eine wissenschaftliche Studie wies nach, dass damit ein Anstieg des Schlafhormons Melatonin (→ Seite 20) erreicht werden kann, das der Körper im Alter kaum noch ausschüttet.

Hat sich bereits eine ausgeprägte vor- oder rückverlagerte Schlafphase entwickelt (→ Seite 90), lassen sich mit einer Lichttherapie (→ Seite 181) auch bei älteren Menschen gute Erfolge erzielen. Eine Untersuchung ergab: Zu frühes Zubettgehen und zu frühes Aufstehen konnten durch eine abendliche Lichtexposition (4 000 Lux für zwei Stunden zwischen 20 und 23 Uhr) rückverlagert werden. Auch die Schlafeffizienz verbesserte sich erheblich: Die Diskrepanz zwischen Bett- und Schlafzeit verringerte sich, sodass die Testpersonen nicht mehr zu lange im Bett wach lagen.

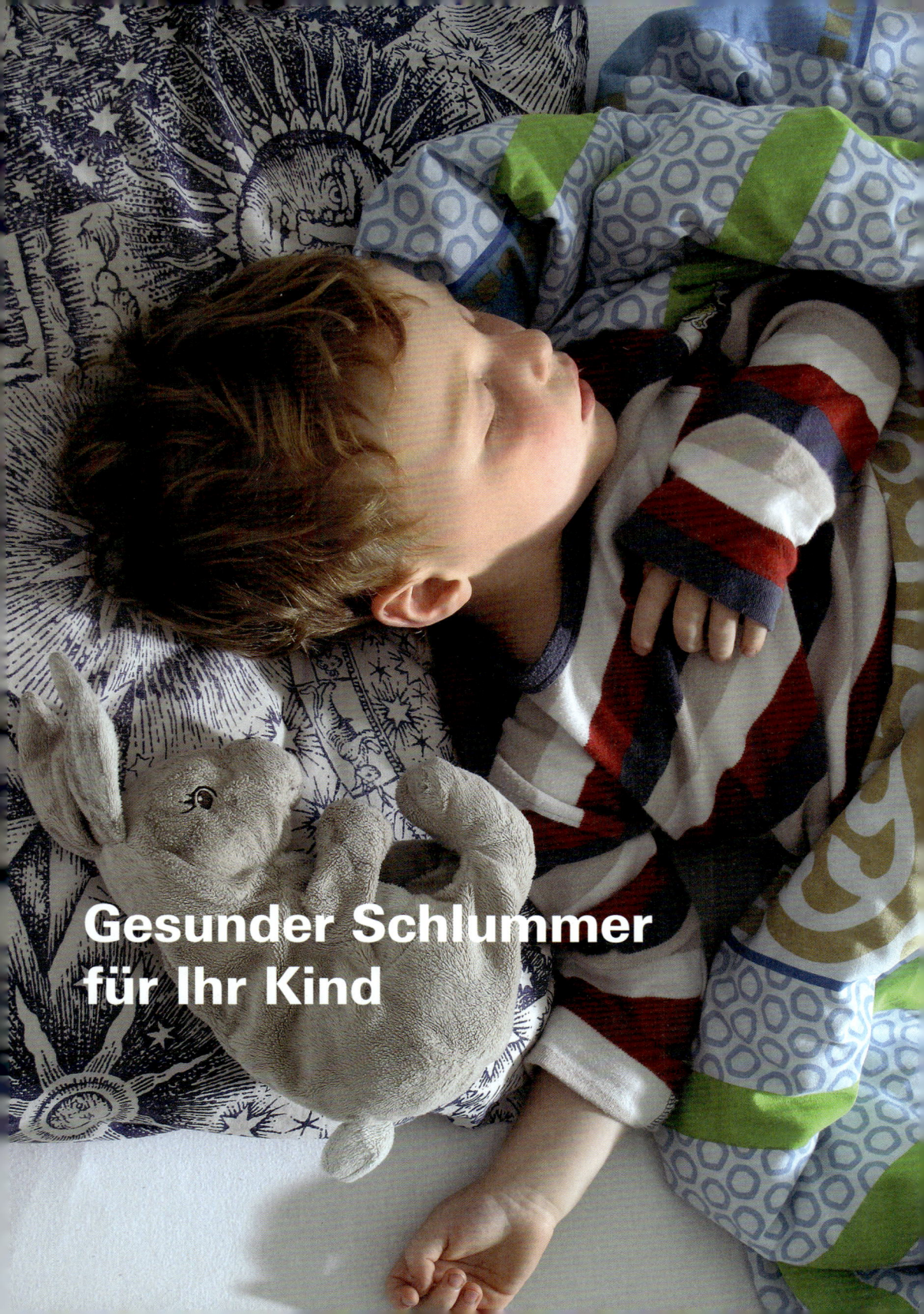

Gesunder Schlummer
für Ihr Kind

Jedes Kind hat seinen eigenen Rhythmus

Internationalen Studien zufolge haben bis zu vierzig Prozent aller Kinder gelegentlich oder häufig Probleme mit dem Schlaf. Allerdings überschätzen viele Eltern auch die Schlafanforderungen ihrer Kleinen. Sie sind schnell beunruhigt, wenn sie das Gefühl haben, dass die Kinder nicht ausreichend oder zur rechten Zeit schlafen. Doch Kinder entwickeln bereits sehr früh ihr individuelles Schlafverhalten, das, genau wie bei Erwachsenen, erheblich von der Norm abweichen kann.

Neugeborene schlafen insgesamt rund zwei Drittel des Tages. Wenn sie circa alle drei bis vier Stunden aufwachen und weinen, ist das meist ein Hungersignal: Sie beruhigen sich wieder, sobald sie satt sind, und schlafen fast immer friedlich weiter. Die Gesamtschlafzeit sinkt im zweiten Lebensjahr von 16 auf etwa 13 Stunden. Im Alter von sechs Jahren liegt sie bei zehn bis elf Stunden pro Tag.

Bereits ab dem zweiten Lebensjahr bilden sich erhebliche individuelle Unterschiede bei Schlafdauer und Schlafrhythmus heraus. Während zum Beispiel ein Teil der Vierjährigen nach zehn Stunden Schlaf völlig munter ist, benötigen andere 13 und mehr Stunden. Das Gleiche gilt für den Mittagschlaf: Einige Kinder werden im Vorschulalter mittags müde und schlafen ein bis zwei Stunden. Andere geben ihre „Siesta" schon mit drei Jahren auf. Wie individuell das Schlafbedürfnis eines Kindes ist, zeigt sich auch daran, dass die Geschwister, die gleich erzogen werden, unterschiedlich lange und zu unterschiedlichen Zeiten schlafen (wollen). Und: Genau wie bei Erwachsenen gibt es auch bei Kindern Morgen- und Abendtypen (→ Seite 36). Das erklärt, weshalb manche Kinder bereits ab dem frühen Morgen putzmunter sind, während andere die Zeit zum Schlafengehen gern nach hinten verschieben, um im Leistungshoch (am späten Nachmittag oder frühen Abend) Hausaufgaben zu machen oder zu lesen.

Im Alter von etwa drei oder vier Jahren haben manche Kinder abends große Schwierigkeiten, die Erlebnisse des Tages loszulassen. Was abends stattfindet – Gespräche zwischen den Eltern, das Fernsehprogramm, der Besuch von Freunden – erscheint ihnen viel spannender als der Schlaf. So versuchen sie mit allen Mitteln, den Zeitpunkt des Zubettgehens hinauszuschieben. Einige verlassen mehrfach das Bett, um ihre Neugier und Entdeckungsfreude zu befriedigen. Solche Verzögerungstaktiken können für Eltern zwar anstrengend sein, sind jedoch kein Anzeichen einer Schlafstörung, sondern meist Ausdruck gesunder seelischer Entwicklung. Oft helfen einfache, konsequente Maßnahmen (→ Seite 124), dem aufgeweckten Sprössling den Übergang vom Wachsein zum Schlaf zu erleichtern.

Gestörter Schlaf

Schlafprobleme bei Kindern werden – wie bei Erwachsenen – unterteilt in
- Ein- und Durchschlafstörungen,
- übermäßige Tagesmüdigkeit,
- schlafgebundene Störungen und
- Störungen des Schlaf-Wach-Rhythmus.

Ein- und Durchschlafstörungen

In den ersten Lebensjahren geht der gestörte Schlaf meist auf eine Krankheit zurück. Aufgrund ihres noch nicht sehr stabilen Abwehrsystems leiden Kleinkinder häufig an Infekten der oberen Atemwege. Sind die Luftwege verengt und auch noch die Mandeln stark vergrößert, werden die Kleinen mehrmals in der Nacht wach und ringen nach Luft. Ferner können Wucherungen an den Rachenmandeln auch Schlafapnoen (→ Seite 83) begünstigen.

Schlafprobleme treten auch häufig im Zusammenhang mit Mittelohrentzündungen, Harnweginfekten, Zahnung und schmerzhaftem Wundwerden im Windelbereich auf. Kinder, die ein Anfallleiden (Epilepsie) haben, wachen nachts ebenfalls oft auf und haben Mühe, wieder einzuschlafen. Dadurch kommt es zu vermehrten Leichtschlaf- und verminderten Tiefschlafphasen und insgesamt zu einer reduzierten Gesamtschlafzeit. Auch Allergien und Unverträglichkeiten von Kuhmilch können die Nachtruhe beeinträchtigen. In den meisten Fällen normalisiert sich der Schlaf jedoch im Alter zwischen zwei und vier Jahren wieder.

Ein weiterer Hauptauslöser für Schlafstörungen im Vorschulalter ist Angst: Angst vor Dunkelheit und/oder dem Alleinsein.

Zur richtigen Zeit ins Bett

Es ist sinnlos, die Kinder ins Bett zu schicken, solange sie überhaupt nicht müde sind. Versuchen Sie herauszufinden, ob Ihr Kind ein Kurz- oder ein Langschläfer (→ Seite 34), eine „Lerche" oder eine „Eule" (→ Seite 36) ist.

Kinder, die mit einer guten Menge Schlaf versorgt werden, sind tagsüber munter, ausgeglichen und konzentrieren sich gut. Sind sie dagegen gereizt, schlecht gelaunt, unkonzentriert oder schlafen sie gar im Unterricht ein, deutet das auf Schlafmangel hin (Schlafhilfen für Kinder → Seite 124).

Manche Kinder weinen bereits heftig, wenn sie zu Bett gebracht werden. Andere werden nachts wach und schreien so lange, bis die Eltern kommen. Mit bestimmten Ritualen können Sie Ihrem Kind helfen, selbstständig ruhig zu werden, einzuschlafen und einen regelmäßigen Schlaf-Wach-Rhythmus zu entwickeln (→ Seite 124).

Im Einschulungsalter lassen die typischen Schlafprobleme der ersten Lebensjahre meist nach. Aber leider nicht alle Kinder schlafen dann problemlos ein und sind tagsüber wach und ausgeruht. So zeigte zum Beispiel eine Studie, bei der Eltern von 1 400 Schulanfängern in Köln befragt wurden, dass knapp 40 Prozent der Erstklässler gelegentlich und 5,6 Prozent der Erstklässler häufig nachts erwachen. Eine weitere Erkenntnis: Wechselnde Zubettgehzeiten erhöhten die Ein- und Durchschlafprobleme der Kinder um mehr als das Doppelte. Kinder wie Erwachsene brauchen offenbar feste Schlaf-Wach-Rhythmen und eine gute Schlafhygiene (→ Seite 143), um nachts zur Ruhe zu kommen.

Äußere Störfaktoren wie Straßenlärm oder laute Geräusche in der Wohnung behindern den kindlichen Schlaf ebenso wie zu wenig Bewegung am Tag, stundenlanges Sitzen vor dem Fernseher oder PC. Das gilt insbesondere, aber nicht ausschließlich, für gewaltträchtige Computer- und Konsolenspiele. Wie eine Untersuchung der Universität von Helsinki aus dem Jahr 2006 zeigte, wirkt sich bereits passives Fernsehen sehr negativ auf den Schlaf von Kindern aus. Eltern sollten deshalb in Anwesenheit ihrer Kinder das Fernsehgerät nicht „nebenbei" laufen lassen. Einer schwedischen Studie nach stört überdies auch der exzessive Gebrauch ihrer Mobiltelefone die Nachtruhe von Kindern und Jugendlichen. Als möglichen Grund vermuten die Forscher: Der Wunsch jederzeit und überall erreichbar zu sein führt zu einer Abhängigkeit vom Handy, was Stress und Schlafprobleme hervorruft.

Besonders negativ fallen familiäre und schulische Konflikte ins Gewicht, denn Kinder haben ein sehr feines Gespür für ihre Umgebung. Eine entspannte Familienatmosphäre wirkt sich ebenso positiv auf ihr Wohlbefinden am Tag wie auf den nächtlichen Schlaf aus. Ein Zuhause, in dem Sorgen und Nöte, Gleichgültigkeit und Lieblosigkeit, versteckte oder offene Aggressionen an der Tagesordnung sind, beeinträchtigen dagegen die gesamte seelische Entwicklung eines Kindes und damit auch seinen Schlaf. Viele Kinder, die in einem instabilen familiären Umfeld aufwachsen oder mit hohem Leistungsdruck in der Schule konfrontiert sind, reagieren mit Ängsten, Unruhe und Nervosität.

Auch Arzneimittelsubstanzen stören oft den Schlaf. Dazu zählen unter anderem bestimmte Medikamente gegen Schnupfen und Nasennebenhöhlenentzündung, Mittel gegen Asthma, die die koffeinähnliche Substanz Theophyllin enthalten, der Wirkstoff Methylphenidat, der in Ritalin und Medikinet enthalten ist. Ob eine Schlafstörung durch die häufige Einnahme von Medikamenten bedingt ist, kann nur der Arzt feststellen.

Übermäßige Tagesmüdigkeit

Vermehrter Schlafbedarf am Tag kann unterschiedliche Ursachen haben: Oft geht er auf chronischen Schlafmangel zurück, der sich infolge anhaltender Ein- und Durchschlafstörungen entwickelt hat. Doch die ausgeprägte Tagesschläfrigkeit kann auch Ausdruck einer Krankheit sein, etwa einer Schlafapnoe (→ Seite 83) oder einer Narkolepsie (Schlaffallsucht (→ Seite 88)).

Die Symptome, die auf eine Apnoe hinweisen, sind bei Kindern feiner und nicht so ausgeprägt wie bei Erwachsenen. Nicht alle betroffenen Kinder schnarchen laut. Stattdessen kommt es eher zu pfeifenden Atemgeräuschen. Da sich dahinter auch Asthma verbergen kann, müssen sie unbedingt ärztlich geklärt werden. Manche Kinder, die eine Schlafapnoe haben, klagen morgens über

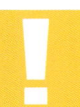

So viel Stress!

Eine Studie der Deutschen Angestellten-Krankenkasse (DAK) gibt zu denken. Nach Angaben der Eltern zeigen bis zur Hälfte der Kinder in Deutschland Stresssymptome: Sie sind nervös, unkonzentriert, überdreht, haben Kopf- oder Bauchschmerzen, können sich nicht entspannen – und finden folglich nicht in den Schlaf. Der Hauptgrund: Zu hoher Leistungsdruck in der Schule, aber auch in der Freizeit.

Rund zwölf Prozent der Schulkinder nehmen Medikamente ein, um die unterschiedlichen Anforderungen zu bewältigen.

Da die Kinder einer randvollen Agenda wegen kaum noch zur Ruhe kommen, raten Experten dringend, Abstriche bei Terminen und Verpflichtungen zu machen – und Kindern mehr Auszeiten zu gönnen (→ Seite 126).

Die häufigsten Schlafkiller im Überblick

- Körperliche Krankheiten wie Infekte (obere Atemwege) mit und ohne Fieber, Wucherungen an den Rachenmandeln, Allergien und Asthma, Schlafapnoe (→ Seiten 83, 121f.), Mittelohrentzündungen, Zahnung, Harnweginfekte, schmerzhaftes Wundwerden, Narkolepsie (→ Seiten 88, 122), Epilepsie,
- Angst vor Dunkelheit und/oder Alleinsein,
- Spannungen innerhalb der Familie,
- hoher Leistungsdruck und Überforderung in der Schule,
- ein zu voller (Freizeit-)Terminkalender,
- wenig Zeit für spontane Unternehmungen mit Eltern, Geschwistern oder Freunden,
- depressive Stimmungen,
- Lärm auf der Straße oder laute Geräusche in der Wohnung,
- mangelnde Bewegung am Tag,
- unregelmäßige Essens- und Zubettgehzeiten,
- zu langes, auch passives, Fernsehen oder Sitzen am Computer,
- gewaltträchtige Computer- und Konsolenspiele,
- Abhängigkeit vom Mobiltelefon.

Kopfschmerzen. Andere haben häufige Entzündungen der oberen Atemwege. Weitere Anzeichen für eine Apnoe bei Kindern sind: Mundatmung, kloßige Sprache, verzögerte Sprachentwicklung, Nachtschweiß, Untergewicht, Wachstumsstörungen, motorische Hyperaktivität und Konzentrationsstörungen. Auch Durst nach dem Aufwachen ist ein wichtiger Hinweis.

Kinder, die an einer Narkolepsie erkrankt sind, fallen (wie Erwachsene) durch abrupte Schlafattacken mitten am Tag auf: etwa beim Sprechen, Essen und sogar beim Sport oder beim Fahrradfahren. Außerdem können plötzliche Gefühle, hervorgerufen durch Überraschung, Lachen oder Schreck, Anfälle von Muskelschwäche hervorrufen, bei denen einzelne Teile der Körpermuskulatur von einer Sekunde auf die andere erschlaffen. Morgens kommen solche Kinder oft nur schwer aus dem Bett. Nach dem Aufstehen können sie eine Zeit lang verwirrt oder aggressiv sein.

Schlafgebundene Störungen

Störende Begleitsymptome des Schlafes treten meist im Vorschulalter auf und bilden sich während der Grundschulzeit, spätestens jedoch in der Pubertät wieder zurück.

- Nächtliches Einnässen kommt in den ersten Lebensjahren sehr häufig vor und ist kein Grund zur Sorge. Erst wenn die Kinder nach der Einschulung noch einnässen, sollte der Arzt einbezogen werden. Liegen keine organischen Gründe vor, handelt es sich in der Regel um eine harmlose Entwicklungsverzögerung: Ab einem bestimmten Alter drosselt das von der Hypophyse produzierte Antidiuretische Hormon (ADH) nachts die Urinproduktion. Bei Kindern, die einnässen, funktioniert diese Steuerung noch nicht reibungslos, weshalb die Blase auch nachts voll wird – und überläuft. Kinderärzte führen dann häufig eine sogenannte Urotherapie durch. Dabei werden die Kinder zu bestimmten Zeiten auf die Toilette geschickt und Trink- und Urinmengen genau notiert. Häufig stellt sich dabei heraus, dass die Kinder tagsüber zu wenig und abends zu viel trinken. Der Rat der Ärzte: drei Viertel der täglichen Flüssigkeitsmenge vor 17 Uhr trinken – und ab einer Stunde vor dem Zubettgehen gar nichts mehr. Außerdem sollten Eltern ihre Kinder anhalten, sich auf der Toilette bewusst Zeit zu nehmen, um die Blase ganz zu leeren.
- Um Klassen- oder Ferienreisen trocken zu überstehen, eignet sich die vorübergehende Einnahme des Medikaments Desmopressin. Die Trinkmenge sollte abends jedoch auf etwa 250 ml beschränkt werden. Es hat eine ähnliche Wirkung wie das natürliche Antidiuretische Hormon (ADH). Nach Beobachtungen von Kinderurologen bleiben bis zu 80 Prozent der Kinder nach einer mehrwöchigen Behandlung, die langsam ausschleicht, trocken.
- Möglicherweise ist jahrelanges Einnässen aber auch ein Signal der Seele. Psychologen sprechen vom „Weinen durch die Blase": Das unkontrollierte Öffnen der Blase kann von seelischem Druck entlasten, den das Kind anders nicht zu äußern vermag. Dann lohnt es sich, einen Kinderpsychologen zu Rate zu ziehen, damit das Kind lernt, über (verborgene) Ängste und Sorgen zu sprechen.
- Schlafwandeln (→ Seite 96) tritt vor allem im Alter zwischen vier und 15 Jahren auf, danach nur noch selten. Treffen Sie Sicherheitsvorkehrungen: Verschließen und verriegeln Sie abends sämtliche Fenster und Türen, damit Ihr Kind nicht unbemerkt das Haus verlassen kann. Bringen Sie an Treppen, Schränken und an der Tür des Kinderzimmers eine Alarmglocke an, damit Sie wach werden, sobald Ihr Kind während des Schlafs herumläuft.

- Nächtliches Aufschrecken ($\rightarrow$ Seite 96) wird meist um das sechste bis achte Lebensjahr herum beobachtet. Die Kinder erwachen im ersten Drittel der Nacht mit einem panischen Schrei, sind hochgradig geängstigt und kaum zu beruhigen. Am nächsten Morgen können sie sich an das nächtliche Hochschrecken nicht mehr erinnern. Hierzu kommt es vor allem, wenn Kinder großen Belastungen ausgesetzt sind (Einschulung, familiären Probleme, Infekte). Es verschwindet fast immer bis zum zehnten Lebensjahr.
- Albträume ($\rightarrow$ Seite 95) können während des REM-Schlafs entstehen. Wenn Kinder daraus erwachen, lassen sie sich relativ leicht beruhigen und schlafen nach einiger Zeit wieder ein. Angst erregende Träume sind überwiegend auf Stress und belastende Erlebnisse, aber auch auf aufregende und gewaltbetonte Fernseh- oder Computerfilme zurückzuführen.
- Zähneknirschen ($\rightarrow$ Seite 98) ist ebenfalls stark stressabhängig. Wenn Kinder nachts mit den Zähnen knirschen, sollten Sie die Ursache für die erhöhte Belastung herausfinden. Außerdem ist eine zahnärztliche Kontrolle ratsam. In schweren Fällen wird eine Aufbissschiene verordnet, die den Zahnschmelz schützt.
- Ruckartige Kopfbewegungen, die sogenannten Jaktationen, die oft von Stöhnen beim Einschlafen begleitet sind, treten gelegentlich schon in den ersten Lebensjahren auf. Sie sind meist ein Hinweis auf körperliche oder seelische Belastungen und lassen in aller Regel spätestens in der Pubertät wieder nach.

Schlafhilfen für Kinder

Wenn Ihr Kind oft Probleme mit dem Einschlafen hat, obwohl es nicht krank ist, können Sie ihm mit bestimmten „Tricks" helfen, gesunde Schlafgewohnheiten zu entwickeln. Wichtig ist, dass die Kinder von klein auf lernen, selbstständig zu schlafen. Muten Sie ihnen den kleinen, allabendlichen Abschied ruhig zu. Schöne Rituale vereinfachen es, diesen Schritt zu bewältigen.

- Sorgen Sie für einen regelmäßigen Schlaf-Wach-Rhythmus. Ziehen Sie eine klare Trennlinie zwischen der Nacht als Schlafzeit und dem Tag als Wachzeit. Zwar sollten Säuglinge gefüttert werden, wenn sie nachts schreien, doch bereits mit einem Jahr haben die meisten Kinder nachts eine lange, durchgehende Schlafperiode.

- Bleiben Sie ruhig und gelassen und schalten Sie kein helles Licht ein, wenn das Baby schreit. Wickeln Sie es, ohne es aus dem Bett herauszuheben. Versuchen Sie, es mit Streicheln und notfalls auch mit einem Schnuller zu beruhigen. Wiegen Sie es nicht im Arm wieder in den Schlaf, sprechen Sie möglichst wenig, lesen oder singen Sie ihm nichts vor, denn dann kann es nicht lernen, sich selbst zu beruhigen und allein ein- und durchzuschlafen.

- Nachdem Sie das Kind zu Bett gebracht haben, sollten Sie ihm eine gute Nacht wünschen und das Kinderzimmer verlassen. Nach dem Gute-Nacht-Kuss können ein Teddy, eine Puppe, ein Bilderbuch oder ein Lieblingsspielzeug die Trennung von Mutter oder Vater und gleichzeitig das Einschlafen erleichtern.

- Schreit das Kind, können Sie nach einigen Minuten wieder zu ihm gehen, aber bleiben Sie nur kurz im Zimmer. Weint es wieder, sobald Sie sich aus dem Raum entfernen, sollten Sie einige Minuten warten, bevor Sie – auch diesmal nur für kurze Zeit – erneut zu ihm gehen. Warten Sie bei jedem weiteren Weinen anfangs 5, später 10, 15 Minuten oder noch länger, bevor Sie wieder ins Kinderzimmer gehen. So stressig es anfangs auch ist: Die meisten Kinder beruhigen sich durch das ständige Kommen und Gehen der Eltern, denn es vermittelt echte Geborgenheit.

- Das Kinderzimmer sollte nachts abgedunkelt sein. Wenn sich Ihr Kind im Dunkeln fürchtet, können Sie entweder das Licht stark dämmen oder die Tür einen Spalt offen lassen: Der eindringende Lichtschimmer und vertraute Geräusche aus den Nebenräumen machen deutlich: „Wir Eltern sind da!"

- Manche Kinder im Vorschulalter wollen abends ständig aus dem Bett aufstehen und noch etwas essen oder trinken. Hier sollten Sie klare Grenzen setzen. Ein konsequentes Verhalten der Eltern ist nicht nur wichtig für den Schlaf des Kindes, sondern für seine gesamte seelische Entwicklung. Eltern müssen das Gesagte auch tun: Zum Beispiel, dass sie ab einem bestimmten Zeitpunkt nicht mehr ins Kinderzimmer kommen werden, weil sie Arbeiten erledigen wollen.

- Das Schlafen im Bett der Eltern sollte eine Ausnahme sein – und keinesfalls zur Regel werden. Kommt Ihr Kind jedoch wochenlang immer wieder zu Ihnen ins Schlafzimmer, sollten Sie die Ursache herausfinden. Ist es auch tagsüber ängstlich oder hat sich sein Verhalten geändert, ist es hilfreich, sich mit dem Arzt, der es von klein auf betreut hat, oder mit Erzieherinnen im Kindergarten auszutauschen.

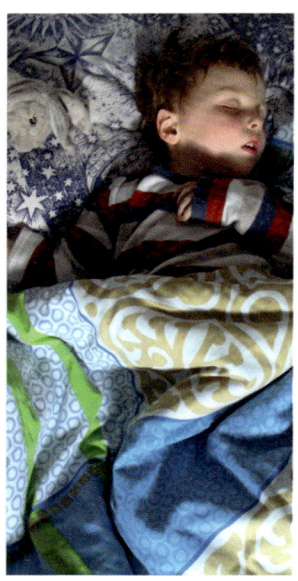

Ein regelmäßiger Tagesablauf!

Ein gleichmäßiger Tagesablauf ist die beste Voraussetzung für den gesunden Wechsel zwischen Wachen und Schlafen. Dabei sollten Sie auch den Mittagschlaf berücksichtigen, denn ein Kind im Vorschulalter, das nachmittags von zwei bis vier Uhr geschlafen hat, ist abends um sieben noch nicht müde. Und: Regelmäßige abendliche Schlafzeiten setzen regelmäßige Abendessen voraus, möglichst am frühen Abend und zusammen mit den Eltern. Auch bestimmte Abläufe rund um den Schlaf, die sich jeden Abend wiederholen, geben ihnen ein großes Maß an Sicherheit und Gelassenheit. So erfahren sie: „Nach dem Essen, Waschen oder Zähneputzen ist der Tag noch nicht zu Ende. Papa oder Mama nehmen sich dann noch Zeit für uns – zum Erzählen, Vorlesen und zum Schmusen." Das so entgegengebrachte Vertrauen hilft ihnen am besten, sich von den vielen Eindrücken des Tages zu lösen und zur Ruhe zu kommen.

Schlafstörungen im Schulalter gehen häufig auf zu hohen Medienkonsum zurück. Achten Sie deshalb darauf, dass Ihr Kind tagsüber ausreichend körperliche Bewegung hat und abends nicht zu lange vor dem Fernseher oder Computer sitzt. Zwischen den Tagesaktivitäten und dem Einschlafen brauchen Kinder (wie Erwachsene) einen sanften Übergang, der auf den Schlaf vorbereitet (Schlafhygiene → Seite 143).

Weniger ist oft mehr

Nie standen Kinder unter so enormem Leistungsdruck wie heute: Sie sollen einen möglichst hohen Schulabschluss erzielen, jede Menge Hausaufgaben bewältigen, zusätzlich Sport treiben, ein Musikinstrument spielen und manches mehr. Um alle Anforderungen zu erfüllen, müssen Kinder perfekt funktionieren. Doch immer mehr sind damit überfordert. Kinderpsychiater schlagen Alarm und warnen vor randvollen Terminkalendern und zu vielen Verpflichtungen.

Wenn Ihr Kind sich abends nicht entspannen und nicht einschlafen kann, ist es möglicherweise einfach überfordert. Dann sollten Sie versuchen, Stress abzumildern und Ihrem Sohn oder Ihrer Tochter mehr Auszeiten zu gönnen. Eine Sportart und/oder ein Musikinstrument sind genug. Kinder brauchen unbedingt einen Ausgleich zur Schule: Tätigkeiten, bei denen es nicht auf Leistung ankommt, Freiräume, in denen sie sich erholen und das tun können, was ihnen am meisten Freude bereitet. Deshalb ist es wichtig, dass Sie die Tage und Wochen nicht lückenlos verplanen, sondern immer auch Zeit für spontane Unternehmungen lassen. Zu den Hausaufgaben: Manche Kinder erledigen sie am liebsten gleich nach der Schule, andere brauchen erst eine längere Pause, wieder andere widmen sich ihnen vorzugsweise am frühen Abend. Wann ein Kind seine Aufgaben am besten bewältigt, hängt nicht zuletzt von seinem biologischen Rhythmus ab (→ Seite 36). Lerchen gehen sie früher an, Eulen eher später.

Reichen mehr Ruhepausen und Freiräume nicht aus, können verschiedene Entspannungsverfahren (→ Seite 174) wie zum Beispiel das Autogene Training, die Progressive Muskelentspannungen, Yoga oder ein besonderes Training zur Stressbewältigung hilfreich sein. Kinder sprechen im Allgemeinen gut auf solche Techniken an. Kinderärzte, Kinderpsychiater oder Kinderpsychologen sowie Krankenkassen bieten spezielle Kurse für Kinder an.

Das seelische Wohlbefinden stärken

Alles, was dem Wohlergehen eines Kindes dient, fördert auch seine Fähigkeit, problemlos ein- und durchzuschlafen. Ein gutes Familienklima, geprägt von Vertrauen und Zuneigung, ist von unschätzbarem Wert – nicht nur für den Schlaf, sondern für die gesamte Entwicklung des Kindes. Deshalb sollten wichtige Dinge nicht zwischen Tür und Angel geklärt werden. Vereinbaren Sie am besten regelmäßige wöchentliche Zusammenkünfte, bei denen die Kinder in Ruhe über das sprechen können, was sie beschäftigt und bewegt. Ein intensiver Austausch ist eine wichtige Voraussetzung dafür, dass Kinder sich von ihren Eltern verstanden fühlen und sich nicht innerlich von ihnen entfremden und sich zum Beispiel in virtuelle Welten zurückziehen.

Wann zum Arzt?

Ein Besuch beim Kinderarzt ist erforderlich, wenn Ihr Kind
- abends häufig länger als eine halbe Stunde

> **Tipp**
>
> ### So helfen Sie Ihrem Kind in den Schlaf:
>
> - Widmen Sie ihm jeden Abend vor dem Zubettgehen ein wenig Zeit zum Schmusen, Vorlesen und Erzählen.
>
> - Achten Sie darauf, dass es abends nicht zu lange vor dem Fernseher oder dem Computer sitzt.
>
> - Tagsüber sollte es viel Bewegung und genug Freiräume zum Spielen haben.
>
> - Verabreden Sie „Sprechstunden", in denen es in Ruhe über seine Gedanken, Wünsche und Sorgen mit Ihnen reden kann.
>
> - Sorgen Sie für einen angemessenen Übergang zwischen Tagesaktivität und Zubettgehen, am besten mit einer individuell angepassten Schlafhygiene (→ Seite 143).

zum Einschlafen braucht, nachts mehrere Male aufwacht und lange nicht wieder einschlafen kann,

- wiederholt nachts erwacht und Atemprobleme hat,
- an hartnäckigen Durchschlafstörungen leidet, nachts aufschreit oder verwirrt ist, auch tagsüber oft weint und nicht oder nur schwer zu beruhigen ist,
- morgens immer wieder müde und unausgeruht ist und lange braucht, um richtig munter zu werden,
- seine alterstypischen Aufgaben nur mit Mühe bewältigen kann und tagsüber unter Müdigkeit leidet,
- in der Schule Konzentrationsprobleme hat, gereizt, nörgelig, lustlos und überfordert wirkt.

Beim Verdacht auf Schlafapnoe oder Narkolepsie ist ebenfalls eine umgehende ärztliche Untersuchung notwendig, etwa dann, wenn Sie bei Ihrem Kind Symptome wie Schnarchen und/oder pfeifende Atemgeräusche, ständige Mundatmung, häufigen Nachtschweiß, Untergewicht, auffallende Tagesmüdigkeit oder unwillkürliche Einschlafattacken am Tag beobachten.

Sowohl die Schlafapnoe als auch die Narkolepsie können die Konzentrations- und Leistungsfähigkeit erheblich einschränken. In der Schule gelten die betroffenen Kinder oft zu Unrecht als lustlos oder faul. Darüber hinaus birgt die Narkolepsie besondere Risiken, denn plötzliche Muskelschwäche und unwillkürliche Schlafattacken können auch beim Sport(unterricht) und im Straßenverkehr auftreten und damit die Unfallgefahr erhöhen.

Manche Kinder benötigen neben ärztlicher auch psychologische Hilfe; etwa dann, wenn sie in der Schule deutlich überfordert sind, wenn sie in der Klasse eine Außenseiterrolle einnehmen, vielleicht sogar unter Mobbing oder aber am ständigen Beziehungsstress ihrer Eltern leiden. In einer Therapie können sie lernen, wie sie Belastungen besser bewältigen und wie sie sich erfolgreicher abgrenzen und durchsetzen können. Außerdem ist es in bestimmten Lebenssituationen, wie bei einer Trennung der Eltern, günstig für ein Kind, wenn es auch außerhalb der Familie Unterstützung erfährt.

Selbsthilfe: Ein Erfolg versprechender Weg

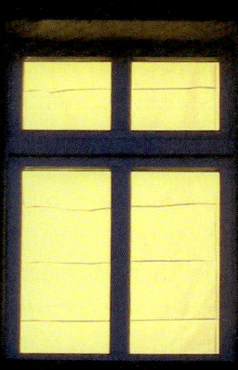

Die besten Strategien für erholsamen Schlaf

Wie gut oder schlecht wir schlafen, hängt von mehreren Faktoren ab: von der Lebensweise, der körperlichen und seelischen Verfassung, vom Schlafumfeld und nicht zuletzt von der Fähigkeit zum Entspannen. Vieles davon können wir selbst beeinflussen. Ärztliche Beobachtungen zeigen, dass sich die Schlafprobleme bei Patienten, die zur Selbsthilfe angeregt wurden, in 90 Prozent der Fälle deutlich gebessert haben.

Oft sind es kleine, alltägliche Dinge und ungünstige Gewohnheiten, die uns nachts nicht zur Ruhe kommen lassen: zu spätes Essen oder zu später Sport, zu langes Fernsehen, zu langes Arbeiten am Computer oder anregende Lektüre. Nicht alle Menschen, die an Schlaflosigkeit leiden, benötigen eine Psychotherapie. Manche schlafen bereits deutlich besser, wenn sie sich tagsüber mehr bewegen oder früher zu Abend essen, andere, wenn sie sich öfter im Freien aufhalten oder abends auf gesunde Schlafhygiene (→ Seite 143) achten. Bei wieder anderen bringen regelmäßige Entspannungsübungen, Ausdauersport, ein Schlaftagebuch oder der Besuch einer Schlafschule (→ Seite 180) den gewünschten Effekt. Allerdings: Ein Erfolg stellt sich nicht von heute auf morgen ein. Doch Selbsthilfe wirkt langfristig am besten und hat – anders als der häufige Gebrauch von Schlafmitteln – weder Risiken noch unangenehme Nebenwirkungen.

Am Tag …

Regelmäßige Rhythmen

Es mag seltsam klingen, doch es stimmt: Wie der Tag, so die Nacht. Aktivitäten und Verhaltensweisen während des Tages wirken sich auf den Schlaf in der Nacht aus, im Positiven wie im Negativen. Je regelmäßiger unser Tagesablauf ist, desto besser schlafen wir. Doch nicht nur Chaos und Unordnung ziehen unruhige Nächte nach sich, auch Monotonie und Einsamkeit. Dagegen fördert ein aktives Leben den Schlaf. Wichtig ist, dass wir die Tage, so gut es geht, strukturieren. Damit Ihre innere Uhr (→ Seite 18) wieder in den Rhythmus kommt, sollten Sie:

- jeden Morgen zur gleichen Zeit aufstehen (auch wenn Sie spät schlafen gegangen sind, schlecht geschlafen haben oder nur schwer aus dem Bett kommen),
- auch am Wochenende oder im Urlaub das Aufstehen nicht um mehr als 30 Minuten verschieben,
- die Mahlzeiten (auch Medikamente) stets zur gleichen Uhrzeit einnehmen,
- bei Ihrer Arbeit auf regelmäßige Erholungspausen achten,
- Ihre persönliche Leistungskurve beachten und wichtige Aufgaben im Leistungshoch, Routinearbeiten im Leistungstief tätigen,
- den Mittagschlaf, von maximal einer halben Stunde, immer zur gleichen Zeit halten. Wenn Sie abends lange brauchen, um in den Schlaf zu finden, empfiehlt es sich, auf die Siesta zu verzichten. Andernfalls baut sich bis zum Abend nicht genügend Schlafdruck auf, der das Einschlafen erleichtert.

Viel Licht

Helles Licht ist ein entscheidender Taktgeber für unsere innere Uhr und spielt deshalb eine herausragende Rolle für den Schlaf. Wir brauchen tagsüber Helligkeit am Auge, denn Licht macht fit

---

Tipp

Den Tag positiv beginnen

- Verweilen Sie nach dem Aufwachen einen Augenblick im Bett und richten Sie Ihre Aufmerksamkeit nicht gleich auf mögliche Sorgen, sondern bewusst auf all das, was (überwiegend) gut in Ihrem Leben ist. Es wirkt sich positiv auf Ihr Wohlbefinden aus, wenn Sie sich eine Weile darauf konzentrieren, dass Sie (hoffentlich) recht gesund und mit Ihrer Arbeits- und Lebenssituation (im Großen und Ganzen) zufrieden sind.

- Nehmen Sie sich Zeit für eine Tasse Tee oder einen frisch gebrühten Kaffee, eventuell zum Zeitungslesen oder einfach zum Durchatmen zum Zeitunglesen.

- Werfen Sie einen Blick aus dem Fenster: Freuen Sie sich über erste Sonnenstrahlen, aber hadern Sie nicht, wenn es bedeckt oder regnerisch ist.

- Machen Sie sich rechtzeitig auf den Weg zur Arbeit (vielleicht lässt sich ein kurzer Morgenspaziergang damit verbinden), damit Sie nicht hetzen müssen und bereits gestresst am Arbeitsplatz ankommen.

und fördert die Aktivität – eine wichtige Voraussetzung, damit wir abends müde werden und gut einschlafen können. Am idealsten ist Naturlicht, denn mit 2000 bis 150 000 Lux ist es selbst bei bedecktem Himmel noch wesentlich heller als künstliches Licht. Mindestens 20 Minuten sollten wir am Tag nach draußen gehen – je länger, desto besser. Die natürliche „Lichtdusche" wirkt sich nicht nur positiv auf den Schlaf und auf unsere Stimmung aus, sondern sie regt über die Haut auch die Bildung des Vitamin D an, das für die Regulierung des Kalzium- und Phosphathaushalts und die Mineralisierung der Knochen unentbehrlich ist.

Um in Innenräumen ein Minimum an Helligkeit zu bekommen, sollten sie vor allem morgens und vormittags so hell wie nur irgend möglich ausgeleuchtet sein. In der dunklen Jahreszeit können spezielle Lampen helfen, das nötige Quantum Licht zu bekommen. Eine solche Lichttherapie (→ Seite 181) eignet sich besonders für an Winterdepression (→ Seite 76) oder Schlaf-Wach-Rhythmusstörungen (→ Seite 90) leidende Menschen.

Bewegung und Sport

Bewegungsmangel zählt zu den häufigsten Ursachen des gestörten Schlafs. Wir fahren mit dem Auto zur Arbeit oder zum Einkaufen, benutzen Fahrstühle statt Treppen, sitzen tagsüber am Schreibtisch und abends vor dem Fernseher. Doch dafür sind wir nicht geschaffen. Wenn wir uns nicht regelmäßig bewegen, verkümmert unsere Muskulatur, und der Kreislauf macht bei der geringsten Anstrengung schlapp. Am Abend sind wir dann zwar müde, aber die erforderliche Bettschwere stellt sich oft nicht ein.

Mit körperlicher Aktivität, einem täglichen Spaziergang und (mäßigem) Sport bleiben wir nicht nur fit und gelenkig, sondern stärken auch unser Herz-Kreislauf- und unser Immunsystem. Zudem hebt regelmäßiger Sport die Stimmung und wirkt vorbeugend gegen (und lindernd bei bereits bestehenden) Depressionen (→ Seite 71) und Angststörungen (→ Seite 79), die fast immer von massiven Schlafstörungen begleitet sind.

Welche Sportart ist die richtige?

Wählen Sie einen Sport, der Ihnen wirklich liegt und Freude macht. Lust ist wichtiger als Leistung. Gruppensport hat für manche Menschen einen besonderen Anreiz, weil sie im Verein oder in der Laufgruppe Freunde und Bekannte treffen. Für andere bedeuten feste Termine eher (zusätzlichen) Stress. Sie wählen den Zeitpunkt gern selbst und laufen am liebsten allein los. Wichtig ist, dass das Training nicht mit zu hohem Aufwand verbunden ist. Wer jedes Mal eine halbe Stunde braucht, um in den Tennisklub oder ins Fitness-Studio zu kommen und dort vielleicht noch lange einen Parkplatz suchen muss, wird seinen sportlichen Elan wahrscheinlich bald verlieren. Dann kann ein guter Hometrainer (besonders empfehlenswert: ein Crosstrainer), ein flotter Spaziergang oder Joggen beziehungsweise Walken nach der Arbeit die bessere Alternative sein.

> **Tipp**
>
> ## Ausdauertraining bevorzugen
>
> Auf den Schlaf und die Stimmung wirkt sich mäßiges, aber regelmäßiges Ausdauertraining am günstigsten aus, zum Beispiel Laufen, Walken, Joggen, Schwimmen, Radfahren oder Crosstraining.

Wenn Sie mindestens dreimal pro Woche für jeweils 30 bis 45 Minuten trainieren, können Sie Ihre Schlafqualität nachhaltig bessern. Die beste Zeit für anstrengenden Sport ist der Morgen oder der frühe Nachmittag. Das Gleiche gilt für Schwimmen oder Saunen.

Bewegung für Sportmuffel

Wer sportlichen Aktivitäten absolut nichts abgewinnen kann, hat zahlreiche andere Möglichkeiten, sich tagsüber zu bewegen. Sie können zum Beispiel:

- den Weg von und zur Arbeit (oder zumindest einen Teil der Strecke) zu Fuß gehen,
- grundsätzlich Treppen statt Aufzüge nutzen,
- während der Arbeit so oft wie möglich aufstehen (zum Beispiel beim Telefonieren),
- zwischendurch ein paar Schritte oder kleinere Dehn- und Stretchübungen machen,
- die Mittagspause für einen kleinen Rundgang nutzen,
- jeden Tag einen flotten Spaziergang machen: morgens, mittags oder nach dem Abendessen,
- sich einen Garten zulegen, der körperliche Arbeit abfordert.

Ernährung

Auch unsere Nahrung beeinflusst den Schlaf. So können schwere Mahlzeiten, die Blähungen und andere Verdauungsbeschwerden auslösen, die nächtliche Ruhe ebenso stören wie ein Mangel an Mineralstoffen, vor allem Eisen, Kalzium und Magnesium. Viele

Menschen frühstücken wenig oder gar nicht, ernähren sich tagsüber von Häppchen, Knabbereien oder Fastfood, was nur wenig Vitamine, Mineralstoffe und Spurenelemente enthält. Abends nehmen sie eine üppige Mahlzeit zu sich, gehen ein oder zwei Stunden danach ins Bett – und warten vergeblich auf den Schlaf.

Die Hauptmahlzeiten am Tag

Die Hauptmahlzeiten sollten das Frühstück und das Mittagessen sein, denn wir benötigen die meiste Energie- und Fettzufuhr am Tag und nicht am Abend. Außerdem sind Leber und Galle nachts damit beschäftigt, den Körper zu entgiften und wertvolle Eiweißstoffe aufzubauen. Schwere oder fette Nahrungszufuhr am Abend stört diesen für unseren Organismus so wichtigen Prozess.

Trinken Sie, falls Sie frühmorgens weder Zeit noch Lust zum Essen haben, zumindest ein Glas Orangensaft vor dem Kaffee oder Tee. Gönnen Sie sich etwas später ein ausgiebiges Frühstück, am besten mit einem Stück Obst. Mittags sollten ebenfalls Obst, Rohkost, Salate, eventuell weitere ballaststoffreiche Nahrungsmittel wie Hülsenfrüchte oder Kohlgemüse auf dem Speiseplan stehen, die für das Abendessen (→ Seite 141) nicht geeignet sind.

Günstig sind auch mehrere kleine über den Tag verteilte (Zwischen-)Gerichte, zum Beispiel: ein frisch gepresster Saft, ein gemischter Salat, eine Handvoll (ungesalzener) Nüsse, ein Müsli,

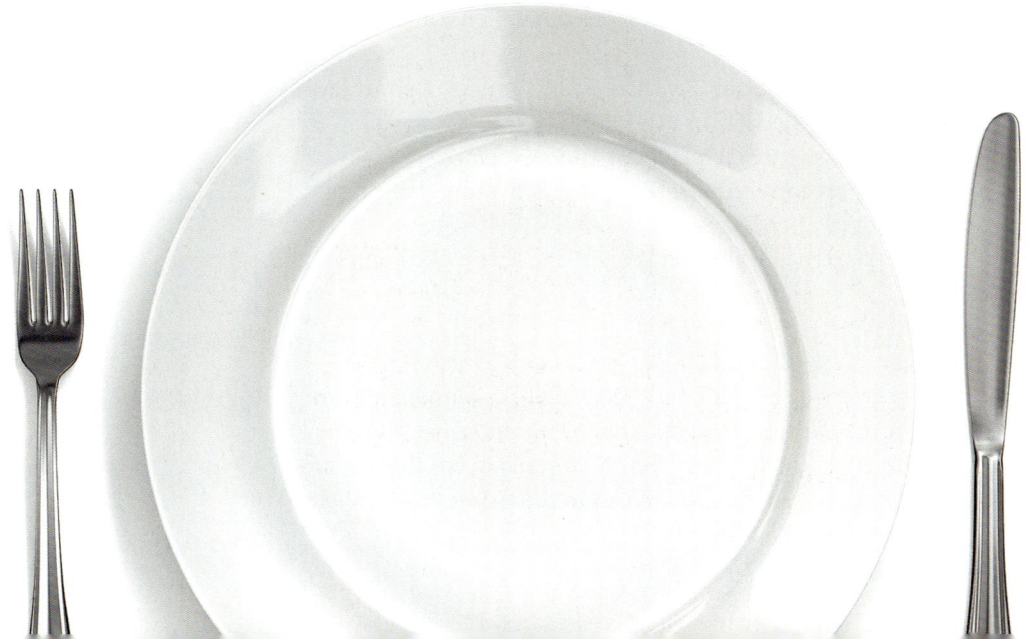

eine Portion Cornflakes mit Milch, ein Joghurt, Obst, eine Suppe, ein oder zwei Scheiben Brot, belegt mit fettarmem Käse, Tomaten, Gurken, Radieschen oder Rettich. All das ist schnell zubereitet und verhindert den abendlichen „Bärenhunger".

Wichtig ist, dass Sie bereits tagsüber ausreichend trinken: rund eineinhalb bis zwei Liter über den Tag verteilt. (Wenn Sie viel Sport treiben und/oder schwitzen, sollte es mehr sein, am besten natrium- und kaliumreiches Mineralwasser.) Grundsätzlich empfehlenswert sind Leitungs- und Mineralwasser, frisch gepresste Fruchtsäfte, Gemüsesäfte oder Apfelsaft (eventuell mit Wasser verdünnt), Kräuter- und Früchtetees, Milch und Buttermilch. Da ab der zweiten Lebenshälfte das Durstempfinden allmählich nachlässt, ist es ratsam, sich immer wieder an das Trinken zu erinnern und Getränke gut sichtbar am Arbeitsplatz und in der Wohnung zu platzieren.

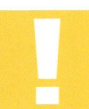

Vorsicht bei Koffein und Appetitzüglern

Stimulierende Getränke wie Kaffee und Tee, aber auch Medikamente, die Koffein enthalten, erschweren häufig das Einschlafen. Probieren Sie aus, wann Sie die letzte Tasse Kaffee oder Tee trinken können, ohne stundenlang wach zu liegen. Die Grenze liegt oft bei 15 oder 16 Uhr, gelegentlich aber auch schon bei 14 Uhr. Mehr als insgesamt vier Tassen Kaffee über den Tag verteilt sollten es nicht sein, da zu viel Koffein nervös und unruhig machen und damit den Schlaf stören kann.

Manchmal hat Kaffee allerdings eine paradoxe Wirkung – und begünstigt den Schlaf. Das ist öfters bei niedrigem Blutdruck der Fall sowie bei älteren Menschen, die unter Durchblutungsstörungen im Gehirn leiden.

Meiden Sie Appetitzügler. Die darin enthaltenen Substanzen regen das Nervensystem an und können schwere Schlafstörungen auslösen.

Auch manche Grippemittel enthalten Wirkstoffe, die sich vom anregenden Ephedrin ableiten. Verzichten Sie auf solche Mittel und erkundigen Sie sich in der Apotheke nach möglichen Alternativen.

Gelassenheit im Stress

Noch nie waren Konkurrenz-, Zeit- und Perfektionsdruck, Lärm, Reiz- und Informationsüberflutung so hoch wie heute. Immer mehr Menschen stehen ständig unter Strom und kommen weder tagsüber noch am Abend zur Ruhe.

Bestimmte Stressfaktoren können wir weder verhindern noch beeinflussen. Wir wissen nicht, ob wir irgendwann den Arbeitsplatz oder den Lebensgefährten verlieren, ob Aktien und Zinsen steigen oder fallen, ob die Sozialsysteme funktionsunfähig und gesundheitliche Leistungen unbezahlbar werden. Umso wichtiger ist, dass wir unsere individuellen Stressoren genauer betrachten, unnötige Belastungen vermeiden und solche, die unumgänglich sind, mit geringerem energetischem Aufwand bewältigen.

Studien belegen, dass zwei Drittel der Schlechtschläfer wieder zu erholsamer Nachtruhe finden, wenn sie die Schlafprobleme im Kontext mit ihrer individuellen Lebenssituation betrachten – und angehen. Oft liegt die Ursache stressbedingter Schlaflosigkeit in uns selbst, etwa in ausgeprägtem Perfektionismus, hohen Ansprüchen an uns und an andere, einer schlechten Zeitplanung, überzogenen Ängsten oder in der Annahme, dass wir etwas Wichtiges verpassen, wenn wir unseren Medienkonsum einschränken oder nicht ständig erreichbar sind. Dabei können wir:

- das Telefon abstellen, wenn wir nicht gestört werden wollen,
- lernen, wichtige von unwichtigen Informationen zu unterscheiden,
- weniger Zeit vor dem Fernseher oder am PC verbringen,
- unfruchtbare Diskussionen abbrechen,
- unzumutbare Erwartungen ablehnen,
- unsere Termine großzügiger planen,
- unsere Freizeit nur mit Menschen verbringen, in deren Gegenwart wir uns wohlfühlen,
- unseren Arbeitstag besser strukturieren,
- uns nicht mit Arbeit überhäufen lassen, sondern lernen, Nein zu sagen,
- Gelassenheit üben, wenn wir im Stau stehen, statt nervös auf das Lenkrad zu trommeln oder Aggressionen gegen andere Verkehrsteilnehmer zu entwickeln, die anscheinend das zügige Vorankommen behindern (besser: ruhig durchatmen, aus dem Fenster schauen und den erzwungenen Stopp so für eine kurze Erholung nutzen),

- vom Auto auf ein öffentliches Verkehrsmittel umsteigen, wenn wir Fahrten in der Stoßzeit als nervenraubend empfinden,
- versuchen, in mancherlei Hinsicht unsere Lebenseinstellung zu ändern und zum Beispiel zu akzeptieren, dass es weder perfekte Gesundheit noch vollkommenes Glück oder dauerhafte Sicherheit gibt – kurz: dass nicht alles, was geschieht, in unserer Macht liegt, ein erfülltes Leben aber trotzdem möglich ist.

All das lässt sich nicht von heute auf morgen realisieren und ist manchmal auch mit spürbaren Nachteilen verbunden, etwa wenn die Fahrt zur Arbeit mit Bus oder Bahn unbequemer ist und länger dauert als mit dem Auto. Doch auf Dauer schont es die Nerven, fördert die innere Ruhe – und damit auch den Schlaf.

Manche Menschen neigen stärker als andere zu Skepsis und Misstrauen. Sie richten ihre Wahrnehmung besonders auf die negativen oder schwierigen Aspekte des Lebens. Ein klassisches Beispiel sind Urlaubsberichte von Partnern: Während der eine in Erinnerungen an Sonne und Erholung schwelgt, klagt der andere über die ungewohnte Küche, ein paar Regentage oder die Reifenpanne auf der Rückfahrt. Wieder andere steigern sich so sehr in düstere Zukunftsvisionen hinein, bis die berüchtigte sich selbst erfüllende Prophezeiung tatsächlich eintritt. All das erhöht die innere Anspannung und behindert am Abend den Schlaf. Durch regelmäßiges Üben können aber selbst die größten Pessimisten lernen, ihren Blick stärker auf die angenehmen und erfreulichen Seiten des Lebens zu lenken.

Oasen der Ruhe

Je öfter wir uns tagsüber entspannen, desto besser gelingt es uns am Abend. Da wir Rhythmuswesen sind, die nicht nur nachts (→ Seite 11), sondern auch am Tag im 90-Minuten-Takt schwingen, wäre es optimal, alle 90 Minuten eine fünfminütige Pause einzulegen. Gönnen Sie sich im hektischen Getriebe des Alltags möglichst oft kleine Momente zum Durchatmen und Ausspannen. Betrachten Sie Pausen nicht als Zeitverschwendung, sondern als Ruheinsel, auf der Sie neue Energie tanken.

Für kleine Entspannungsübungen reichen bereits wenige Minuten aus. Wichtig ist, dass Sie dabei bewusst abschalten, sich auf Ihre Atmung konzentrieren und damit den unaufhörlichen Gedankenstrom unterbrechen. Nur einfach aus dem Fenster schauen, die Beine hochlegen und dabei an Arbeit und Termine denken, bringt nicht den gewünschten Effekt.

So lässt sich (Alltags-)Stress besser meistern

- Versuchen Sie, Ihre Aufmerksamkeit in allen Lebensbereichen auf das Wesentliche zu konzentrieren. Halten Sie sich nicht unnötig mit nebensächlichen Dingen auf, nutzen Sie Freiräume zur Muße und Entspannung.

- Dämmen Sie die Informationsflut am Arbeitsplatz und im Privatleben ein – so gut es geht.

- Erstellen Sie am Morgen (oder bereits am Vortag) eine Liste mit den verschiedenen Aufgaben des Tages, und planen Sie die notwendige Zeit dafür ein. Aber lassen Sie genug Spielraum für Unvorhersehbares – und für regelmäßige Verschnaufpausen.

- Erledigen Sie wichtige Dinge möglichst umgehend, statt sie immer wieder vor sich herzuschieben. Pflichten, die ständig verdrängt und ins Unbewusste verschoben werden, können Missstimmungen auslösen, deren Ursache oft kaum noch nachvollziehbar ist.

- Teilen Sie Ihre Arbeit in einzelne Abschnitte ein, die Sie Zug um Zug erledigen, statt immer den gesamten Berg zu betrachten, der noch vor Ihnen liegt.

- Überlegen Sie, welche beruflichen und privaten Aufgaben Sie selbst erledigen müssen und welche Sie an andere delegieren können. Setzen Sie Ihre Erkenntnis konsequent in die Tat um – und vermeiden Sie Rückfälle.

- Möglicherweise können Ihnen Gespräche mit kompetenten Kollegen oder ein Coaching helfen, Anforderungen und Probleme am Arbeitsplatz besser zu bewältigen. Für die einen sind Teams, die sich regelmäßig treffen und ihre Erfahrungen untereinander austauschen (Intervisionsgruppen) oder von Fachleuten angeleitete Gruppen (Supervisionsgruppen) eine große Entlastung. Andere dagegen empfinden sie als anstrengend und unproduktiv. Finden Sie heraus, ob solche Gruppentreffen eher hilfreich oder nutzlos für Sie sind.

- Gönnen Sie sich nicht nur den Urlaub, sondern auch das eine oder andere Wochenende als regelmäßige Auszeit, in der Sie nur das tun, wonach Ihnen wirklich zumute ist.

- Scheuen Sie sich nicht, fachliche Hilfe in Anspruch zu nehmen, wenn Sie Probleme oder Lebenskrisen nicht allein und auch nicht mit Unterstützung nahestehender Menschen bewältigen können. Ein erster Schritt kann die Teilnahme an einem Stressbewältigungstraining sein. Niedergelassene Psychologen, Krankenkassen, Volkshochschulen und Gesundheitszentren bieten Kurse an, in denen ein gelassener Umgang mit Stressoren gelernt wird. Zeigt das nicht den gewünschten Erfolg, empfiehlt sich eine individuelle Therapie in einer auf Stressbehandlung spezialisierten psychologischen Praxis.

Versuchen Sie bei den folgenden Übungen, Ihre Gedanken kommen und gehen zu lassen. Lenken Sie Ihre Aufmerksamkeit immer wieder auf Ihren Atem und Ihre Entspannung zurück:

- Setzen Sie sich gerade hin und legen Sie die Hände über den Bauch. Atmen Sie langsam durch die Nase ein, halten Sie die Luft kurz an und atmen Sie durch den Mund noch langsamer wieder aus. Sie können den Atem auch mit einer inneren Notiz begleiten: Sagen Sie „einatmen" und „ausatmen". Wiederholen Sie die Übung mindestens fünfmal hintereinander – mehrfach am Tag, am besten alle 90 Minuten.
- Nehmen Sie die Droschkenkutscherhaltung ein: Lassen Sie Kopf und Arme hängen und Ihre Gedanken dabei kommen und gehen, ohne sie festzuhalten.
- Machen Sie (falls möglich, bei geöffnetem Fenster) einige Dehnübungen. Recken und strecken Sie sich und atmen Sie dabei tief durch.
- Gehen Sie kurz durchs Haus, um den Block oder über das Betriebsgelände (gegebenenfalls mit einem leeren Aktenordner (→ Seite 41).
- Eine Kurzfassung der Progressiven Muskelrelaxation (→ Seite 177) lenkt Sie vom Alltagsstress ab und lockert gleichzeitig bestimmte Muskelgruppen.
- Hilfreich sind beruhigende Sätze wie „Ich bleibe ruhig und gelassen" oder „Ich bin ganz entspannt", die Sie oft innerlich wiederholen.

Tipp

Beim Warten entspannen

Versuchen Sie, Wartezeiten grundsätzlich als Ruhe- und Entspannungsphasen zu nutzen – egal ob im Wartezimmer beim Arzt, bei Behörden, auf Bahn- oder Flughäfen. Betrachten Sie sie als Gelegenheit, um Ihre innere Ruhe zu trainieren, zum Beispiel mit Sätzen wie: „Ich bleibe trotzdem ganz entspannt", oder mit Atem- und Muskelentspannungsübungen, die niemand außer Ihnen bemerkt.

Die hohe Kunst der Entspannung beherrscht, wer es schafft, im Supermarkt, am Bahn- oder Postschalter ab und zu bewusst die längste Schlange vor den Kassen zu wählen. Das erspart nicht nur den Ärger darüber, dass es in anderen Reihen (wie so oft) schneller geht, sondern schafft ein kleines Zeitpolster zum Durchatmen und Abschalten, Entspannen oder einfach zum Nichtstun.

Am Abend ...

Der Wechsel von Aktivität zur Ruhe ist ein sehr empfindlicher Prozess. Wer bis in den späten Abend hinein am Computer arbeitet, Konflikte in Partnerschaft oder Familie austrägt, am Fernseher eine lebhafte politische Diskussion oder einen spannenden Krimi verfolgt, wird in aller Regel nicht kurz darauf problemlos einschlafen. Zwischen Aktivität und Schlaf brauchen wir eine Übergangsphase, in der Stress, Hektik, Ärger, Anforderungen und Probleme langsam in den Hintergrund treten.

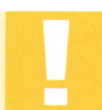

Schlafkiller: Alkohol und Nikotin

Vorsicht ist angesagt bei Alkohol-, Zigaretten- oder Zigarrenkonsum. Nikotin ist eine anregende Substanz, die den Schlaf erheblich beeinträchtigen kann.

Alkoholische Getränke können sowohl beruhigend als auch belebend wirken: Was die einen müde macht, hat bei anderen einen gegenteiligen Effekt. Grundsätzlich kann Alkohol (insbesondere Rotwein oder Bier) zwar entspannen und das Einschlafen erleichtern, doch insbesondere bei Müdigkeit können bereits geringe Mengen anregen. Außerdem behindert Alkohol das Durchschlafen und damit die nächtliche Erholung, denn er bringt den natürlichen Wechsel von Tief- und Traumschlafphasen durcheinander.

Hin und wieder ein Glas Bier oder Wein (am besten zu den Mahlzeiten) ist für gesunde Menschen kein Problem. Vermeiden Sie aber täglichen Alkoholkonsum und vor allem: Betrachten Sie ihn auf keinen Fall als Schlafmittel – nicht nur weil er das Durchschlafen erschwert, sondern auch wegen der Gefahr der Abhängigkeit und Dosissteigerung.

Da Frauen weniger Alkohol vertragen als Männer, sollten Sie höchstens ein halbes Glas Wein pro Tag trinken. Das Gleiche gilt für Ältere, denn mit den Jahren sinkt die Toleranzschwelle. Vom gleichzeitigen Konsum von Alkohol und Arzneimitteln, auf die viele Menschen jenseits der sechzig angewiesen sind, ist ohnehin abzuraten.

Es gibt mehrere Möglichkeiten, den Abend so zu gestalten, dass er den Schlaf fördert, statt ihn zu stören. Dazu zählen rechtzeitige Mahlzeiten, mäßige Bewegung, Entspannung, Tagebuchaufzeichnungen, ruhige Gespräche mit vertrauten Menschen. Ein Aspekt allein führt nicht unbedingt zum Erfolg. Wichtiger ist das harmonische Zusammenspiel mehrerer Faktoren.

Abendessen

Essen Sie möglichst gegen 18 Uhr, spätestens jedoch um 19 Uhr zu Abend. Optimal für die Verdauung – und damit für den Schlaf – ist es, wenn Sie die letzte Hauptmahlzeit vier Stunden vor dem Zubettgehen beendet haben. Weniger als drei Stunden sollten es auf keinen Fall sein, weil sonst die Verdauungsorgane nachts Schwerstarbeit leisten müssen und der Schlaf behindert wird.

Nur wer tagsüber schwere körperliche Arbeiten verrichtet, benötigt auch am Abend eine kalorienreiche Mahlzeit. Für alle anderen empfiehlt sich ein Schlummermahl, das der Devise „leicht, warm und wenig" folgt. Finden Sie heraus, welche Speisen abends für Sie am bekömmlichsten sind, denn was bei den einen den Schlaf fördert, kann ihn bei anderen stören.

Je später Sie essen, desto leichter sollte die Mahlzeit sein. Gut geeignet sind Suppen (außer Bohneneintopf), fettarmer Fisch oder mageres Fleisch, Reis, Nudeln, Kartoffeln, Gries- oder Reisbrei und

Macht Dinner Cancelling Sinn?

Ob der häufig in den Medien erwähnte Verzicht auf das Abendessen tatsächlich positive Auswirkungen auf den Organismus hat, ist in der Fachwelt umstritten – und wissenschaftlich bislang nicht eindeutig belegt. Anti-Aging-Mediziner sprechen sich für das Dinner Cancelling aus, denn es soll die nächtliche Produktion des Wachstumshormons (HGH → Seite 22) und des Schlafhormons Melatonin (→ Seite 20) anregen, die Immunabwehr stimulieren, das Gedächtnis stärken, Haut und Bindegewebe straffen und – nicht zuletzt – den Schlaf deutlich verbessern.

Andere Mediziner und Schlafexperten stehen dem Dinner Cancelling dagegen sehr skeptisch gegenüber, da der Nahrungsverzicht am Abend negative Folgen wie zum Beispiel eine Unterzuckerung (Hypoglykämie) haben kann. Statt der abendlichen „Zwangsdiät" empfehlen sie eine leichte, warme Mahlzeit, möglichst drei bis vier Stunden vor dem Schlafengehen.

Schlafstörende Speisen und Getränke – eine Übersicht

- Gemüse aus der Familie der Kreuzblütler. Dazu zählen: sämtliche Kohlarten (Weißkohl, Rotkohl, Grünkohl, Blumenkohl, Rosenkohl, Brokkoli, Kohlrabi), aber auch Senf, Rettich, Radieschen, Kresse und Raps,
- Gemüse aus der Allium-Familie wie Knoblauch, Zwiebeln, Schalotten, Lauch und Lauchzwiebeln,
- Hülsenfrüchte wie Soja, Bohnen, Erbsen und Linsen,
- Rohkost aller Art mit Ausnahme von Bananen,
- fettes Fleisch,
- frittierte und gebratene Speisen (zum Beispiel Bratkartoffeln oder Pommes frites),
- frisches Brot,
- Kaffee,
- schwarzer Tee,
- Alkohol (vor allem Weißwein und Sekt, aber grundsätzlich alle alkoholischen Getränke),
- stark gewürzte Gerichte,
- Nahrungsmittel, die reichlich Kohlenhydrate enthalten,
- zu heiße oder zu kalte Speisen oder Getränke.

Da die oben angeführten Gemüsesorten und Rohkostarten sehr gesund sind, sollten Sie häufig auf dem Speiseplan stehen, jedoch mittags und nicht am Abend. Sie erzeugen Darmgase, die den Verdauungstrakt nachts belasten.

Fische wie Hering, Lachs, Makrele und Sardine sind zwar wegen der darin enthaltenen Omega-3-Fettsäuren ebenfalls sehr gesund, aber für den Abend zu fett – was die Entgiftungsarbeit von Leber und Galle während des Schlafs behindert. Für das Mittagessen sind sie bestens geeignet.

vor allem gegartes Gemüse wie etwa Fenchel, Möhren, Paprika, Spinat oder Zucchini. Tiefkühlgemüse kann durchaus eine gute Wahl sein: besonders im Winter oder wenn Sie nur wenig zum Kochen haben. Es enthält zwar nicht so viele Vitamine wie Früchte, die gerade aus dem Garten kommen, aber oft mehr als solche, die schon einige Tage im Regal des Supermarkts lagern.

Verzichten Sie ab 18 Uhr auf jeden Fall auf fette, scharf gewürzte, blähende und schwer verdauliche Speisen. Dazu zählen nicht nur fettes Fleisch und fetter Fisch, sondern auch Rohkost wie Salate oder Obst (einzige Ausnahme: Bananen), sämtliche Kohlarten, Zwiebeln, Knoblauch, Hülsenfrüchte und Vollkornprodukte.

Lässt sich ein spätes Abendessen nicht umgehen, sollte es möglichst wenig Kohlenhydrate enthalten, da drei bis vier Stunden nach der Aufnahme von Kohlenhydraten Insulin im Blut zirkuliert, wodurch der Abbau von Fett gehemmt wird.

Ebenso wie die Mahlzeiten sollten Sie auch den größten Teil der Flüssigkeit tagsüber und nicht am Abend zu sich nehmen. Wenn Sie nach 19 Uhr noch viel trinken, kann das verstärkten nächtlichen Harndrang und damit häufiges Erwachen auslösen.

Bewegung – mäßig, aber regelmäßig

Entgegen früheren Auffassungen stört Sport am Abend nicht generell den Schlaf. Eine bundesweite Studie hat gezeigt, dass Menschen, die abends moderaten Sport treiben, besser schlafen. Dagegen kann schweißtreibendes Training den Kreislauf anregen und das Einschlafen verzögern.

Ob Sport als moderat oder als exzessiv empfunden wird, hängt von der Kondition ab. Der eine kann am frühen Abend noch ins Fitnessstudio gehen, die andere allenfalls noch eine halbe Stunde walken. Probieren Sie aus, wie viel Abstand Sie zwischen Sport und Schlaf benötigen. Manche Menschen brauchen dafür vier bis sechs Stunden, andere vertragen mäßigen Sport etwa auf dem Crosstrainer, Walken, Gymnastik oder leichtes Krafttraining noch bis zu zwei Stunden vor dem Zubettgehen.

Schlafkultur – die beste Vorbereitung auf die Nacht

Das Einstimmen auf die Nachtruhe wird oft als Schlafhygiene bezeichnet. Der Begriff „Schlafkultur" ist zutreffender, da es darum geht, abends eine Kultur zu entwickeln, die unser körperliches und seelisches Wohlbefinden steigert, nicht aber als Pflicht erlebt wird.

Lassen Sie den Tag ruhig ausklingen: Über Probleme in Partnerschaft, Familie oder Beruf sollten Sie möglichst am frühen, nicht erst am späten Abend sprechen. Selbiges gilt für anstrengende oder lästige Aufgaben im Haushalt. Planen Sie nach der Erledigung dieser mindestens eine halbe Stunde ein, während der Sie sich von Tageseindrücken und -erlebnissen lösen und sich seelisch auf die Nachtruhe vorbereiten (→ Kasten Seite 144).

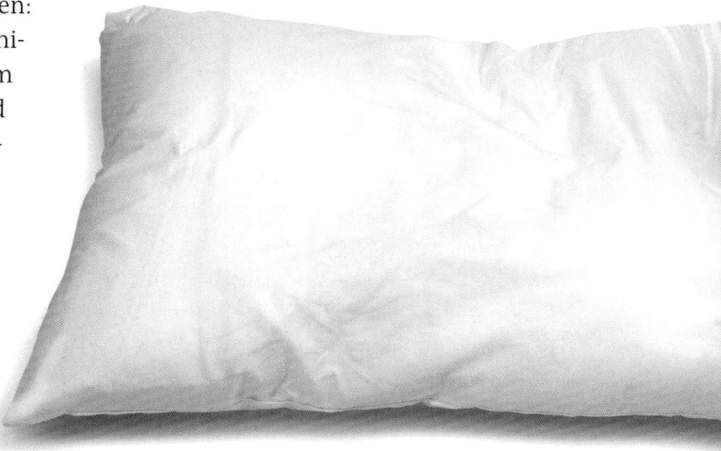

Tipp

Schlafrituale entwickeln

Bestimmte abendliche Rituale wirken beruhigend und sind gute Wegbereiter für erholsamen Schlaf. Eine Übersicht:

- Machen Sie möglichst nach dem Abendessen einen halbstündigen (oder längeren) Spaziergang. Denn: Er fördert die Verdauung und das Abschalten.

- Führen Sie ein Schlaftagebuch. Notieren Sie, wie Sie den vergangenen Tag erlebt haben und was Sie sich für den kommenden Tag vornehmen. Lassen Sie Ihren Gefühlen freien Lauf: Sie werden umso besser einschlafen, wenn Sie niedergeschrieben haben, was Ihnen auf der Seele liegt, und das Tagebuch anschließend zur Seite legen.

- Wenn Sie immer wieder bestimmte Ängste oder Konflikte quälen, kann ein „Sorgensessel" hilfreich sein. Suchen Sie ihn auf, um sich dort in Ruhe damit auseinanderzusetzen. Auf diese Weise binden Sie belastende Gedanken an einen bestimmten Ort, statt sie mit ins Bett zu nehmen. Gehen Sie dabei dem Kern des Problems auf den Grund: Worin besteht es genau? Was ist das Schlimmste daran? Welches Ziel habe ich? Wie kann ich es erreichen? Falls keine (schnelle) Lösung möglich ist, können Sie immer noch Ihre Einstellung und Ihre Gefühle ändern. Manche Probleme lassen sich beseitigen, andere entziehen sich unserer Einflussnahme. Versuchen Sie, die unabänder-

lichen Wechselfälle und Widrigkeiten des Lebens zu akzeptieren und dabei möglichst gelassen zu bleiben.

- Lassen Sie abends innerlich alles los, worauf Sie mit Ärger, Angst oder Enttäuschung reagieren, und lenken Sie Ihre Aufmerksamkeit verstärkt auf die angenehmen und beruhigenden Aspekte in Ihrem Leben. Ein Tipp aus der „Positiven Psychologie", einer noch recht jungen Fachrichtung, die gezielt an den persönlichen Stärken ansetzt, lautet: Schreiben Sie jeden Abend drei Dinge auf, die Sie im Lauf des Tages als positiv erlebt haben. Das soll den Blick für die guten Seiten des Lebens schärfen, Ausgeglichenheit, Zufriedenheit und Entspannung fördern – Grundvoraussetzungen also für erholsamen Schlaf.

- Lernen Sie eine Entspannungsmethode (→ Seite 174) und wenden Sie sie regelmäßig an. Schon eine Viertelstunde (zum Beispiel vor dem Schlafengehen) erleichtert das Abschalten und das Einschlafen.

- Gutenachtmusik: Hören Sie vor dem Zubettgehen etwa 30 Minuten lang leise, sanfte Musik. Klassik ist ebenso geeignet wie CDs mit spezieller Entspannungsmusik.

- Gönnen Sie sich Zeit für entspanntes Zusammensein mit dem/der Lebenspartner(-in) oder für ein Telefonat mit Menschen, die Ihnen nahestehen.

- Wählen Sie beruhigende Abendlektüre. Verzichten Sie auf alles, was Sie aufwühlt oder geistig zu sehr anregt.

- Lauwarmes Duschen und warme Vollbäder: Unmittelbar vor dem Schlafengehen empfiehlt sich eine lauwarme Dusche oder ein 10- bis 15-minütiges Wannenbad von circa 36 bis 38 Grad Celsius (wärmer sollte es nicht sein). Sie können, falls Sie keine Allergien haben, Badezusätze aus Kamille, Lavendel, Baldrian, Melisse, Heublumen oder Lindenblüten hinzufügen. Die beruhigende Wirkung geht aber weniger auf die ätherischen Öle dieser Substanzen, sondern mehr auf die Entspannung zurück, die sich beim Liegen im warmen Wasser einstellt. Allerdings können Vollbäder den Organismus auch belasten. Fragen Sie, falls Sie an Herzschwäche, hohem Blutdruck oder an einer Venenerkrankung leiden, Ihren Arzt, ob Bäder überhaupt für Sie geeignet sind.

- Ansteigende Fußbäder sind besonders wohltuend, wenn Sie oft kalte Füße haben (mit denen Sie nicht zu Bett gehen sollten). Stellen Sie Ihre Füße in eine Schüssel mit Wasser, das ungefähr 34 Grad Celsius warm ist. Nach und nach fügen Sie sehr heißes Wasser hinzu. Nach ungefähr 20 Minuten sollte die Temperatur auf rund 40 Grad angestiegen sein. Mit einem speziellen Wasserthermometer können Sie den allmählichen Temperaturanstieg beobachten.

- Kalte Armbäder beruhigen Herz und Kreislauf und dauern ungefähr 10 bis 30 Sekunden an.

- Wassertreten und Kniegüsse: Einige Minuten Wassertreten in kaltem Wannenwasser können ebenso gegen Einschlafprobleme helfen wie Kniegüsse. Dabei führen Sie einen kalten Wasserstrahl von der Außenseite des Fußes langsam bis zum Knie und an der Innenseite wieder hinab. Nach zwei Durchgängen massieren Sie beide Füße mit dem Strahl. Danach die Beine nicht abtrocknen, sondern lediglich mit den Händen abstreifen.

- Der ideale Schlummertrunk: Lösen Sie einen Esslöffel Honig in einem Viertelliter warme Milch auf und trinken Sie sie schluckweise, bevor Sie schlafen gehen.

- Gehen Sie erst zu Bett, wenn Sie wirklich schläfrig sind. Warten Sie gegebenenfalls eine halbe oder eine Stunde, bis sich die nötige Bettschwere einstellt. Da unser Organismus in einem 90-Minuten-Rhythmus schwingt, in dem sich Ruhe- und Aktivitätsphasen abwechseln, ist es wenig sinnvoll, wenn Sie versuchen, zum falschen Zeitpunkt zu schlafen.

Nützlich: Ein Schlafprotokoll

Ein Schlafprotokoll liefert wichtige Hinweise auf das Schlafverhalten. Notieren Sie zwei Wochen lang jeden Tag die folgenden Punkte: wann Sie zu Bett gehen, wie lange Sie zum Einschlafen brauchen, wie häufig und wie lange Sie nachts wach liegen, was Sie während der Wachphasen tun, wann Sie morgens aufstehen, wie lange Sie insgesamt geschlafen haben und wie Sie sich beim Aufstehen fühlen. Anhand dieser Eintragungen lässt sich zunächst prüfen, ob die subjektiven Beschwerden mit den objektiven Angaben übereinstimmen. Sollten sich die Befürchtungen bestätigen, ist das Schlafprotokoll eine gute Vorbereitung für den dann notwendigen Arztbesuch (→ Seite 162), denn es enthält wichtige Informationen für die Diagnose und für eine effektive Therapie.

Rufen Sie sich noch einmal die folgenden Punkte ins Gedächtnis, bevor Sie mit den Eintragungen beginnen:

- Sie haben keine Einschlafstörung, wenn Sie circa 30 Minuten brauchen, um einzuschlafen.
- Nächtliches Erwachen ist kein Anlass zur Sorge, wenn es nicht öfter als drei- bis viermal pro Nacht erfolgt und Sie jeweils nicht länger als eine Viertelstunde wach liegen.
- Eine behandlungsbedürftige Störung liegt erst dann vor, wenn die Beschwerden seit vier Wochen und an mindestens drei Tagen in der Woche bestehen.
- Es gibt keine Norm für die richtige Schlafdauer. Wie viel Schlaf Sie pro Nacht brauchen, hängt von Ihren individuellen Bedürfnissen und von Ihrem Schlaftyp (→ Seite 34) ab. Entscheidend ist, ob Sie sich tagsüber ausgeruht, fit und leistungsfähig fühlen oder müde, erschöpft und antriebsarm sind.
- Ein Morgentief ist natürlich. Akzeptieren Sie es. Nur wenige Menschen springen sofort nach dem Aufwachen gut gelaunt und voller Energie aus dem Bett. Planen Sie deshalb eine Phase ein, in der Sie richtig wach sind und zu sich kommen können. Gähnen Sie ausgiebig, strecken und räkeln Sie sich, stehen Sie nicht zu schnell auf und bleiben Sie noch einen Moment auf dem Bettrand sitzen. Starten Sie auf keinen Fall mit Hektik in den Tag.
- Auf eine gute Nacht folgt nicht selten eine schlechtere – und umgekehrt. Wenn Sie mehrere Nächte hintereinander schlecht geschlafen haben, sollten Sie auf den Mittagschlaf verzichten. Gehen Sie ausnahmsweise entweder später ins Bett oder stehen Sie früher als gewohnt auf, wodurch der Schlafdruck wächst, sodass Sie besser ein- und durchschlafen.

- Wenn Sie sich immer beim Aufwachen müde und zerschlagen fühlen, können Sie den Wecker entweder eine halbe Stunde vor- oder zurückstellen, damit Sie aus einer Leichtschlaf- oder REM-Phase und nicht aus dem Tiefschlaf (→ Seite 12) erwachen.

In der Nacht ...

Gestalten Sie Ihre Schlafumgebung so, dass Sie sich wohl und behaglich darin fühlen. Gesund und schlaffördernd sollte sie sein, ist sie auch zum Träumen schön, umso besser. Wählen Sie möglichst den ruhigsten Raum der Wohnung, damit Sie nachts nicht durch Straßenlärm und andere Außengeräusche geweckt werden. Dunkeln Sie das Fenster gut gegen störende Lichtquellen von außen ab. Nutzen Sie den Raum nach Möglichkeit nur zum Schlafen, für eine Lieblingsbeschäftigung oder als Ruhezone, in die Sie sich auch tagsüber zurückziehen können. Wer beim Betreten des Schlafzimmers an unerledigte Akten, Bügelwäsche oder andere Aufgaben erinnert wird, assoziiert seine Schlafumgebung mit Pflichten. Steht Ihnen nur ein Raum als Schlaf-, Wohn- oder Arbeitszimmer zur Verfügung, sollten Sie ihn abends unbedingt gut aufräumen und in einen Ort der Entspannung verwandeln.

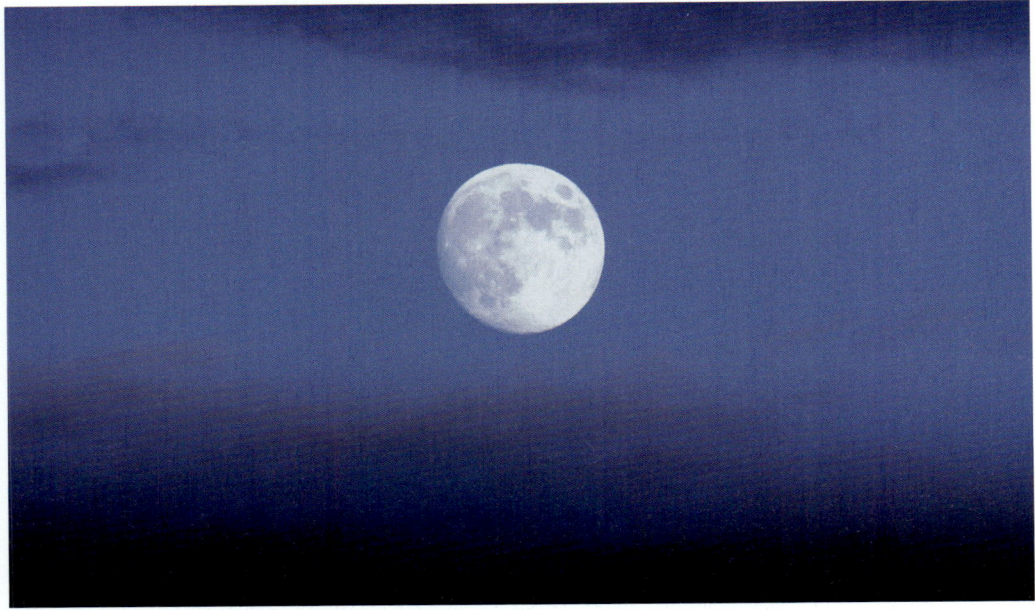

Die richtige Raumtemperatur

Das Schlafzimmer sollte weder zu kalt noch zu warm sein. Am günstigsten ist eine Raumtemperatur, die bei circa 18 Grad Celsius, nicht aber unter 16 Grad liegt. Viele ältere Menschen sind noch mit der Devise „Kalt schlafen ist gesund" aufgewachsen, die die Schlafforschung längst widerlegt hat. Gerade mit zunehmendem Alter hat der Körper ein deutlich größeres Wärmebedürfnis als in jüngeren Jahren – die Temperatur darf auch auf 20 Grad klettern.

Achten Sie besonders während der kalten Jahreszeit darauf, dass der Schlafraum nicht zu sehr auskühlt. Das Bett sollte möglichst an der wärmsten Wand und nicht zu nahe am Fenster stehen. Sowohl ein zu kaltes als auch ein zu warmes Bettklima sind ungünstig: Frieren behindert das Einschlafen. Ist es dagegen im Bett zu warm, geraten wir während des Schlafs leicht ins Schwitzen.

Ein Problem sind geschlechtsspezifische Vorlieben: Männer bevorzugen oft einen kühleren Schlafraum, Frauen dagegen einen wärmeren, weil sie leichter frieren. Eine Lösung können mittlere Temperaturen sein, das abwechselnde Schlafen mit geöffnetem oder geschlossenem Fenster, zurückgeschalteter oder etwas aufgedrehter Heizung. Lässt sich kein Kompromiss erzielen, helfen nur getrennte Schlafzimmer.

Ausreichend Raumfeuchtigkeit

Die ideale Feuchtigkeit liegt – in sämtlichen Wohnräumen – bei circa 50 Prozent. Luftbefeuchter sind in der Regel überflüssig. Gesunde Luftverhältnisse lassen sich gut durch gründliches Lüften erzielen, das sogenannte Stoßlüften: Öffnen Sie das Schlafzimmerfenster zweimal am Tag weit, rund zehn Minuten am Morgen nach dem Aufstehen und ein zweites Mal ebenso lange unmittelbar vor dem Schlafgehen. Das gewährleistet einen gründlicheren Luftaustausch als stundenlange Kippstellung.

Ein Schlafzimmer für sich allein?

Manche Paare entscheiden sich aus erotischen Gründen, öfter allein zu schlafen, um Alltagsroutine in der Partnerschaft zu vermeiden. Für andere ist das gemeinsame Bett ein Ort der Intimität, den sie um keinen Preis missen möchten. Wieder andere genießen es, abends eine Zeit lang im Bett zusammen zu sein, gehen im

Schlaf aber lieber getrennte Wege und treffen morgens in dem
einen oder anderen Bett wieder zusammen. Welche Variante zu
welchem Zeitpunkt die beste ist, kann jedes Paar nur für sich
herausfinden.

Wie man sich bettet ...

... so schläft man. Leider ist das nur die halbe Wahrheit: Wer unter
einer schweren Schlafstörung leidet, dem wird auch die beste
Unterlage nicht zur ersehnten Nachtruhe verhelfen. Trotzdem:
Die Stätte, in der wir ein Drittel unseres Lebens verbringen, ist das
wichtigste Möbelstück des Hauses. Schließlich vertrauen wir ihm
Nacht für Nacht unsere körperliche und seelische Regeneration
an und damit die Voraussetzung für unser Wohlbefinden am Tag.
Das bedeutet: keine falsche Sparsamkeit, wenn es um den Kauf
von Matratzen, Lattenrosten, Zudecken und Kopfkissen geht.

Die richtige Unterfederung

Wer eine gute Matratze hat, braucht nicht unbedingt eine federn-
de Unterlage, einfache Rollroste reichen aus. Zu einem verstellba-
ren Lattenrost passt am besten eine flexible, nicht zu dicke Matratze aus Schaumstoff oder Latex. Nicht geeignet dagegen sind
Bonellfederkerne mit Bandstahlrahmen.

Achten Sie beim Kauf auf nicht zu breite Zwischenräume der
Latten (etwa vier bis fünf Zentimeter Abstand sind ausreichend).
Beträgt der Abstand mehr als sieben Zentimeter, sind die Latten
oft nicht tragfähig genug, und der Schlafende hängt samt Matratze

Lattenroste sind strapazierfähiger als Matratzen

Beim Kauf einer neuen Matratze (→ Seite 150) müssen Sie sich nicht gleich eine
neue Unterlage zulegen, denn Lattenroste können mitunter jahrzehntelang in
Form bleiben. Dauerprüfungen der
Stiftung Warentest (60 000 Walzgänge
mit 140 Kilo) simulieren Nutzungen von
acht bis zehn Jahren. Das Ergebnis:
Es treten keine Veränderungen an den
darunterliegenden Rosten ein.

Weist ein Element des Lattenrosts etwa
im Beckenbereich nicht mehr die an-
fängliche Spannung auf (Sie erkennen
Sie an einer leichten Wölbung nach
oben), können Sie versuchen, die entsprechenden Latten mit denen aus dem
weniger strapazierten Kopf- oder Fuß-
bereich auszutauschen. So werden Sie
an Ihrem Lattenrost noch etliche Jahre
Freude haben.

durch, besonders dann, wenn er eine flexible Matratze benutzt, die weniger als 15 Zentimeter dick ist. Bei dünnen Schaumstoffmatratzen kann ein Tellerrost den Liegekomfort verbessern.

Die passende Matratze
Ein gutes Bett passt sich dem gesamten Körper an, sodass schwerere Körperteile tiefer einsinken können, ohne dabei durchzuhängen. Eine Matratze muss ausreichend Bewegungsfreiheit bieten, damit sich Wirbelsäule und Bandscheibe nachts erholen können. Bilden sich rasch Liegemulden, werden die Bewegungen eingeschränkt, was erholsamen Schlaf behindert.

Ein wichtiges Kriterium für ausreichende Bewegungsfreiheit ist die Kontaktfläche des Körpers mit der Matratze. Ist sie zu groß, müssen Sie mehr Widerstand überwinden, wenn Sie sich um-

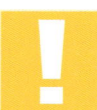

Die Qualität prüfen

Wichtiger als das Material, aus dem die Matratze besteht, ist ihre Qualität. Lassen Sie sich deshalb von kompetenten Fachleuten ausgiebig über Körper unterstützende Eigenschaften, Feuchtigkeitstransport und gegebenenfalls über spezielle Materialien für Allergiker beraten.

Da die Härteangaben der Hersteller nicht einheitlich sind und so kaum Orientierung bieten, sollten Sie sich genug Zeit zum Probeliegen nehmen. Finden Sie heraus, ob Ihnen die Matratze im Hinblick auf Härte und Material zusagt. Am besten geeignet sind die Wochenenden, denn nach einem anstrengenden Arbeitstag fühlt sich fast jede Matratze gut an.

Matratzen sollten frei von Schadstoffen sein. Achten Sie darauf, ob ihnen ein unangenehmer Duft entströmt, der auf Insekten-, Desinfektions- oder auf giftige Lösemittel hinweisen kann, die im Schlafzimmer nichts zu suchen haben.

Weder das Probeliegen im Geschäft noch die Auskünfte des Fachpersonals sind ausreichend, da sich die Qualität eines Bettes meist erst im Dauergebrauch und nicht schon nach wenigen Minuten zeigt. Bestehen Sie deshalb zumindest beim Kauf einer teuren Matratze auf einem Rückgaberecht.

drehen. Dabei können Sie wach werden und im Extremfall eine Durchschlafstörung entwickeln. Sehr weiche Matratzen, in die die Schlafenden zu tief einsinken, haben oft besonders große Kontaktflächen und wirken sich somit ungünstig auf den Schlaf aus. Auch zu kleine Kontaktflächen schränken die Bewegungsfreiheit ein, beeinträchtigen das Mikroklima (schwitzen sollte vermieden werden). Ist die Matratze so hart, dass Sie kaum einsinken, wird der Körper zu wenig unterstützt. Darüber hinaus lastet besonders

---

Tipp

Wissenswertes rund um Matratzen

- Die Matratze sollte anschmiegsam, ohne spürbaren Auflagedruck und nach Ihrem persönlichen Empfinden weder zu weich noch zu hart sein.

- Für schwere Menschen, deren Körper im Schlaf stärker abgestützt werden muss, empfiehlt sich eine härtere Matratze, sonst bilden sich leicht Kuhlen.

- Zu harte Matratzen sind ebenso schädlich wie zu weiche, zu alte oder durchgelegene – die Wirbelsäule wird so nicht in ihrer natürlichen Form unterstützt, sondern falsch belastet.

- Eine gute Matratze verströmt keinen Geruch nach Chemikalien, verursacht kein störendes Nachfedern und keine Geräusche bei Lagewechseln.

- Wichtig ist ein guter Feuchtigkeitstransport in und durch die Matratze. Deshalb muss ausreichende Luftzufuhr von unten gewährleistet sein. Achten Sie deshalb darauf, dass Lattenrost samt Matratze genügend Abstand zum Boden haben.

- Wenden Sie die Matratze mindestens alle drei Monate und tauschen Sie nach Möglichkeit dabei auch Kopf- und Fußende aus. Tagsüber sollten Sie sie nicht bedecken, sondern gut auslüften lassen. Damit beugen Sie Schimmelbefall vor und rücken gleichzeitig auch Hausstaubmilben zu Leibe, die sich mit Vorliebe auf Matratzen, Oberbetten und Kopfkissen tummeln.

- Matratzenschoner sind bei guten Lattenrosten nicht erforderlich, sondern nur bei Rosten, deren Latten einen zu großen Abstand haben.

- Aus hygienischen Gründen sind abnehmbare und waschbare Matratzenbezüge empfehlenswert. Wer gegen Hausstaubmilben allergisch ist, benötigt spezielle Bezüge (Encasings).

- Die höchste zu erwartende Lebensdauer einer Matratze liegt bei etwa zehn Jahren. Spätestens dann sollten Sie diese auch aus hygienischen Gründen entsorgen und sich eine neue Matratze leisten.

viel Druck an den aufliegenden Körperpartien, da sich das Gewicht des Körpers auf eine kleinere Fläche verteilt. Schlimmstenfalls kann es zu Druckstellen kommen, die den Schlaf ebenfalls stören.

In der Rückenlage sollte die Matratze möglichst die Doppel-S-Form der Wirbelsäule nachbilden. Dagegen müssen in der Seitenlage Schulter und Becken tief genug einsinken, damit die Wirbelsäule am besten in waagerechter Position liegen kann. Und: Nur wenn die Matratze punktelastisch nachgibt, werden auch Rumpf und Beine genügend unterstützt.

Schaumstoffmatratzen bestehen überwiegend aus hochwertigem Kunststoffmaterial (Polyurethan-Kaltschaum) und werden heute ohne FCKW hergestellt. Sie sind sehr elastisch und eignen sich deshalb besonders gut für verstellbare Lattenroste.

Matratzen aus Latex haben ähnliche Eigenschaften wie andere Schaumstoffmatratzen. Sie werden meist synthetisch hergestellt und bestehen nur selten aus Naturlatex. Letzterer kann Überempfindlichkeitsreaktionen hervorrufen, wenn der Matratzenkern mit der Haut in Berührung kommt.

Federkernmatratzen enthalten Stahlfedern, die mit einer Polsterung umgeben sind. Sie sind preiswert, dämpfen aber die Körperbewegungen oft zu wenig und schwingen nach.

Bei Matratzen mit Tonnen- oder Taschenfedern ist jede Feder in ein Stoffsäckchen eingenäht oder -geklebt. Die einzelnen Taschen sind miteinander verbunden. Der Vorteil gegenüber einfachem Federkern besteht darin, dass die in Taschen verpackten Federn Bewegungen besser dämpfen als nackte Metallfedern und eher punktuell als großflächig nachgeben.

Das Bett: Nicht zu kurz und nicht zu schmal

Bei jedem Wechsel der Schlaflage entlasten wir Muskeln, die vorher angespannt waren. Deshalb brauchen wir nachts genügend Bewegungsfreiheit. Ist das Bett zu kurz oder zu schmal, werden die natürlichen Bewegungen gehemmt: Wenn wir uns umdrehen oder die Arme ausstrecken, stoßen wir gegen die Wand oder aber dem Partner in Rücken oder Hüfte und ernten Protest.

Ein bequemes Bett sollte 15 bis 20 Zentimeter Raum zum Kopf- und zum Fußende haben. Auch in der Breite darf nicht gespart werden. Schmale Betten eignen sich allenfalls für frisch Verliebte. Doch Paare, die sich eine gemeinsame Wohnung einrichten, sollten sich den Komfort eines breiteren Bettes gönnen.

Ein sanftes Ruhekissen …

… darf nicht zu prall gefüllt sein, damit es sich in die individuell richtige Form drücken lässt. Günstig ist eine längliche Kissenform (40 mal 80 Zentimeter). Dabei werden Kopf und Nacken in der Regel gut abgestützt. Die Kopfkissenfüllung (Federn, Wolle, Rosshaar oder andere Materialien) hängt von persönlichen Vorlieben und möglichen Überempfindlichkeiten ab.

Bettdecken und Bettwäsche …

… sind ebenfalls eine Frage des individuellen Geschmacks. Grundsätzlich spricht nichts gegen Daunen, Wolle, Baumwolle, Seide oder synthetische Materialien. Beim Kauf sollten neben Preis und Qualität auch eventuelle Erkrankungen wie zum Beispiel Allergien, Asthma oder Rheuma berücksichtigt werden. Wechseln Sie die Bettdecke am besten entsprechend der Jahreszeit.

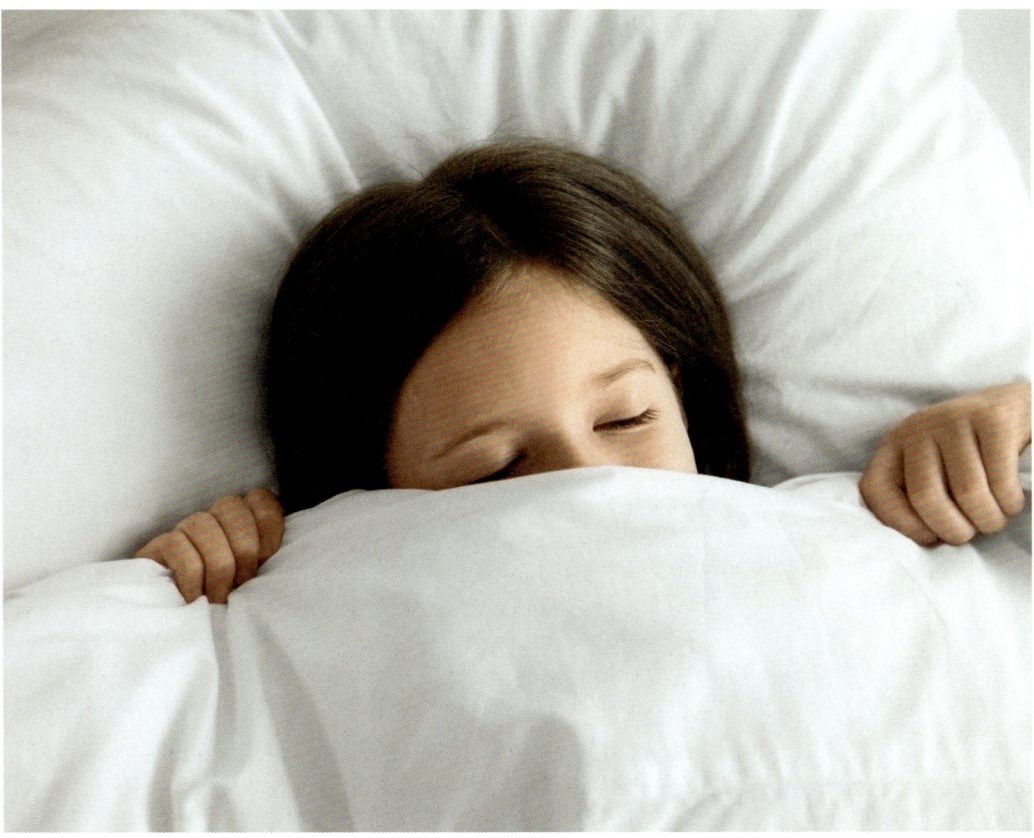

Was tun bei längeren Wachphasen?

Gegen langes Wachliegen hilft das berühmte „Schäfchenzählen" nur selten. Die meisten Menschen schlafen nicht (wieder) ein, weil sie zu angespannt sind und belastenden Gedanken nachhängen. Das schlafraubende nächtliche Grübeln wird durch äußere und innere Faktoren begünstigt. Um uns herum herrschen Dunkelheit und Stille, wir sind mit uns allein. Außerdem rutschen wir aufgrund der „inneren Uhr" (→ Seite 18) vor allem in der zweiten Nachthälfte in ein ausgeprägtes Leistungs- und Stimmungstief: Ängste und Sorgen schieben sich leicht in den Vordergrund und hindern uns daran, wieder einzuschlafen. Deshalb ist es wichtig, dass wir Gegenmaßnahmen ergreifen, aktiv werden und nicht in Trübsinnigkeit verharren. Wir haben die Kontrolle über unsere Gedanken und können sie gezielt auf angenehme Erlebnisse und Begegnungen lenken. Es kann sehr hilfreich sein, bewusst die

Tipp

Schlaflose Nächte richtig gestalten

- Wenn Sie zu nervös und angespannt sind und trotz Atem- oder anderer Entspannungsübungen nicht mehr in den Schlaf finden, ist es besser, Sie stehen wieder auf, statt sich stundenlang unruhig hin- und herzuwälzen.

- Trinken Sie eventuell ein Glas warme Milch oder einen Kräutertee, machen Sie es sich mit einer Decke in einem Sessel oder auf dem Sofa bequem und widmen Sie sich Ihrer Lieblingslektüre, einer Handarbeit oder hören Sie eine Zeit lang entspannende Musik. Dagegen sind Fernsehen und PC tabu, denn die stören den Schlaf, statt ihn zu fördern.

- Grübeln ist Gift für die nächtliche Erholung. Versuchen Sie, Ihre Gedanken

auf all das zu lenken, was in Ihrem Leben wohltuend, erfreulich und beruhigend ist. Hilfreich sind positive Bilder und Fantasiereisen, zum Beispiel Erinnerungen an einen Strandspaziergang, einen gelungenen Urlaub, einen besonderen Abend mit dem Lebenspartner oder angenehme Begegnungen mit anderen nahestehenden Menschen.

- Werden Sie von Ängsten und Sorgen gequält, kann ein Tagebuch Abhilfe schaffen. Schreiben Sie sich trübe Gedanken von der Seele oder versuchen Sie, einzelne Lösungsstrategien für Probleme zu entwickeln, die Ihnen immer wieder durch den Kopf gehen.

- Gehen Sie erst wieder zu Bett, wenn Sie schläfrig geworden sind.

wohlige Atmosphäre im Bett zu genießen: die Ruhe, die uns umgibt, die Tatsache, dass diese Zeit uns ganz allein gehört, dass wir (noch lange) nicht aufstehen und etwas leisten müssen.

Hin und wieder kommt es trotz des Leistungstiefs zu guten Einfällen, kreativen Ideen, wichtigen Erkenntnissen oder Entscheidungen. Dann wiegt eine schlaflose Nacht den Erholungswert einiger Stunden Schlaf durchaus auf.

Die perfekte Schlafumgebung für Ihr Kind

Genau wie Erwachsene schlafen Kinder am besten kühl. Ideal sind 16 bis 18 Grad. Sorgen Sie außerdem für ausreichend frische Luft im Kinderzimmer. Lüften Sie den Raum und das Bett jeden Tag gründlich aus. Vor allem aber: Rauchen Sie nicht, auf keinen Fall während der Schwangerschaft und nicht in den ersten beiden Lebensjahren Ihres Kindes, da Rauchen eine Ursache für den plötzlichen Kindstod sein kann.

Bis zum Alter von circa sechs Jahren benötigen Kinder ein spezielles Kinderbett. Weil sie länger schlafen als Erwachsene und außerdem empfindlicher auf Schadstoffe reagieren, sollten Sie dabei auf bestimmte Punkte achten:

- Wählen Sie am besten eine mittelharte Matratze. Auf einer weichen sinkt Ihr Kind zu tief ein, zu harte Matratzen sind unbequem.
- Für Babys empfiehlt sich ein unfallsicheres Gitterbett nach der DIN-Norm EN 716. Wichtig: Das GS-Prüfzeichen für geprüfte Sicherheit. Außerdem sollte der Abstand zwischen Matratze und Bettoberkante für Babys mindestens 20 Zentimeter, für Kleinkinder mindestens 50 Zentimeter betragen. Ideale Gitterstäbe haben einen Abstand von 4,5 bis 6,5 Zentimetern.
- Eine Kindermatratze reicht für die ersten fünf bis sechs Lebensjahre. Allerdings sollte Ihr Kind am Kopf- und Fußende mindestens zehn Zentimeter Platz haben.
- Zur Matratze gehört ein stabiler Lattenrost, keine durchgehende Platte. Außerdem sollte die Matratze auch von unten Luft bekommen.
- Gummiauflagen oder Schutzbezüge aus Kunststoff behindern den Austausch von Luft und Feuchtigkeit. Falls Ihr Kind eine

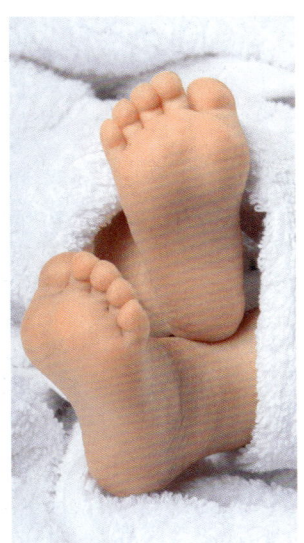

Allergie hat, empfiehlt sich ein spezieller Matratzenbezug (Encasing).

■ Neue Matratzen können unangenehm riechen oder Lösungsmittel ausdünsten. Ziehen Sie deshalb die Folie ab und lüften Sie die Matratze vor dem Gebrauch einige Tage lang.

■ Spannen Sie keine Schnüre und Kordeln mit Spielzeug über das Bett, denn sie können Kindern die Luft abschnüren.

■ Für Babys sind Schlafsäcke ideal: Sie wärmen und schränken die Bewegung nicht ein. Decken sind riskant, da Babys sich darunter verkriechen und dadurch kaum noch Luft bekommen können. Ein guter Schlafsack sollte nicht zu lang und nicht zu weit sein.

■ Lassen Sie das Kopfkissen weg und setzen Sie Ihrem Kind keine Schlafmütze auf, zu viel Hitze ist ungesund.

■ Ab dem Schulalter können Kinder in einem normalen Erwachsenenbett mit aufeinander abgestimmter Matratze und Unterfederung liegen. Auch hier sollten Sie nicht an der falschen Stelle sparen. Kinder haben zwar in aller Regel noch keine Beschwerden an der Wirbelsäule, doch viele entwickeln bereits ab dem Schulalter Haltungsschäden, die nicht noch durch schlechte Liegeverhältnisse in der Nacht verstärkt werden dürfen.

Empfehlungen für Schichtarbeiter

Die in diesem Kapitel oben genannten schlaffördernden Maßnahmen gelten auch für Schichtarbeiter. Doch eine der wichtigsten Voraussetzungen ist nicht gegeben: regelmäßige Schlafzeiten. Umso wichtiger ist es, dass Menschen, die wechselnde Arbeitszeiten haben, bestimmte Hinweise beachten.

Ideale Schichtpläne

Dauerhafte Schichten sollten möglichst dem Biorhythmus der Arbeitnehmer entsprechen, sodass Lerchen zur Frühschicht und Eulen zur Spätschicht gehen können. Von regelmäßiger Nachtarbeit ist wegen der damit verbundenen gesundheitlichen Risiken abzuraten. Lässt sie sich eine Zeit lang nicht umgehen, kann ein kurzer Minischlaf während der Nachtschicht dem Organismus helfen, die „Arbeit zur falschen Zeit" besser zu verkraften.

Bei Wechselschichten empfiehlt sich ein schnell wechselndes, vorwärts rotierendes Schichtsystem, immer in der gleichen Reihenfolge: Frühschicht – Spätschicht – Nachtschicht (mit maximal drei Nachtschichten hintereinander). Während der Nachtschicht sollten regelmäßige kurze Pausen eingehalten werden.

Lichttherapie am Arbeitsplatz

Eine solche Therapie ist besonders empfehlenswert für Beschäftigte, die über einen längeren Zeitraum nachts arbeiten müssen. Eine Lichtlampe (→ Seite 181) mit mindestens 1 000, besser jedoch 2 000 Lux kann nicht nur die Wachsamkeit während der Nacht, sondern auch die Einschlafbereitschaft nach der Schicht verbessern. Ein Tipp: Vermeiden Sie starken Lichteinfall auf dem Heimweg, tragen Sie gegebenenfalls eine Sonnenbrille und gehen Sie zu Hause gleich zu Bett. Das ist wichtig, denn Licht hat eine aktivierende Wirkung auf den Organismus – und kann deshalb das Einschlafen am Morgen behindern.

Tipp

Die wichtigsten Empfehlungen im Überblick

Schichtarbeit lässt sich besser überstehen, wenn:

- sie immer in der Reihenfolge Frühschicht – Spätschicht – Nachtschicht stattfindet,

- Sie am Abend vor der Frühschicht eine Stunde früher als üblich zu Abend essen und frühmorgens für möglichst helles Licht sorgen, in der dunklen Jahreszeit eventuell mit einer Aufwecklampe, einer sogenannten Wake-up-Lampe, die Sonnenlicht simuliert. Halten Sie nach Schichtende höchstens eine kleine Siesta, aber keinen ausgiebigen Schlaf, denn sonst werden Sie abends nicht rechtzeitig müde.

- Sie nach der Spätschicht nicht sofort ins Bett gehen, sondern sich noch eine kleine Auszeit zum Abschalten und Entspannen gönnen,

- Sie während der Nachtschicht für ausreichend starke Beleuchtung sorgen (mindestens 1 000 Lux) und nach der Schicht nicht in mehreren kleinen Häppchen tagsüber schlafen, sondern möglichst nur zweimal: vier Stunden am frühen Morgen und dann noch einmal zwei bis drei Stunden am Nachmittag, jeweils in einem ruhigen, abgedunkelten Raum,

- Sie sich gesund und abwechslungsreich ernähren.

Ruhe und Dunkelheit für den Tagesschlaf

Der Schlaf am Tag ist flacher, störanfälliger und dadurch weniger erholsam als Nachtschlaf. Damit Tagschläfer dennoch möglichst gut schlafen, sollten sie bestimmte Vorkehrungen treffen:

- Sorgen Sie für eine ruhige Umgebung: Schallisolierte Fenster und Türen, Ohrstöpsel, ausgeschaltete oder leise gestellte (Telefon-)Klingeln schützen vor störenden Außengeräuschen. Unverzichtbar ist eine besondere Rücksichtnahme der Mitbewohner.
- Das Schlafzimmer sollte kühl und möglichst dunkel sein: Hilfreich sind dicke, abdichtende Vorhänge oder Augenbinden.
- Nutzen Sie das Bett nur zum Schlafen – nicht für andere Aktivitäten wie Fernsehen, Lesen oder Arbeiten.
- Entwickeln Sie bestimmte Schlafrituale, denn regelmäßige Abläufe vor dem Zubettgehen erleichtern das Einschlafen.
- Wer einige Tage hintereinander Nachtschicht hat, sollte den Schlaf am Tag möglichst aufteilen: den ersten Teil direkt nach der Schicht, den zweiten vor der nächsten Schicht.

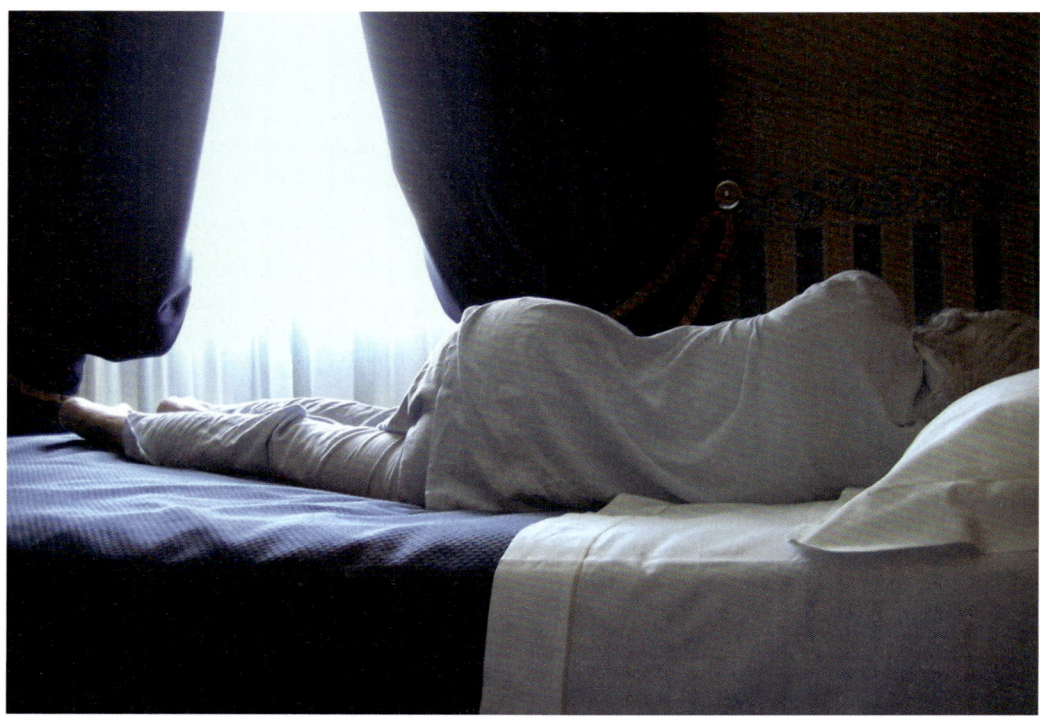

Die richtige Ernährung

Wenn Sie unregelmäßige Arbeitszeiten haben, sollten Sie Ihre Ernährungsgewohnheiten darauf abstimmen. Günstig sind ein leichtes Abendessen vor Beginn der Nachtschicht, gegen Mitternacht eine warme Mahlzeit (wie Gemüseeintöpfe, mageres Fleisch, Fisch mit Pellkartoffeln, Gemüse und Salate) und circa zwei Stunden vor Arbeitsende erneut ein leichtes Gericht (fettarme Milchprodukte, Obst, Kompott und Knäckebrot etwa). Damit wird der Schlaf am Morgen nicht durch einen zu vollen Magen gestört. Spätestens ab der zweiten Nachthälfte sollten Sie auf Kaffee und schwarzen Tee verzichten, um Einschlafstörungen nach Schichtende zu verhindern. Auf jeden Fall tabu: Alkohol nach Schichtende.

Medikamente

Sowohl Schlaf- als auch Weckmittel können bei Schichtarbeit hin und wieder erforderlich sein, um die Nachtruhe zu verbessern und Einschlafattacken während des Tages zu verhindern. Nehmen Sie solche Medikamente aber nur nach Absprache mit Ihrem Arzt und jeweils nur für einen eng begrenzten Zeitraum ein.

Schlaffördernde Mittel

Wichtig ist, dass die Substanzen weder zu kurz noch zu lang wirken. Geeignet sind Schlafmittel aus der „Z-Gruppe" (Zolpidem,

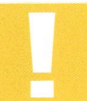

Keine Amphetamine

Medikamente aus der Gruppe der Amphetamine wirken ebenfalls stimulierend. Doch Vorsicht: Sie haben nicht nur ein hohes Abhängigkeits- und Missbrauchspotenzial, sondern können schwerwiegende unerwünschte Effekte wie Erregungszustände und Psychosen auslösen. Außerdem rufen Sie häufig Angst, Blutdruck- und Stimmungsschwankungen, Zittern und Herzrhythmusstörungen hervor.

Ähnliche unerwünschte Arzneimittelwirkungen können auch bei anderen stimulierenden Substanzen auftreten, zum Beispiel bei dem Wirkstoff Methylphenidat, der in den Präparaten Concerta, Equasym, Medikinet und Ritalin enthalten ist.

Zopiclon und Zaleplon, → Seite 194), die kaum Überhangeffekte auslösen. Außerdem ist ihr Abhängigkeitspotenzial etwas geringer als das der Benzodiazepine (→ Seite 191). Dennoch: Auch diese Mittel sollten Sie nie länger als einige Tage hintereinander anwenden. Nach einer mehrtägigen kontinuierlichen Einnahme muss eine mindestens ebenso lange Pause erfolgen, damit sich kein Gewöhnungseffekt einstellt. Außerdem wirken die Tabletten in der Regel nicht mehr, wenn Sie sie ununterbrochen länger als drei bis vier Wochen nehmen.

Das Schlaf anstoßende Hormon Melatonin (→ Seite 20) gibt es in Deutschland als verschreibungspflichtiges Medikament (→ Seite 199). Womöglich kann es die Tag-Nacht-Rhythmik bei Nachtarbeitern stabilisieren. Es ist jedoch fraglich, ob das Mittel auch bei Wechselschicht geeignet ist und die Schlafbereitschaft zu unterschiedlichen Zeiten fördert.

Weckmittel

Zur Besserung von Stimmung, Konzentration und Leistungsfähigkeit am Tag kann versuchsweise eine Therapie mit dem Arzneistoff Modafinil (enthalten in Vigil) nützlich sein, das sonst vor allem bei Narkolepsie verordnet wird. In den USA gilt es auch beim sogenannten Schichtarbeiter-Syndrom als bewährtes Mittel. Als häufigste Nebenwirkung wurden bei ungefähr 50 Prozent der Patienten Kopfschmerzen beobachtet, die jedoch dosisabhängig auftraten. Des Weiteren kann es zu Übelkeit, Nervosität, Mundtrockenheit, Schwindel und Durchfall kommen. Ärztlichen Beobachtungen zufolge hat das Mittel jedoch ein wesentlich günstigeres Wirkungs- und Sicherheitsprofil als Amphetamine (Kasten → Seite 159). Das Mittel kann seit Oktober 2008 auch auf „normalem" Rezept verordnet werden.

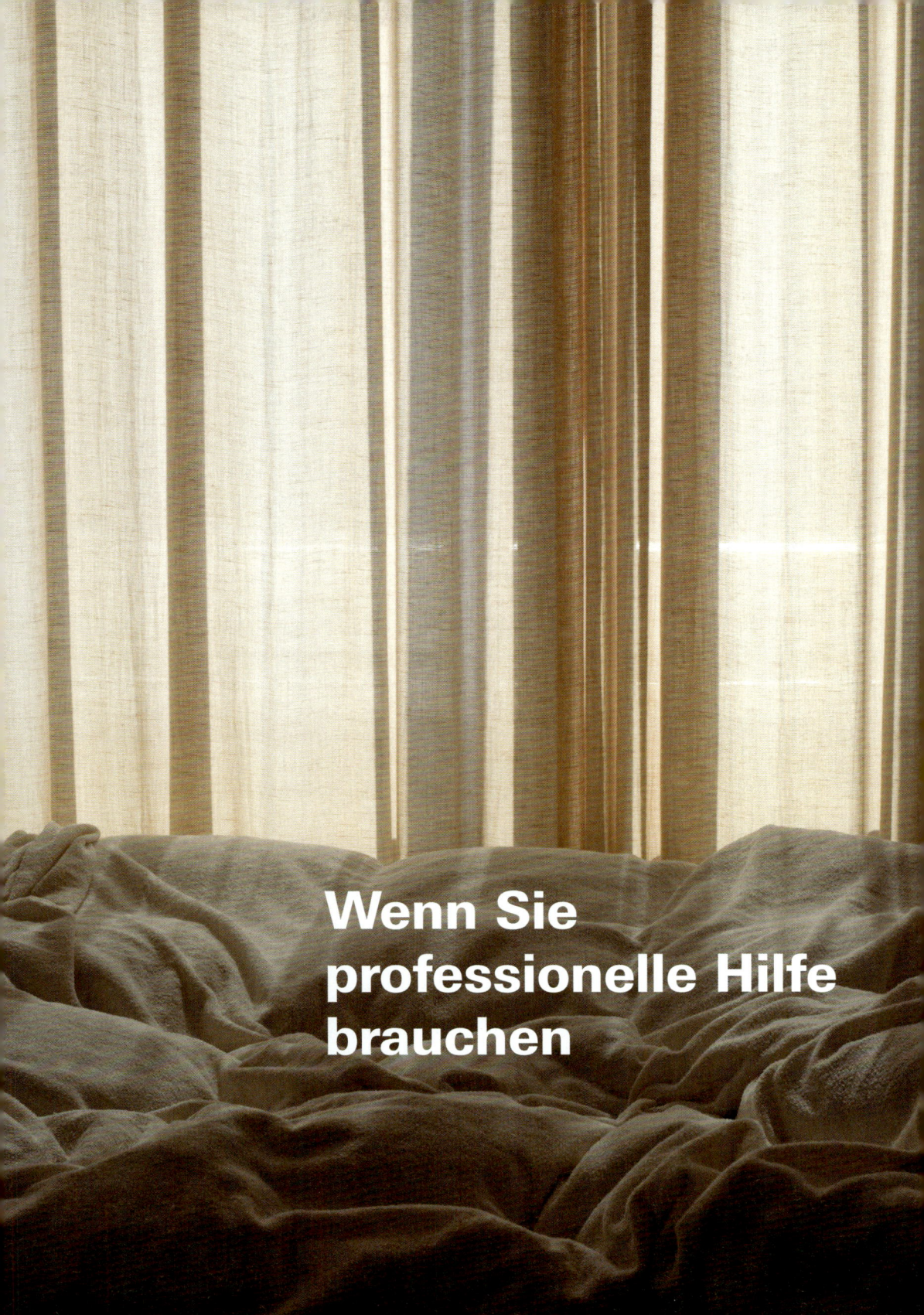

Wenn Sie
professionelle Hilfe
brauchen

Wann zum Arzt?

Wer seit mindestens einem Monat drei bis vier Nächte in der Woche schlecht schläft und sich tagsüber müde, erschöpft, antriebsarm oder in seiner Konzentrations- und Leistungsfähigkeit eingeschränkt fühlt, sollte die Ursachen ärztlich klären lassen.

Zuerst zum Hausarzt

Die erste Anlaufstelle sollte der Hausarzt sein. Informieren Sie ihn möglichst genau über Ihre Schlafprobleme, aber auch über mögliche Beeinträchtigungen am Tag. Die Befindlichkeit während des Tages liefert mitunter wichtige Hinweise auf Art und Ursache des gestörten Schlafs. Deshalb ist es hilfreich, wenn Sie sich zu Hause gut auf den Arztbesuch vorbereiten. Versuchen Sie, die folgenden Fragen zu beantworten und schreiben Sie die Antworten auf:

- Seit wann besteht meine Schlafstörung?
- Kann ich nicht ein- oder nicht durchschlafen (oder beides)?
- Was war der Anlass für die Schlaflosigkeit?
- Bessert oder verschlechtert sie sich unter bestimmten Bedingungen (zum Beispiel nach körperlicher Bewegung oder Sport, an den Wochenenden, im Urlaub oder wenn ich früher oder später als gewohnt zu Bett gehe)?
- Was habe ich bislang gegen die Schlafprobleme unternommen (Konsultationen bei Ärzten oder Heilpraktikern, Entspannungsmethoden, sonstige Maßnahmen)?

Wann zu welchem Arzt? – Ein Stufenplan

- **Zuerst zum Hausarzt:**
  Bessert sich der Schlaf nach drei Monaten nicht, ist eine Überweisung zur weiteren Behandlung erforderlich.
- **Anschließend zum Facharzt:**
  Infrage kommen vor allem zwei Gruppen: Hals-Nasen-Ohren- oder Lungenfachärzte beim Verdacht auf eine Schlafapnoe (→ Seite 83) und Neurologen/Psychiater bei Hinweisen auf das Syndrom der unruhigen Beine (→ Seite 68) oder auf eine Depression (→ Seite 71).
- **Danach in ein Schlaflabor** (→ Seite 166):
  Gehen die Schlafstörungen nach drei Monaten fachärztlicher Behandlung nicht zurück, kann eine spezielle Untersuchung in einem Schlaflabor Klarheit über die Ursachen der Beschwerden liefern.

- Welche – verschreibungspflichtigen und rezeptfreien – Arzneimittel nehme ich derzeit ein?

Wer nachts schnarcht, sollte sich sicherheitshalber an einen Hals-Nasen-Ohren- oder einen Lungenfacharzt überweisen lassen. Diese Ärzte können anhand spezieller Untersuchungen erkennen, ob es sich um eine Schlafapnoe (→ Seite 83) handelt, die gezielt behandelt werden muss.

Hinter hartnäckigen Schlafproblemen verbirgt sich oft eine Depression. Psychotherapeutische Unterstützung (→ Seite 168) kann deshalb sehr hilfreich und notwendig sein. Sie finden Sie bei psychologischen Psychotherapeuten oder bei Fachärzten für Psychiatrie. Zwar fällt der Gang in eine psychiatrische Praxis vielen Menschen schwer, da sie – zu Unrecht – befürchten, für „verrückt" gehalten zu werden. Doch vergessen Sie nicht: Depressionen sind keine Geisteskrankheit! Niemand ist hundertprozentig davor gefeit. Die meist mit quälenden Schlafstörungen verbundene Schwermut kann jeden treffen, wenn Sorgen, Verlusterlebnisse, chronische Belastungen oder andere Stressoren überhandnehmen. Je früher eine Depression behandelt wird, desto besser. Je nachdem, wie schwer die Symptome ausgeprägt sind, kann die Behandlung auf zwei Säulen ruhen: der zeitweiligen Einnahme von Antidepressiva und einer begleitenden Gesprächstherapie. Während Antidepressiva eher auf die mit Angst und Spannung einhergehende Übererregung in tiefer gelegenen Hirnregionen (vor allem des limbischen Systems, des Gefühlszentrums) wirken, kann psychotherapeutische Hilfe einen positiven Effekt auf höher gelegene Hirnregionen wie das „Planungszentrum" haben. Vereinfacht ausgedrückt: Die Überaktivität im Gefühlszentrum wird auf ein gesundes Maß heruntergeschraubt, die Funktionstüchtigkeit des Planungszentrums, das bei Depression oft gehemmt ist, dagegen gefördert, was wiederum zu einer Stabilisierung des limbischen Systems führt.

Lassen die Schlafstörungen nach einer dreimonatigen Behandlung nicht nach, ist eine spezielle schlafmedizinische Untersuchung angezeigt.

Ein Fall für die Schlafmedizin

Längst nicht jede Schlafstörung muss schlafmedizinisch abgeklärt werden: zum Beispiel Schlafprobleme, die aufgrund mangelnder Schlafhygiene (→ Seite 61) auftreten, oder Schlaf-Wach-

Tipp

Auskunft über Telefonhotline

Unter der Hotline der Deutschen Akademie für Gesundheit und Schlaf (DAGS → Seite 216) erfahren Sie, ob sich in der Nähe Ihres Wohnsitzes ein schlafmedizinisches Zentrum befindet und welche Arten von Schlafstörungen dort therapiert werden.

Telefonnummer: (09 41) 9 42 82 71

Rhythmusstörungen bei Schichtarbeitern. Besteht dagegen der Verdacht, dass den Beschwerden eine Schlafapnoe (→ Seite 83), eine neurologische oder eine psychiatrische Erkrankung zugrunde liegen, sollte eine Untersuchung in einem Zentrum erfolgen, das auf die Diagnose und Therapie von Schlafstörungen spezialisiert ist.

In Deutschland gibt es über 300 Schlaflabore, die nach wissenschaftlichen Kriterien der Deutschen Gesellschaft für Schlafforschung und Schlafmedizin (DGSM) (→ Seite 216) auf ihren Qualitätsstandard geprüft und anerkannt sind. Dort werden die verschiedenen Arten von Schlafstörungen diagnostiziert, in der Regel aber nur solche behandelt, die durch Erkrankungen der Atemwege (insbesondere auf Schlafapnoen) ausgelöst werden. Patienten mit Ein- oder Durchschlafstörungen haben es schwerer, ein geeignetes Schlaflabor in der Nähe ihres Wohnorts zu finden (Tippkasten, Adressen im Service-Teil, → Seite 216).

Schlafambulanz …

In schlafmedizinischen Zentren arbeiten Experten unterschiedlicher Fachrichtungen: Internisten, Kardiologen, Lungenfachärzte, Neurologen, Psychiater, Psychologen sowie medizinisch-technisches Personal.

Schlafzentren bestehen aus einer Schlafambulanz und einem Schlaflabor. Der Erstkontakt erfolgt über die Ambulanz. Dort erhalten Patienten zunächst einen Fragebogen, gegebenenfalls auch bestimmte Messgeräte. Dazu zählen vor allem ein Apnoe-Screening-Kästchen und ein sogenannter Aktometer. Das Apnoe-Screening-Gerät ist ein kleiner Kasten mit Kabeln, der nachts an den Körper angeschlossen wird. Es zeichnet unterschiedliche Funktionen auf: Atemgeräusche, Atemfluss, Atembewegung,

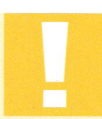

Die Krankenkasse einschalten

Bevor Sie ein Schlaflabor (auch mit einer ärztlichen Überweisung) aufsuchen, sollten Sie sicherheitshalber mit Ihrer Krankenkasse die Kostenfrage klären.

Herzfrequenz, Sauerstoffsättigung im Blut, Körperlage, Bewegungen, das Elektrokardiogramm (EKG). Damit liefert es Hinweise auf eine mögliche Schlafapnoe. Ein Aktometer ist etwa doppelt so groß wie eine Armbanduhr. Mit diesem Gerät lassen sich Bewegungen im Ruhe-Aktivitäts-Rhythmus messen und im Zeitverlauf darstellen.

Nachdem Fragebogen und ambulante Messverfahren ausgewertet sind, werden die Patienten gründlich untersucht. Anschließend erstellen die Ärzte eine erste Verdachtsdiagnose und entscheiden, ob zusätzliche Untersuchungen im Schlaflabor erforderlich sind.

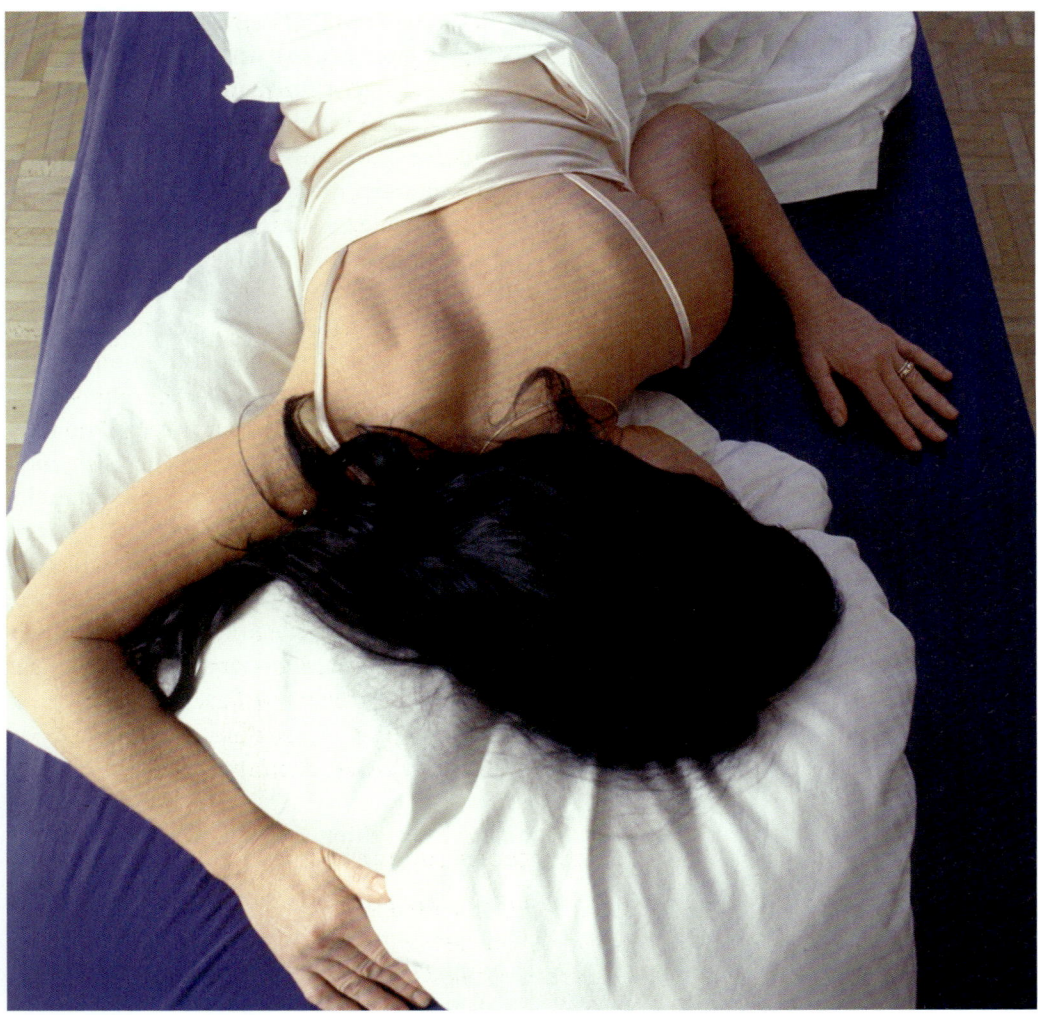

… und Schlaflabor

Das Schlaflabor dient der weiterführenden Diagnostik, insbesondere anhand einer nächtlichen Polysomnografie: Damit lassen sich die einzelnen Schlafstadien (→ Seite 11) analysieren, außerdem die Atmung sowie die Aktivitäten von Muskeln und anderen Körperfunktionen während des Schlafs registrieren. Tagsüber werden Routineuntersuchungen wie EKG und EEG durchgeführt und die Aufmerksamkeit geprüft, um Tagesmüdigkeit oder Schlaffallsucht (Narkolepsie (→ Seite 88)) auszuschließen.

Das Patientenzimmer im Schlaflabor gleicht in der Grundausstattung einem Einzelzimmer im Krankenhaus. Gegenüber dem Bett befindet sich eine Videokamera, am Kopfende sind elektronische Geräte installiert. An deren Kabeln stecken Elektrodenfühler, die an Stirn, Augenwinkeln, Fingern, Brust und Beinen des Patienten befestigt werden. Sie erfassen die elektrischen Potenzialschwankungen, die auf der Haut messbar sind: Sie registrieren kleinste elektrische Spannungen, die auf einem Monitor erscheinen und aufgezeichnet werden. Mit EEG (Elektroenzephalogramm), EMG (Elektromyogramm), EKG (Elektrokardiogramm) und EDA (elektrodermale Aktivität) lassen sich Hirn-, Muskel-, Herz- und Hautströme messen. Außerdem werden Atmung, Sauerstoffsättigung des Blutes und weitere Körperfunktionen über Elektroden abgeleitet.

Untersuchungen im Schlaflabor finden an mindestens zwei bis drei aufeinanderfolgenden Nächten statt, gelegentlich auch am Tag. Danach liegen in der Regel sichere Daten vor, die eine eindeutige Diagnose erlauben. Die Patienten erfahren, wie gesund ihr Schlafprofil ist, ob sie Ein- beziehungsweise Durchschlafstörungen haben, Herzrhythmusstörungen, Atemstillstände, „unruhige Beine" oder andere schlafbezogene Erkrankungen. Auf der Grundlage dieser genauen Diagnose kann eine gezielte Therapie des Grundleidens erfolgen.

Beim Kinderarzt

Haben Kinder ständig wiederkehrende Probleme mit dem Schlaf (→ Seite 117), müssen sie sorgfältig untersucht werden, da bestimmte Symptome auf eine Vergrößerung der Rachenmandeln, auf Asthma oder auf eine Schlafapnoe hinweisen können. Auf keinen Fall sollten Kinder ohne vorherige Rücksprache mit dem Arzt schlaffördernde Medikamente bekommen.

Tipp

Worauf Sie beim Kinderarzt achten sollten:

- Ein guter Arzt wird versuchen, sich ein möglichst umfassendes Bild von den Ursachen der Schlafstörung zu machen. Er wird Ihr Kind genau untersuchen, um eine organische Erkrankung auszuschließen. Darüber hinaus wird er Fragen zu Ihren Lebensgewohnheiten und zum Familienalltag stellen. Denn Schlafstörungen von Kindern können auch ein Ausdruck familiärer Probleme sein. Kinder reagieren häufig mit unterschiedlichen Krankheitssymptomen auf Konflikte zwischen den Eltern oder auf andere Belastungen, mit denen die Eltern zu kämpfen haben. Dann können zum Beispiel Schlafstörungen ein wichtiges Symptom sein, das nicht mit Medikamenten zugedeckt werden darf.

- Es spricht für den Arzt, wenn er Ihnen vor der Behandlung zunächst ein Schlafprotokoll gibt und Sie bittet, es etwa eine Woche lang sorgfältig auszufüllen. Ihre Angaben liefern wertvolle Informationen über die Art der Schlafstörung, unter der Ihr Kind leidet.

- Wenn der Arzt nach einer gründlichen Untersuchung eine organische Erkrankung als Ursache für die Schlafprobleme Ihres Kindes ausschließt und Ihnen empfiehlt, einen Kinderpsychologen oder Kinderpsychiater aufzusuchen, sollten Sie diesen Rat befolgen, denn auch bei Kindern können Schlafstörungen ein Begleitsymptom von Angsterkrankungen oder Depressionen sein.

- Liegt den Schlafstörungen weder eine körperliche noch eine seelische Krankheit zugrunde, wird der Arzt eventuell Entspannungsübungen oder eine Verhaltenstherapie verordnen. Da sich diese Verfahren auch bei schlafgestörten Kindern gut bewährt haben, lohnt es sich auf jeden Fall, die vom Arzt vorgeschlagene Methode auszuprobieren.

- Vorsicht ist geboten, wenn ein Arzt Kindern, die einnässen (→ Seite 123), ohne vorherige Untersuchung Antidepressiva verschreibt. Seriöse Fachleute weisen darauf hin, dass Bettnässen bis zum fünften Lebensjahr völlig normal und danach in erster Linie Ausdruck emotionaler und sozialer Belastungen ist.

- Manche Ärzte verordnen Kindern, die zum Schlafwandeln (→ Seite 123) neigen, Medikamente, die den Tiefschlaf stören, weil Schlafwandel während dieser Phase stattfindet. Schlafmediziner warnen jedoch vor der Anwendung solcher Mittel, da gestörter Tiefschlaf für Kinder viel gravierender ist als Schlafwandeln. Letzteres hört im Lauf der Zeit fast immer von allein auf – der fehlende Tiefschlaf lässt sich dagegen nicht nachholen.

- Einem Arzt, der ohne vorherige gründliche Untersuchung ein Schlafmittel verschreibt, sollten Sie Ihr Kind nicht anvertrauen.

Psychotherapie: Bewährte Methoden

Nicht immer lassen sich chronische Schlafprobleme aus eigener Kraft bewältigen. Wenn Selbsthilfe (→ Seite 129) keine Wirkung zeigt und die Schlaflosigkeit nicht auf einer körperlichen Krankheit beruht, kann eine Psychotherapie nützlich sein. Sie hilft nicht nur bei seelischen Erkrankungen wie Depressionen (→ Seite 71) oder übersteigerten Ängsten (→ Seite 79), sondern auch bei hartnäckigen Ein- und Durchschlafstörungen.

Die einzelnen Verfahren unterscheiden sich in Ansatz und Methode voneinander, doch nicht alle eignen sich zur spezifischen Behandlung von Schlaflosigkeit. Besonders empfehlenswert sind Verhaltenstherapien und Hypnose (→ Seite 172).

Verhaltenstherapien

Zu den am besten untersuchten psychotherapeutischen Methoden zählt die Kognitive Verhaltenstherapie (KVT), die zwei Ansätze miteinander kombiniert: die kognitive und die Verhaltenstherapie. Die Grundannahme lautet: Unsere Gedanken, unsere Gefühle und unser Verhalten sind eng miteinander verwoben und wirken sich direkt auf unser Wohlbefinden aus.

In der kognitiven Therapie werden überzogene Gedanken und Erwartungen von Patienten aufgespürt, denn sie führen oft zu übertriebenen Schlussfolgerungen und negativen, sich selbst erfüllenden Prophezeiungen. Zum Beispiel „Ich weiß schon jetzt, dass ich heute Abend nicht einschlafen kann" oder „Heute Nacht werde ich bestimmt wieder stundenlang wach liegen". Das Behandlungsziel besteht darin, sich der Macht der eigenen Gedanken bewusst zu werden und diese besser zu kontrollieren. Die Verhaltenstherapie basiert auf der Erkenntnis, dass menschliches Verhalten angelernt ist und deshalb auch wieder verlernt oder neu erlernt werden kann. Verhaltensweisen, die das Leben erschweren, sollen verändert und durch günstige (schlaffördernde etwa) Gewohnheiten ersetzt werden. Oft erlernen Patienten im Rahmen einer KVT zusätzlich bestimmte Übungen zur Entspannung (→ Seite 174) und Stressbewältigung (→ Seite 179).

Wie lange eine KVT (im allgemeinen Sprachgebrauch als Verhaltenstherapie bezeichnet) dauert, hängt von Art und Schwere der

Probesitzungen

Am Beginn der Zusammenarbeit sollten Art und Zielsetzung der Behandlung geklärt werden. Psychotherapeuten mit Kassenzulassung können bis zu fünf sogenannte probatorische Sitzungen direkt mit der Krankenkasse abrechnen – eine Möglichkeit, von der Sie Gebrauch machen sollten. Während der Probestunden können Sie einen Eindruck von der Persönlichkeit und der Arbeit des Therapeuten gewinnen und besser einschätzen, ob Sie eine vertrauensvolle Beziehung zu ihm aufbauen können.

Wenn Sie sich unverstanden, bevormundet, nicht ernst genommen, unpersönlich, gleichgültig behandelt oder einfach nur unbehaglich fühlen, sollten Sie das auf jeden Fall offen ansprechen. Lassen sich Ihre Bedenken nicht zerstreuen, empfiehlt es sich, die Praxis zu wechseln. Denn bei mangelndem Vertrauen ist ein therapeutischer Erfolg sehr fraglich.

Spätestens nach fünf Probesitzungen benötigt die Krankenkasse einen ärztlichen Bericht. Aus diesem „Konsiliarbericht", den der Haus- oder Facharzt verfasst, geht hervor, ob ein Behandlungsbedarf vorliegt. Sobald die Krankenkasse die Übernahme der Kosten zugesichert hat, können Sie mit der Therapie beginnen. In der Regel findet eine Sitzung pro Woche statt.

Symptome ab. Die Beschwerden können sich schon nach wenigen Sitzungen bessern, es kann aber auch Wochen oder Monate dauern, bis sie nachlassen. Die Kosten für eine Verhaltenstherapie werden in der Regel von den Krankenkassen erstattet.

Schlafexperten haben spezielle verhaltenstherapeutische Konzepte entwickelt, die bei chronischen Schlafstörungen wirksam sind. In Kombination mit Entspannungsmethoden (→ Seite 174) ist die Erfolgsquote am höchsten.

Schlafrestriktion

Bei vielen Menschen, die Probleme mit dem Schlaf haben, besteht ein deutliches Missverhältnis zwischen der Zeit, die sie im Bett verbringen, und der Zeit, in der sie tatsächlich schlafen. Aus Angst, nicht genügend Schlaf zu bekommen, gehen sie entweder zu früh ins Bett oder stehen zu spät auf. Die langen Wachphasen führen meist zu einem „zerhackten" Schlafmuster (→ Seite 11) und zu einer Fehleinschätzung der Schlafzeit. Beide Faktoren tragen dazu bei, dass sich die Störung verfestigt.

In einer Schlafrestriktionstherapie lernen Patienten, nur so lange im Bett zu bleiben, wie sie auch schlafen. Ausgangspunkt der

Behandlung ist ein regelmäßig geführtes Schlafprotokoll, in dem sie eine Zeit lang genau notieren, wann sie zu Bett gehen, wie lange sie wach liegen und wie lange sie schlafen. Danach wird das Missverhältnis zwischen Bett- und Schlafzeit stufenweise abgebaut. Erster Schritt: Jeden Morgen zur gleichen Zeit aufstehen. Geht aus den Vermerken im Protokoll beispielsweise hervor, dass ein Patient nur fünf Stunden schläft und um sechs Uhr morgens aufstehen muss, darf er sich nicht vor ein Uhr nachts ins Bett legen. Da Mittagschlaf und Tagesnickerchen bei dieser Therapie tabu sind, stellt sich gegen Abend ein ausgeprägter Schlafdruck ein. Wer in mindestens fünf Nächten während der im Bett verbrachten Zeit überwiegend schläft, darf in den Folgenächten 15 bis 30 Minuten länger schlafen. Das Verfahren wird so lange fortgesetzt, bis die individuell nötige Schlafdauer erreicht ist.

Die ersten Behandlungstage sind in der Regel sehr anstrengend, da die Patienten tagsüber müde sind, vor der festgesetzten Zeit aber nicht schlafen gehen dürfen. Wer jedoch die schwierige Anfangsphase gut überstanden hat, wird oft belohnt, denn die Methode ist sehr wirksam. Sie hilft vor allem bei chronischen Ein- und Durchschlafstörungen (→ Seite 50) sowie bei Schlaf-Wach-Rhythmusstörungen (→ Seite 90).

Gedankenstopp

Schlaflosigkeit hängt sehr oft eng mit nächtlichem Grübeln zusammen. Die Betroffenen wälzen sich endlos lange im Bett hin und her und sind meist nicht in der Lage, sich von Ärger, Sorgen oder anderen belastenden Gedanken zu lösen. Hier kann die Methode des Gedankenstopps sehr erfolgreich sein. Unter therapeutischer Anleitung lernen die Patienten, wie sie beunruhigende Vorstellungen überwinden und durch hilfreiche Gedanken ersetzen können. Im Kern geht es darum, Dramatisierungen, Übertreibungen und negative Erwartungshaltungen zu vermeiden und sich stärker an den Tatsachen zu orientieren. Dazu gehört auch ein bewusster Umgang mit emotional stark aufgeladenen Wörtern wie etwa schlimm, schrecklich, entsetzlich, furchtbar, katastrophal und Begriffen wie immer, nie, nie mehr, alle, total oder völlig.

Der Gedankenstopp baut auf eine positive Wendung im Leben. Er setzt ein bestimmtes Maß an Geduld voraus, denn die Neigung zu übermäßigen Sorgen lässt sich nicht von heute auf morgen überwinden. Dennoch: Niemand ist zu lebenslangen nächtlichen Grübeleien verdammt.

Stimuluskontrolle

Dieses Verfahren eignet sich besonders dann, wenn die Schlafumgebung innerlich nicht mit Ruhe und Entspannung, sondern mit diversen Aktivitäten verknüpft wird. Meist haben sich schlafstörende Gewohnheiten entwickelt: Das Bett wird zum Essen, Lesen, Telefonieren, Arbeiten oder Fernsehen benutzt. Das machen zwar viele Menschen, doch bei Schlafgestörten wirkt es sich negativ aus. Sie erleben Bett und Schlafraum (unbewusst) als Reiz für Wachsein, nicht aber für den Schlaf.

Ziel der Stimuluskontrolle ist es, den Schlafraum wieder als einen Ort der Ruhe wahrzunehmen. Falsche Gewohnheiten werden abtrainiert und durch neue, schlaffördernde Verhaltensweisen ersetzt. Auch bei der Stimuluskontrolle sind Mittagschlaf und Tagesnickerchen verboten, damit der Schlafdruck am Abend zu-

Schlafentzug

Wissenschaftliche Studien zeigen, dass Schlafentzug bei Depressionen die Stimmung aufhellen und eine bessere Schlafregulation bewirken kann. Die Methode hat sich aber auch bei Menschen bewährt, die ein gestörtes Schlafprofil haben und schon relativ bald nach dem Einschlafen in die erste REM-Phase (→ Seite 12) kommen. Je nach Diagnose und Symptomatik erfolgt ein totaler oder partieller Schlafentzug, bei dem die Patienten ab zwei oder drei Uhr morgens nicht mehr schlafen dürfen.

Kliniken wenden das Verfahren häufig im Rahmen einer Depressionsbehandlung an. Ein ambulanter Schlafentzug darf beim ersten Mal nur nach Absprache und Kontrolle eines Arztes oder Psychologen durchgeführt werden. Wer die Methode gut beherrscht, kann sie, sofern keine körperlichen oder seelischen Komplikatio-

nen auftreten, später je nach Bedarf auch selbst einsetzen. Ein Erfolg stellt sich jedoch erst allmählich ein.

Die Behandlung sollte von einem ärztlichen oder psychologischen Psychotherapeuten durchgeführt werden. Nur dann übernehmen die Kassen die anfallenden Kosten.

Falls Ihr (Haus-)Arzt keine geeignete Anlaufstelle kennt, können Sie sich entweder an Ihre Krankenkasse oder an die Kassenärztliche Vereinigung Ihrer Region wenden und um eine Liste mit zugelassenen Therapeuten bitten. Besonders erfolgversprechend: Eine Anfrage beim nächstgelegenen Schlaflabor (→ Seite 166). Die dort tätigen Fachleute arbeiten in der Regel mit erfahrenen Verhaltenstherapeuten zusammen und empfehlen Patienten an entsprechende Praxen weiter.

nimmt. Wer dennoch nicht ein- oder nachts nicht durchschlafen kann, wird angehalten, aufzustehen und diesen Prozess zu wiederholen, so oft es nötig ist. Auf diese Weise lernen die Patienten, den Stimulus „Bett" mit schnellem Einschlafen zu verbinden. Damit ein geregelter Schlaf-Wach-Rhythmus entsteht, sollen sie morgens immer zur gleichen Zeit aufstehen – unabhängig davon, wie gut oder schlecht sie geschlafen haben.

Paradoxe Intention

Bei dieser Methode üben die Patienten zunächst das genaue Gegenteil vom eigentlich Gewünschten: Sie sollen so lange wie möglich wach bleiben und sich gegen aufkommende Müdigkeit zur Wehr setzen. Dem meist verzweifelten Wunsch, schnell einzuschlafen, steht ein Schlafverbot entgegen. Dadurch kann die Angst vor dem Nicht-schlafen-Können nachlassen. Manchmal erhalten Patienten sogar zusätzlich die Anweisung, sich im Bett mit allen möglichen Gedanken und Problemen zu beschäftigen und in den Therapiestunden darüber zu berichten. Da der Zwang zur Nachtruhe entfällt, stellt sich bei der Anwendung der Paradoxen Intention der Schlaf oft problemlos wieder ein.

Hypnose

Der Begriff ist vom griechischen „hypnos" (= Schlaf) abgeleitet. Hypnose wurde bereits in der Antike zur Behandlung unterschiedlicher Krankheiten angewendet. Später geriet sie durch Scharlata-

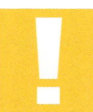

Risiken und Gegenanzeigen

Hypnose ist nicht für alle Menschen geeignet. Bei bestimmten Krankheiten und Störungen sollte das Verfahren nicht angewendet werden, insbesondere bei:

- Epilepsie,
- diffusen Ängsten,
- Depressionen ohne erkennbare Ursache,
- Wahnvorstellungen,
- Persönlichkeitsstörungen,
- Gehirnabbau durch Alkohol oder Krankheiten,
- sehr labilen, passiven und entscheidungsschwachen Personen.

ne in Verruf, die auf Jahrmärkten als Heiler auftraten. Heutzutage werden vor allem in Fernsehshows Menschen auf die Bühne gebeten, um dort via Trance zur allgemeinen Belustigung die verrücktesten Dinge zu tun.

Therapeutische Hypnose hat mit alldem nichts zu tun. Hier werden Patienten nicht manipuliert, sondern befähigt, die latent in ihnen schlummernden Fähigkeiten zu nutzen, um negative Einstellungen und Verhaltensmuster zu überwinden. Das anerkannte Behandlungsverfahren wird seit etlichen Jahren von Ärzten und Psychologen erfolgreich gegen unterschiedliche körperliche und seelische Beschwerden eingesetzt. Studien belegen, dass Hypnose unter anderem auch bei Ängsten und Schlafstörungen wirksam ist. Einer Behandlung sollten jedoch immer die Erhebung der Krankengeschichte (Anamnese) sowie eine gründliche ärztliche Untersuchung und Diagnose vorausgehen.

In einer Hypnosesitzung werden die Patienten in einen Zustand versetzt, der zwischen Wachsein und Schlaf liegt. In dieser Art Trance ist die eigene Kontrolle weitgehend ausgeschaltet und der Zugang zum Unbewussten erleichtert. Durch hypnotische Techniken lassen sich innere Ressourcen wieder aktivieren, wie die Fähigkeit zum Loslassen. Unter fachlicher Anleitung erlernt, kann sie auch zu Hause als Selbsthypnose eingesetzt werden – etwa zur abendlichen Entspannung oder unmittelbar vor dem Schlafen. Zwar spricht nicht jeder auf das Verfahren an, doch ein Versuch lohnt sich. Ausnahmen sind im Kasten auf → Seite 172 aufgeführt.

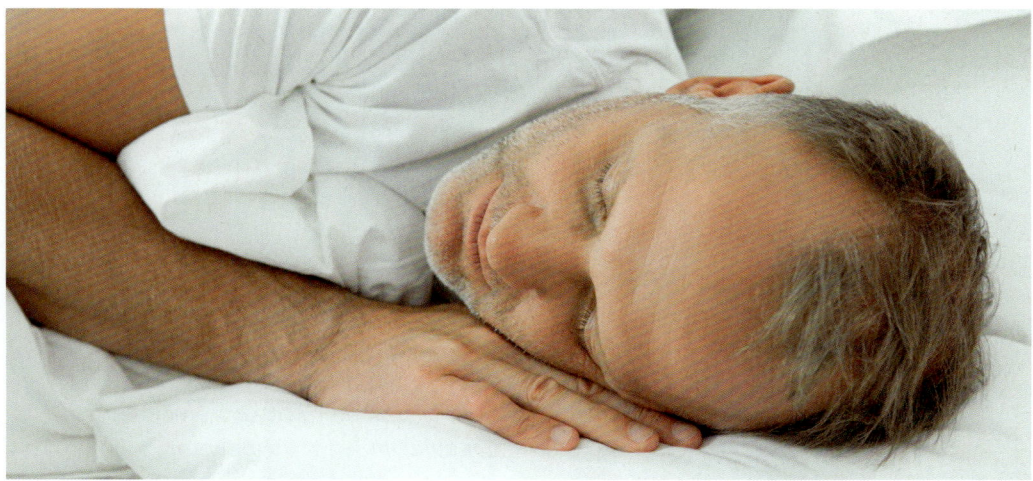

Entspannungsmethoden – eine Auswahl

Kaum etwas bereitet uns so gut auf den Schlaf vor wie bewusstes Entspannen. Wenn wir am Abend Hektik, Stress und Ärger des Tages loslassen können, ist eine wichtige Voraussetzung für erholsame Nachtruhe erfüllt.

Es gibt im Wesentlichen zwei große Gruppen von Entspannungstechniken, die sich in ihrer Anwendung voneinander unterscheiden: autosuggestive und körperorientierte Verfahren. Nicht jede Methode wirkt bei jedem Menschen gleich gut. Die einen können am besten abschalten, wenn sie sich im Liegen oder Sitzen einfach nur auf ihren Atem konzentrieren, andere brauchen Bewegung, um innerlich zur Ruhe zu kommen. Vertrauen Sie Ihren Empfindungen, wenn Sie ein bestimmtes Verfahren ausprobieren möchten – und scheuen Sie sich nicht zu wechseln, wenn Ihnen die Methode, der Kurs oder der Trainer nicht liegt. Doch vergessen Sie nicht: Ein nachhaltiger Erfolg stellt sich bei jeder Technik nur ein, wenn sie auf Dauer täglich circa 15 bis 20 Minuten lang üben.

Autogenes Training

Das Konzept basiert auf der Annahme, dass sich Funktionen des vegetativen (also nicht dem Willen untergeordneten) Nervensystems wie Atmung, Herz- und Pulsschlag dennoch willentlich

Tipp

Gute Anbieter finden

Viele Berufsbezeichnungen sind nicht geschützt. Manche Anbieter von Entspannungskursen haben lediglich einen Wochenendkurs besucht, andere eine mehrjährige Ausbildung absolviert. Fragen Sie deshalb Trainer in Sportvereinen, Gesundheitszentren, Volkshochschulen oder anderen Einrichtungen gezielt nach ihrer Qualifikation und Erfahrung.

Bei der Suche nach seriösen Anbietern können Sie sich auch an Ihre Krankenkasse wenden. Viele Kassen bieten im Rahmen ihrer Präventionsprogramme unterschiedliche Entspannungsverfahren an, die von qualifizierten und erfahrenen Fachkräften geleitet werden. Und: Die Krankenkassen übernehmen einen Teil der anfallenden Kursgebühren.

steuern und verstärken lassen. Durch Ausblenden äußerer Reize und der Konzentration auf bestimmte Gedanken und Körperteile kann ein tiefer Entspannungszustand erreicht werden, der dem der Hypnose (→ Seite 172) ähnelt.

Das Verfahren besteht aus einem zweistufigen System mit Unter- und Oberstufe. In der Unterstufe lernen die Ausführenden, wie sie sich selbst bei Bedarf jederzeit in eine tiefe Entspannung versetzen können. Die Oberstufe wird oft innerhalb einer Psychotherapie (→ Seite 168) angewandt. Dabei versuchen die Klienten, durch formelhafte Leitsätze ihre Einstellung gegenüber konkreten Problemen zu verändern. Die Übungen werden meist im Sitzen, gelegentlich auch im Liegen, mit geschlossenen Augen durchgeführt. In der Unterstufe, die aus sechs Trainingseinheiten besteht (Schwereübung, Wärmeübung, Herzübung, Atemübung, Bauchübung und Stirnübung), konzentrieren sich die Teilnehmer nach und nach auf bestimmte Körperteile. Sie stellen sich zum Beispiel vor, dass ihr rechter Arm ganz schwer und warm wird, ihr Herz ruhig und gleichmäßig schlägt, der Atem angenehm ruhig und die Stirn klar und kühl ist.

Risiken und Gegenanzeigen: Bei sachgemäßer Anwendung gibt es keine wesentlichen Risiken. Anfangs können gelegentlich ungewohnte Reaktionen wie starkes Herzklopfen oder Rückenschmerzen auftreten, über die Sie den Trainer informieren sollten.

Das autogene Training eignet sich nicht für alle Menschen. Wer unter schweren Angstzuständen, Depressionen oder anderen ernsthaften psychischen Krankheiten leidet, sollte die Methode nicht anwenden.

Meditation

In allen großen Weltreligionen gibt es Formen der meditativen Versenkung, in der die Gläubigen versuchen, ihr Bewusstsein auf spirituelle Inhalte hin zu erweitern. Doch regelmäßiges Meditieren hat auch zahlreiche positive Auswirkungen auf die Gesundheit: Herzschlagfrequenz und Blutdruck sinken, Muskelspannung und Konzentration der Stresshormone Adrenalin und Kortisol im Blut gehen zurück, das Elektroenzephalogramm (EEG, → Seite 11) zeigt, dass die sogenannten Alphawellen seltener, aber ausgeprägter sind, was als Hinweis auf einen Zustand der Ruhe und Entspannung gilt.

Vorsicht bei der Auswahl von Trainer und Kursen

Nehmen Sie nicht an Meditationsgruppen teil, die sekten-ähnlichen Charakter haben oder deren Leiter unbedingten Gehorsam einfordern.

Bei der Suche nach qualifizierten Anbietern helfen die Krankenkassen. Die Leiter von Kursen zur Achtsamkeits-basierten Stressreduktion (MBSR) sollten ausgebildete Mediziner, Psychologen oder Pädagogen sein. Im Internet finden Sie Listen mit entsprechenden Fachleuten unter www.mbsr-verband.de. Informationen über laufende Forschungsprojekte und MBSR-Schulungsprogramme welt-weit finden Sie unter www.umassmed.edu/cfm.

Speziell zugeschnitten auf gesundheitliche Belastungen westlicher Menschen ist die sogenannte Achtsamkeitsbasierte Stressreduktion. Das Verfahren wurde von Jon Kabat-Zinn, Professor für Medizin und Leiter der Stressklinik an der Universität von Massachusetts, entwickelt. Die „Mindfulness-Based Stress Reduction" (MBSR) basiert zwar auf der Essenz buddhistischer Meditation, ist aber nicht ideologisch ausgerichtet. Ein Ziel der Methode besteht darin, durch gezielte Atem-, Achtsamkeits-, Meditations- und Yoga-übungen einen Zustand wohliger Entspannung zu erreichen, der auch das Hinübergleiten in den Schlaf ermöglicht.

Die Meditierenden sitzen in der Regel aufrecht auf dem Boden: auf einer speziellen Meditationsbank, einem Meditationskissen oder einfach auf einer gefalteten Decke. Durch die Konzentration auf den Atem, einen Satz oder einen Ton treten Außenreize und körperliche Empfindungen in den Hintergrund. Das Gedankenkarussell wird unterbrochen – eine wichtige Voraussetzung, damit sich tiefe innere Ruhe und Ausgeglichenheit einstellen.

Risiken und Gegenanzeigen: Menschen, die psychisch sehr instabil und kaum belastbar sind, sollten besser nicht an Meditationskursen teilnehmen. Denn die Übungen können seelische Krisen auslösen. Nicht alle Kursleiter haben ein psychologisches Studium absolviert und können solche Krisen auffangen.

Progressive Muskelentspannung

Der amerikanische Arzt und Psychologe Edmund Jacobson beobachtete in den 1920er-Jahren, dass Angst, Unruhe und psychische Spannung häufig mit einer Anspannung der Muskulatur einhergehen: Unbewusst werden zum Beispiel die Lippen zusammengepresst, die Schultern hochgezogen oder die Fäuste geballt. Auf der anderen Seite stellte Jacobson fest: Wenn Muskeln entspannt werden, lässt auch die innere Anspannung nach. Ausgehend von dieser Erkenntnis schuf er die Grundlage des nach ihm benannten systematischen Entspannungsverfahrens: die Progressive Muskelentspannung nach Jacobson (PME).

Im Sitzen oder Liegen werden der Reihe nach bestimmte Muskelgruppen in verschiedenen Körperbereichen angespannt und danach wieder gelockert: zuerst Hände und Arme, danach Stirn, Augen-, Nasen-, Mund- und Kieferbereich, Schultern, Bauch- und Rückenmuskeln und zuletzt Oberschenkel, Waden und Füße. Dabei nehmen die Ausführenden die unterschiedlichen Körperempfindungen deutlich wahr.

Durch den wiederholten bewussten Wechsel von Anspannung und Entspannung lassen nicht nur Muskelverspannungen nach.

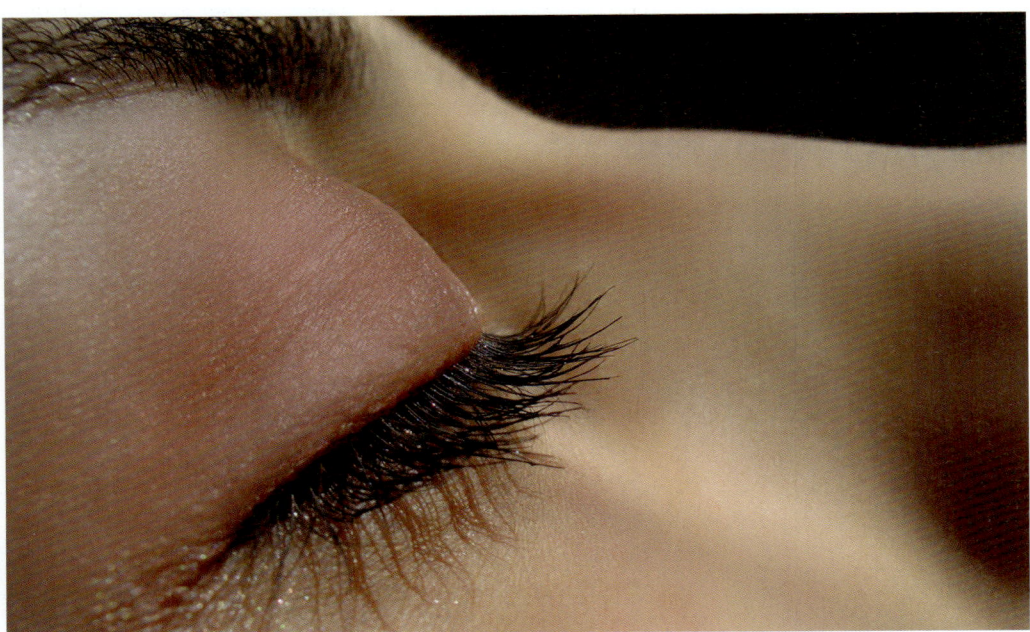

Es ist wissenschaftlich erwiesen, dass sich dadurch auch das sympathische Nervensystem normalisiert: Herz-, Puls- und Atemfrequenz gehen zurück, und der Blutdruck sinkt. Die PME wird oft als begleitende Therapie in der Schmerzbehandlung und bei psychosomatischen Beschwerden eingesetzt, die auf Angst und Anspannung beruhen. Die Übungen lassen sich gut in den Alltag integrieren, etwa während kurzer Pausen am Arbeitsplatz, in öffentlichen Verkehrsmitteln und natürlich vor dem Schlafengehen oder im Bett. In der Fachwelt gilt die PME als eine der besten Entspannungstechniken bei Schlafstörungen: Sie ist leicht erlernbar und führt (bei regelmäßiger Übung) rasch zum Erfolg.

Die Progressive Muskelentspannung eignet sich auch gut für Kinder, da sie sich die Technik schnell und problemlos aneignen können. Sie wird von Kinderärzten und Kinderpsychologen bei Kopfschmerzen, aber auch zur begleitenden Behandlung von Unruhe und Schlafstörungen angeboten.

Risiken und Gegenanzeigen: Wer besonders ehrgeizig oder perfektionistisch ist, sollte die PME besser nicht anwenden, da die Übungen den inneren Druck noch verstärken können.

Qigong

Qigong gehört zu den ältesten chinesischen Meditationsformen. Seit den 1980er Jahren ist sie im Westen als kontemplative Entspannungstechnik verbreitet. Sie besteht aus langsamen, geschmeidigen Bewegungen, die überwiegend im Stehen durchgeführt werden. Während der Übungen richtet sich die Aufmerksamkeit auf die Atmung und auf bestimmte Körperbereiche. Nach traditioneller Vorstellung fördert Qigong den gesunden Fluss der Lebensenergie (Qi) im Organismus. Wissenschaftlich ist diese Annahme nicht belegt.

Belegt ist die Wirksamkeit (unter anderem) jedoch bei der Behandlung von Frauen, die am prämenstruellen Syndrom (→ Seite 101) leiden und vor der Monatsblutung schlecht schlafen.

Risiken und Gegenanzeigen: Um mögliche Risiken auszuschalten, sollte Qigong immer unter fachlicher Anleitung erlernt werden. Bei unsachgemäßer Anwendung können Schwindel, Kopfschmerzen, Blutdruckschwankungen, Knie- oder Rückenschmerzen auftreten.

Tai-Chi

Das traditionell in China angewandte Schattenboxen Tai-Chi besteht aus einer Reihe extrem langsamer, ineinanderfließender Körperbewegungen. Sie stellen mit Angriffs-, Rückzugs- und Verteidigungsgebärden den Kampf mit einem imaginären Gegner dar. Dabei wird die Energie des Angreifers aufgenommen und durch eigene Bewegung wieder abgeleitet. Die Teilnehmer folgen dem Rhythmus des Atems, bewegen sich im Zeitlupentempo und gelangen so, ähnlich wie beim Qigong, in einen Zustand meditativer Versenkung.

Wissenschaftliche Studien zeigen, dass Tai-Chi besonders bei älteren Menschen den Schlaf fördert.

Risiken und Gegenanzeigen: Tai-Chi birgt kaum Risiken. Sie sollten die Methode jedoch nicht allein, sondern genau wie alle anderen Entspannungstechniken bei einer ausgebildeten Fachkraft erlernen.

Stressbewältigungstraining

Wer ständig unter Zeitdruck steht oder aus anderen Gründen chronisch gestresst ist und deshalb auch nachts nicht zur Ruhe kommt, kann in einem Stressbewältigungsseminar wertvolle Anregungen bekommen. Dort lernen die Teilnehmer zunächst ihre persönlichen Stressauslöser besser kennen. Mit Stressanalysebögen, Tagebuchaufzeichnungen und im Gespräch mit den Therapeuten finden sie heraus, welche (alltäglichen) Aufgaben und Situationen besonders belastend für sie sind und sie körperlich und seelisch immer wieder aus der Balance bringen.

Nach der Stressanalyse werden persönliche Strategien erarbeitet, die helfen sollen, künftig unnötige Stressoren zu vermeiden und gelassener jene zu bewältigen, die sich nicht aus der Welt schaffen lassen. Außerdem erfahren die Seminarteilnehmer, wie sie Stress individuell am besten ausgleichen können: Bei manchen

> **Tipp**
>
> ### Gute Anbieter finden
>
> Erkundigen Sie sich bei Ihrer Krankenkasse, ob sie im Rahmen der Präventionsprogramme auch Stressbewältigungstrainings anbietet. Gesundheitszentren, Volkshochschulen oder andere Einrichtungen der Erwachsenenbildung haben ebenfalls oft Anti-Stress-Seminare im Programm. Besonders empfehlenswert sind Kurse, die von Ärzten oder Diplom-Psychologen geleitet werden.

führen tägliche positive Selbstgespräche zum Erfolg, bei anderen bestimmte Momente im Alltag, die sie bewusst genießen, bei wieder anderen, wenn sie gezielt lernen, die Dinge weniger dramatisch zu sehen. Außerdem besteht innerhalb eines solchen Seminars die Möglichkeit, eine Entspannungsmethode (→ Seite 174) zu erlernen.

Stressbewältigungstrainings sind häufig Bestandteil einer Verhaltenstherapie (→ Seite 168). Es gibt aber auch niedergelassene Ärzte und Psychologen, die spezielle Gruppenkurse durchführen. Sie arbeiten oft mit Krankenkassen zusammen, die sich in der Regel an den Kosten beteiligen.

Schlafschulen: Die Kunst des Schlummers erlernen

Viele Schlafprobleme gehen auf Verhaltensweisen zurück, die die nächtliche Erholung stören. Doch wir können ungünstige Gewohnheiten wieder ablegen und neue erlernen, die sich positiv auf den Schlaf auswirken. Ausführliche Hinweise finden Sie im Kapitel „Was Sie selbst für erholsamen Schlaf tun können" (→ Seite 129). Wer an schweren, chronischen Schlafproblemen leidet, braucht jedoch oft zusätzliche Unterstützung. Hier kann der Besuch einer Schlafschule nützlich sein, denn sie bietet gezielte Hilfe zur Selbsthilfe.

Die erste Schlafschule wurde im Jahr 2001 von dem Regensburger Schlafforscher Jürgen Zulley entwickelt und durchgeführt. Seitdem bieten Kliniken, Kurhäuser und ambulante Einrichtungen in ganz Deutschland Kurse an, die entweder von Jürgen Zulley selbst oder von Schlaftrainern geleitet werden, die er ausgebildet hat.

Schlafseminare finden überwiegend an Wochenenden statt. Sie vermitteln wichtige Informationen rund um das Thema Schlaf. Im Vordergrund steht jedoch die individuelle Be-

> **Tipp**
>
> ### Gute Anbieter finden
>
> Die Bezeichnung „Schlaftrainer" oder „Schlaflehrer" ist nicht geschützt. Unter anderem bietet auch der Bettenfachhandel „Schlafschulen" an, doch diese sind für Menschen mit Schlafstörungen nicht geeignet.
>
> Empfehlenswert sind nur Kurse, die von Ärzten oder Diplom-Psychologen mit der Zusatzbezeichnung „Somnologie" (Schlafmedizin) veranstaltet werden. Informationen zu Schlafschulen unter fachlich qualifizierter Leitung können Sie bei der Deutschen Akademie für Gesundheit und Schlaf (DAGS – Adresse und Telefonnummer → Seite 216) erfragen.

ratung der Teilnehmer. Am Beginn eines Seminars erhält jeder einen Fragebogen, in dem er seine persönlichen Beschwerden, körperliche oder seelische Erkrankungen und die Einnahme von Medikamenten aufführt. So lassen sich individuelle Fehler im Umgang mit dem Schlaf erkennen. Danach lernen die Teilnehmer, wie sie dieses Fehlverhalten durch gezielte schlafhygienische Maßnahmen (→ Seite 143) überwinden, wie sie ihren eigenen biologischen Rhythmus erkennen und dadurch zu erholsamem Schlaf finden können.

Die Auswertung des Fragebogens erlaubt auch eine erste Verdachtsdiagnose. Ergibt sich zum Beispiel ein Hinweis darauf, dass die Schlafstörung auf eine behandlungsbedürftige Erkrankung wie etwa das Syndrom der unruhigen Beine (→ Seite 68) zurückgeht, bekommen die Teilnehmer eine Empfehlung für ein Schlaflabor.

Am Ende des Kurses erhält jeder einen auf ihn zugeschnittenen Plan, der ihm hilft, die erworbenen Kenntnisse im Alltag umzusetzen und dadurch den Schlaf zu verbessern. In manchen Fällen raten die Leiter zusätzlich zu einem Entspannungsverfahren (→ Seite 174) oder einem Stressbewältigungstraining, in anderen zu einer Verhaltenstherapie. Drei Monate nach Seminarende bekommen die Teilnehmer erneut einen Fragebogen, in dem sie ihre aktuellen Schlafgewohnheiten und Beschwerden angeben. Die Ergebnisse sprechen für sich: Circa 80 Prozent haben deutlich weniger Schlafprobleme als vorher, und rund 75 Prozent derer, die früher Schlafmittel benötigten, können den Konsum deutlich reduzieren oder ganz auf die Tabletten verzichten.

Wer trägt die Kosten?

Manche Krankenkassen (zum Beispiel die BARMER) übernehmen die Kosten für Seminare, die von Schlafmedizinern oder entsprechend geschulten Diplom-Psychologen durchgeführt werden.

Auch andere gesetzliche Kassen tragen die Kursgebühren oder zumindest einen Teil davon. Ihre Mitglieder haben jedoch keinen Anspruch auf Kostenerstattung. Deshalb sollte die Kostenfrage vor Kursbeginn mit der Kasse geklärt werden.

Lichttherapie

Die Erkenntnis, dass Sonnenlicht sowohl die Stimmung als auch den Antrieb verbessert, führte zur Entwicklung spezieller Lichttherapiegeräte. Seit etlichen Jahren werden sie ambulant und in Kliniken zur unterstützenden Behandlung von Depressionen eingesetzt. Ärztlichen Beobachtungen zufolge kann eine Lichttherapie auch gute Erfolge bei Stimmungstiefs in der dunklen Jahreszeit

(Winterdepression, → Seite 76) haben und bei Schlaf-Wach-Rhythmusstörungen (→ Seite 90), die besonders unter Schichtarbeitenden und Menschen mit einem unregelmäßigen Schlaf-Wach-Muster verbreitet sind.

Eine Lichttherapie kann sowohl auf ärztliche Verordnung als auch in Eigenregie durchgeführt werden. Die dafür geeigneten Lampen bestehen in der Regel aus Leuchtstoffröhren, die eine Lichtintensität von 2 500 bis circa 10 000 Lux abgeben. Zum Vergleich: In Innenräumen sind Lichtstärken von 300 bis 500 Lux üblich, in hell erleuchteten Büros etwa 500 bis 1 000 Lux.

Das von Therapiegeräten ausgesandte Lampenlicht ist weiß, ohne ultravioletten oder infraroten Anteil. Um die gewünschte Lichtdosis zu empfangen, muss der vom Hersteller empfohlene angegebene Abstand (meist ein halber bis einen Meter) von der Leuchte genau eingehalten werden. Während der Bestrahlung können die Anwender lesen, arbeiten, essen oder sich sportlich betätigen (zum Beispiel auf einem Ergometer, einem Rudergerät, einem Cross- oder anderen Hometrainer).

Die empfohlene Behandlungsdauer beträgt bei Lampen mit 2 500 Lux zwei Stunden, bei 10 000 Lux 30 bis 40 Minuten pro Tag. Während dieser Zeit muss die Augenpartie (bei geöffneten Augen) dem Licht ausgesetzt sein. Die Lampe stellt man am besten auf einen Tisch, sodass Licht in die Augen fällt, denn es wird in erster Linie über die Netzhaut und nicht über die Haut aufgenom-

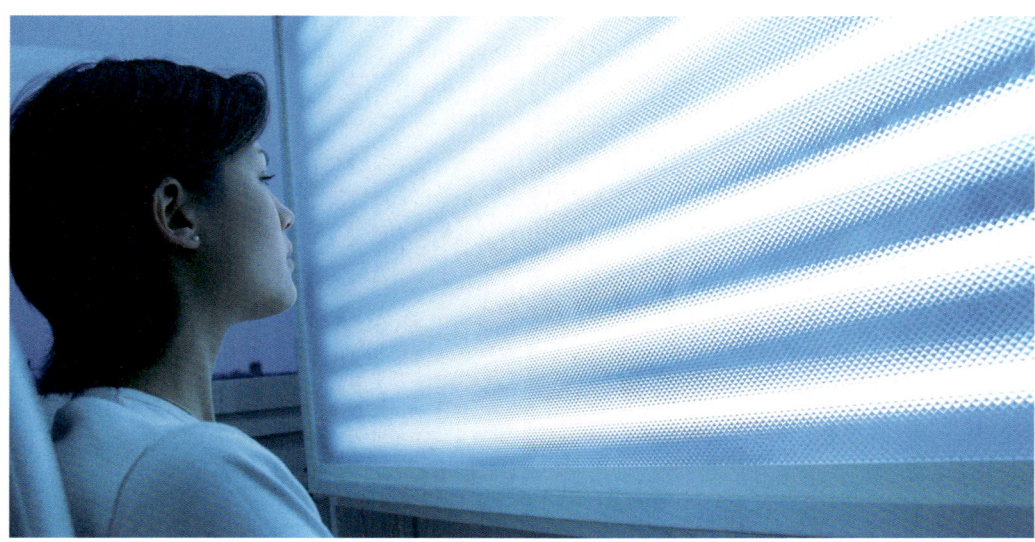

men. Das von den Lichtrezeptoren in der Retina empfangene Licht fördert die Ausschüttung bestimmter Botenstoffe und Hormone und trägt damit zur Regulation der inneren biologischen Rhythmen (→ Seite 18) bei.

Wie wirksam die Lichtdusche ist, hängt entscheidend vom Zeitpunkt der Anwendung ab. Mit Abstand am besten wirkt sie am (frühen) Morgen. Wer sich erst mittags oder abends vor die Lampe setzt, profitiert dagegen kaum vom regulierenden Effekt des künstlichen Lichts.

Obwohl sich in klinischen Studien meist schon innerhalb einer Woche eine deutliche Besserung der Beschwerden zeigte, sollte die Therapie mindestens zwei Wochen dauern. Stellt sich danach keine Wirkung ein, kann die Behandlungsdauer verlängert werden.

Nach Beobachtungen des Schlafmedizinischen Zentrums der Universität Regensburg hält die Wirkung einer einwöchigen Lichttherapie bei rund einem Drittel der Patienten längere Zeit an, bei einem Drittel treten die Symptome nach einiger Zeit wieder auf, und bei einem weiteren Drittel ist die Langzeitreaktion nicht bekannt. Bei erneuten Beschwerden kann die Lichttherapie mehrfach – meist mit gutem Erfolg – wiederholt werden. Die Behandlung führt in der Regel nicht zu unerwünschten Wirkungen. Risiken sind im Kasten auf → Seite 184 aufgeführt.

Wer trägt die Kosten?

Es gibt keinen Anspruch auf Kostenübernahme durch die gesetzliche Krankenversicherung. Die Kassen entscheiden je nach Einzelfallprüfung, ob und in welcher Höhe sie einen Teil der Therapiekosten übernehmen.

Tipp

Geeignete Lampen finden

- Lichtboxen werden in Sanitätshäusern oder im Internet angeboten. Die Preise liegen bei 300 Euro aufwärts. Doch nicht alle sind gleich gut.

- Kaufen Sie keine Lichtbox mit UV-Anteil, da dieser therapeutisch nicht notwendig ist und Risiken für Haut und Augen birgt.

- Am empfehlenswertesten sind Lampen mit 10 000 Lux. Die Helligkeit sollte gleichmäßig über die gesamte Leuchtfläche verteilt sein.

- Achten Sie darauf, dass die Lichtgeräte nicht blenden.

- Weitere Hinweise zur Lichttherapie sowie Adressen von Herstellern geeigneter Fabrikate gibt die Deutsche Akademie für Gesundheit und Schlaf (DAGS). Die Adresse finden Sie im Serviceteil → Seite 216).

Risiken und Gegenanzeigen: Unerwünschte Wirkungen sind kaum bekannt. In seltenen Fällen können vorübergehend Kopfschmerzen, Übelkeit, Gereiztheit oder Augenbrennen auftreten. Menschen, die an bipolaren Störungen leiden, können jedoch von einer depressiven in eine manische Phase kippen.

Bislang gibt es für die Lichttherapie keine absoluten Gegenanzeigen. Allerdings muss bei allen Formen von Augenerkrankungen vorher der Augenarzt konsultiert werden. Das gilt auch für Patienten, die Arzneimittelsubstanzen einnehmen, die die Sensibilität des Auges auf Licht erhöhen können (zum Beispiel Mittel bei hohem Blutdruck wie Propanolol, Mittel bei Herzrhythmusstörungen wie Amiodaron, harntreibende Mittel wie Hydrochlorothiazid und Antidepressiva wie Imipramin und Fluoxetin). Sicherheitshalber sollten auch gesunde Menschen vor dem Behandlungsbeginn eine Augenuntersuchung durchführen lassen. Außerdem ist es ratsam, unmittelbar vor und während einer Lichttherapie Präparate zu meiden, die Johanniskraut enthalten, da diese eine erhöhte Lichtempfindlichkeit der Haut (Photosensibilisierung) und der Augen hervorrufen können.

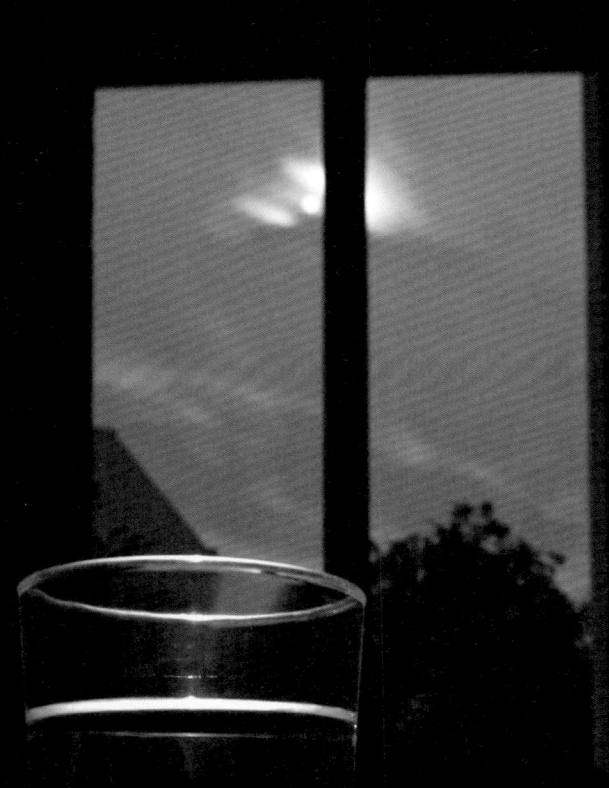

Medikamente
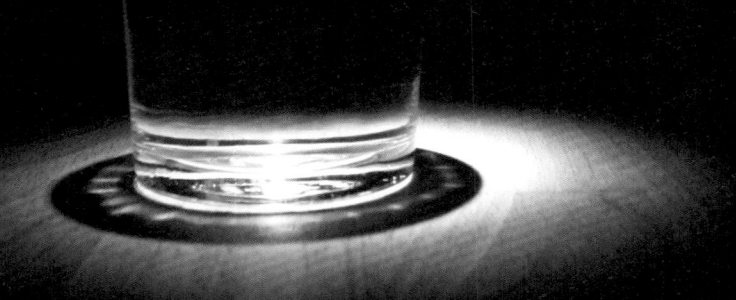

Geeignete Schlafmittel

In bestimmten Situationen kann die vorübergehende Einnahme von Schlafmitteln begründet sein: etwa auf Reisen, nach Schichtdienstwechsel oder bei akuten Belastungen (zum Beispiel Todesfall in der Familie). Doch Medikamente eignen sich lediglich als überbrückende Hilfe, denn sie lösen die Schlafprobleme nur kurzfristig, beseitigen aber nicht die Ursache. Im Gegenteil: Es besteht sogar die Gefahr, dass sich die Schlafstörung damit verfestigt. Halten die Beschwerden länger als vier Wochen an, sollten Sie auf jeden Fall einen Arzt aufsuchen (→ Seite 162).

Eine Bewertung der gängigsten rezeptfreien und verschreibungspflichtigen Mittel gegen Schlafstörungen finden Sie im Service-Teil ab (→ Seite 202).

Rezeptfreie Mittel

Wer den Schlaf mit Medikamenten anschieben will und akzeptieren kann, dass sich die Schlafqualität erst nach etwa zwei bis vier Wochen bessert, sollte zunächst pflanzliche Präparate ausprobieren. Da sie weder den Schlafrhythmus stören noch abhängig machen, können sie, falls nötig, über einen längeren Zeitraum angewendet werden. Das Mittel der Wahl ist Baldrian.

Ist absehbar, dass die Nachtruhe nur vorübergehend gestört sein wird (bei Übernachtung in ungewohnter Umgebung oder bei einem Schichtwechsel, insbesondere vom Spät- zum Frühdienst), können Sie ein chemisch synthetisiertes Mittel nehmen, das prompter und stärker wirkt als Medikamente auf pflanzlicher Basis. Empfehlenswert sind müde machende Medikamente mit den Wirkstoffen Diphenhydramin oder Doxalamin, die auch bei Allergien angewendet werden (→ Seite 189). Allerdings sollten Sie diese Mittel nur zwei bis drei Tage hintereinander einnehmen.

Baldrian

Von allen pflanzlichen Schlaf- und Beruhigungsmitteln ist Baldrian (Valeriana officinalis) am ehesten zu empfehlen. Es wird traditionell bei Angst, Unruhe und nervös bedingten Schlafstörungen verwendet. Seine therapeutische Wirksamkeit ist zwar noch nicht abschließend nachgewiesen, doch es gibt zahlreiche Hinweise darauf, dass Baldrianextrakt die Einschlafphase verkürzen und den Tiefschlaf verlängern kann. Er hat jedoch keinen Einfluss auf die Gesamtschlafdauer und auf nächtliches Erwachen.

Die Wirksamkeit von Baldriantee ist nicht gesichert. Bei sämtlichen Fertigprodukten sind Monopräparate, die nur aus Baldrian bestehen, Kombinationspräparaten mit verschiedenen Wirkstoffen (Hopfen, Melisse oder Passionsblume) vorzuziehen. Bislang liegen keine Erkenntnisse vor, die belegen, dass solche Pflanzenmischungen über die Wirkung von Baldrian allein hinausgehen.

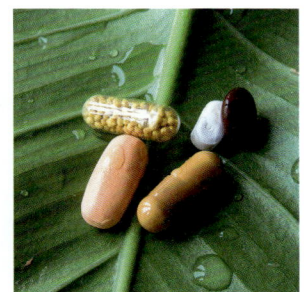

Nehmen Sie den Pflanzenextrakt circa 30 bis 60 Minuten bevor Sie zu Bett gehen ein. Baldrian muss hoch genug dosiert sein, um ausreichend Wirkung zu entfalten: etwa 600 Milligramm Trockenextrakt oder zwei bis drei Gramm getrocknete Baldrianwurzel pro Tag. Je nach Produkt entspricht das vier bis sechs Tabletten oder Dragees und bei einer Tinktur einem Teelöffel.

Risiken und Gegenanzeigen: Bei bekannter Allergie gegen Baldrian dürfen Sie das Arzneimittel nicht anwenden.

Baldrianlösung und -tinktur enthalten Alkohol. Menschen, die Alkoholprobleme, eine Leberkrankheit oder ein Anfallleiden haben, sollten das Mittel deshalb nicht in Tropfenform einnehmen. Beachten Sie außerdem, dass Alkohol die Wirkung zahlreicher Medikamente verstärken kann: zum Beispiel Schmerz-, Schlaf- und Beruhigungsmittel sowie Präparate gegen Bluthochdruck.

Kinder unter drei Jahren sollten kein Baldrian bekommen, Kinder zwischen drei und zwölf Jahren nur nach Rücksprache mit einem Arzt. Schwangere und Stillende können das Mittel bei Bedarf anwenden.

Johanniskraut

Johanniskraut ist kein Schlafmittel, sondern wird bei Depressionen unterschiedlichen Schweregrads eingesetzt. Studien belegen die Wirksamkeit des leicht aktivierenden Pflanzenstoffs sowohl bei leichten vorübergehenden depressiven Störungen als auch bei mittelschweren Depressionen. Eine Anwendung bei Schlafproblemen ist nur sinnvoll, wenn der gestörte Schlaf auf eine Depression zurückgeht. Sonst wirkt Johanniskraut eher psychisch anregend.

Sind die depressiven Symptome nicht sehr stark ausgeprägt, reicht die Einnahme von täglich 750 Milligramm Wirkstoff. Bei einer mittelschweren Störung sollten Sie täglich etwa 900 Milligramm nehmen – verteilt auf zwei Portionen, immer zur gleichen Tageszeit.

Da Johanniskraut gut verträglich ist, ist es auch zur Behandlung älterer Menschen geeignet.

Risiken und Gegenanzeigen: Kinder unter 14 Jahren sowie Schwangere und Stillende sollten sicherheitshalber kein Johanniskraut nehmen, da es für diese Gruppen noch keine wissenschaftlichen Erkenntnisse gibt.

Wenden Sie Johanniskraut nicht an, wenn Sie besonders empfindlich gegenüber UV-Licht sind. Umgekehrt sollten Sie während der Einnahme von Johanniskraut direkte UV-Bestrahlung (sowohl der Sonne als auch in Solarien) meiden.

Da der Pflanzenstoff die Wirkung zahlreicher anderer Arzneimittel beeinträchtigen kann, dürfen Sie kein Johanniskraut nehmen, wenn Sie:

- mit einem transplantierten Organ leben und bestimmte Medikamente einnehmen, um eine Abstoßung zu unterdrücken (zum Beispiel Ciclosporin, Sirolimus oder Tacrolimus),
- mit HIV infiziert sind oder Aids haben und mit Anti-HIV-Mitteln behandelt werden (wie Indinavir und Nevirapin),
- an Krebs erkrankt sind und mit speziellen Krebsmedikamenten behandelt werden (wie Imatinib und Irinotecan),
- blutverdünnende Mittel einnehmen (wie Phenprocoumon und Warfarin),
- Antidepressiva aus der Gruppe der Selektiven Serotonin-Wiederaufnahmehemmer (SSRI) nehmen, da sich sonst ein gefährliches Serotonin-Syndrom entwickeln kann, das sich durch Bewusstseinstrübung, Erregungszustände, Muskelzittern und -zucken sowie durch Blutdruckabfall äußert,
- zur Empfängnisverhütung die Pille benutzen, da die Verhütung dann unsicher und eine ungewollte Schwangerschaft möglich ist.
- Des Weiteren kann Johanniskraut die Wirkung von Digoxin (bei Herzschwäche) verringern.

Rezeptfreies und verschreibungspflichtiges Johanniskraut

Johanniskrautpräparate, die zur Behandlung leichter, vorübergehender depressiver Störungen zugelassen sind (zum Beispiel Jarsin mit 750 Milligramm Wirkstoff), sind nicht verschreibungspflichtig.

Dagegen erfordern Mittel, die bei mittelschweren Depressionen zugelassen sind (zum Beispiel Jarsin RX mit 300 Milligramm Wirkstoff) seit dem 1. April 2009 eine ärztliche Verordnung.

Mittel gegen Allergien

Bei vorübergehenden Schlafstörungen wird die müde machende Wirkung bestimmter Antihistaminika genutzt, die auch gegen Allergien angewendet werden. Empfehlenswert sind Mittel mit den Wirkstoffen Diphenhydramin (in Betadorm-D, Halbmond-Tabletten, Vivinox Sleep) oder Doxylamin (in Gittalun, Hoggar oder Schlafsterne). Zwar ist ihre Wirksamkeit in klinischen Studien noch nicht ausreichend gut beschrieben, doch sie werden schon seit langer Zeit wegen des schlafanstoßenden Effekts verwendet. Allerdings kann es bereits nach wenigen Tagen kontinuierlicher Einnahme zur Gewöhnung kommen. Deshalb sollten Sie die Mittel nicht länger als maximal zwei Wochen hintereinander einnehmen. Um eine Dosissteigerung zu vermeiden, müssen Sie danach unbedingt eine Pause einlegen (4 – 6 Wochen). Haben Sie eines der Präparate über einen längeren Zeitraum genommen, sollten Sie es nicht abrupt absetzen, sondern die Dosis schrittweise verringern – und darauf gefasst sein, dass Sie während des Absetzens deutlich schlechter schlafen als zuvor.

Nehmen Sie Diphenhydramin oder Doxylamin entsprechend der Dosierungsanleitung etwa eine halbe Stunde bevor Sie zu Bett gehen ein. Falls Sie nachts aufwachen, dürfen Sie auf keinen Fall eine weitere Tablette nehmen. Damit das Mittel nicht am Tag nachwirkt, sollten Sie sieben bis acht Stunden schlafen.

Risiken und Gegenanzeigen: Kinder unter zwölf Jahren sollten kein Diphenhydramin und Kinder unter zwei Jahren kein Doxylamin bekommen. Schwangere und stillende Frauen dürfen die beiden Mittel nicht anwenden, da sie Risiken für das Un- und Neugeborene bergen. Ältere Menschen können besonders empfindlich auf die beiden Substanzen reagieren. Deshalb sollten sie Doxylamin gar nicht und von Diphenhydramin allenfalls die Hälfte der normalen Dosis nehmen.

Wenn Sie an folgenden Krankheiten leiden, dürfen Sie die Arzneimittel nicht einnehmen:

- Asthma bronchiale oder andere chronische Atembeschwerden,
- grünem Star (Engwinkelglaukom),
- Epilepsie,
- einem Tumor in der Nebenniere,
- Schwierigkeiten beim Entleeren der Blase (was häufig bei vergrößerter Prostata vorkommt),

- Leberfunktionsstörungen,
- Herzrhythmusstörungen oder einer koronaren Herzkrankheit,
- Bluthochdruck (Doxylamin),
- Refluxerkrankung (Doxylamin),
- Verengung im Magen-Darm-Bereich (Diphenhydramin).

Wechselwirkungen mit Medikamenten und Alkohol: Beide Mittel dürfen Sie nicht zusammen mit alkoholhaltigen Getränken nehmen, da diese die Wirkung der Arzneistoffe deutlich verstärken können. Auch bei der gleichzeitigen Einnahme von Medikamenten, die das zentrale Nervensystem beeinflussen (beispielsweise starke Schmerzmittel, Mittel gegen Epilepsien oder Depressionen) können sich sowohl die Wirkung als auch unerwünschte Begleiteffekte von Diphenhydramin und Doxylamin steigern.

Diphenhydramin sollten Sie nicht anwenden, wenn Sie Medikamente gegen Herzrhythmusstörungen, gegen Malaria oder entwässernde Mittel (Diuretika) nehmen, da bei diesen Kombinationen lebensgefährliche Herzrhythmusstörungen folgen können.

Verschreibungspflichtige Schlafmittel

Rezeptpflichtige Präparate sind (mit Ausnahme von Antidepressiva, → Seite 196) ebenfalls nur ein zeitlich eng befristetes Hilfsmittel. Sie führen zwar zu einer raschen Linderung, was in bestimmten Situationen eine große Erleichterung sein kann, zum Beispiel vor einer Operation oder in einer akuten Krisenphase. Doch für eine langfristige und ausschließliche Behandlung des gestörten Schlafs sind sie nicht geeignet.

Je länger Sie die gängigsten verschreibungspflichtigen Schlaftabletten einnehmen, desto größer ist das Risiko, dass Sie davon abhängig werden. Außerdem lässt die Wirkung bei den meisten Substanzen schon nach wenigen Wochen kontinuierlicher Einnahme nach, was zu Dosissteigerungen führen kann. Es kann sich im Lauf der Zeit aber auch eine Niedrigdosis-Abhängigkeit entwickeln, die zu heftigen Entzugserscheinungen führt, sobald die Patienten die Präparate absetzen. Und schließlich: Arzneimittel beseitigen nicht die Ursache der Beschwerden. Im Gegenteil. Wegen des raschen Gewöhnungs-effekts besteht die Gefahr, dass sich Schlafstörungen weiter verfestigen, während die Auslöser der schlaflosen Nächte völlig in den Hintergrund und schließlich in Vergessenheit geraten.

Spätestens nach zwei Wochen kontinuierlicher Einnahme sollten Sie versuchen, wieder ohne Medikamente in den Schlaf zu finden. Allgemeine schlaffördernde Maßnahmen (→ Seite 143) können dabei hilfreich sein. Bessert sich der Schlaf nicht, ist eine weitere Einnahme für maximal 14 Tage vertretbar. Wenn Sie danach immer noch Probleme mit dem Schlaf haben, sollten Sie ihren Arzt nochmals aufsuchen (→ Seite 162). Bei chronischen Schlafstörungen ist ein Gesamtbehandlungskonzept erforderlich, das an den Ursachen ansetzt und in dem Schlafmittel allenfalls eine befristete Nebenrolle spielen. Im Vordergrund stehen nichtmedikamentöse Maßnahmen wie zum Beispiel Schlafhygiene (→ Seite 143), Entspannungsmethoden (→ Seite 174) und/oder eine Psychotherapie (→ Seite 168).

Die verschreibungspflichtigen Schlafmittel sind unterschiedlichen Wirkstoffgruppen zuzuordnen. Die meisten von ihnen stammen aus der Gruppe der Benzodiazepine. Dabei handelt es sich um chemische Abkömmlinge von Mitteln wie Valium oder Librium. Neuere Substanzen sind die sogenannten Z-Drugs: Zolpidem, Zopiclon und Zaleplon.

Benzodiazepine

Benzodiazepine wirken direkt auf das zentrale Nervensystem. Sie docken dort an spezifischen Bindungsstellen an und verstärken so die Wirkung des Botenstoffs Gammaaminobuttersäure (GABA). Dieser bremst die Aktivität der Nervenzellen. Benzodiazepine haben (in unterschiedlichem Ausmaß) einen beruhigenden bis schlafanstoßenden Effekt. Außerdem wirken sie muskelentspannend sowie angst- und krampflösend.

Als geeignet bei Schlafstörungen gelten das kurz wirkende Benzodiazepin Brotizolam (enthalten in Lendormin) und die mittellang wirkenden Substanzen Lormetazepam (in Ergocalm, Lormetazepam AL, Lormetazepam-ratiopharm, Noctamid) und Temazepam (in PLANUM, Remestan, Temazep-CT). Brotizolam (Wirkdauer 3 bis 6 Stunden) hilft vor allem bei Einschlafproblemen, während Lormetazepam und Temezepam (Wirkdauer 10 bis 13/14 Stunden) auch zur Behandlung von Durchschlafstörungen geeignet sind. Die Mittel sollten etwa eine halbe Stunde vor dem Zubettgehen eingenommen werden.

Wenn Sie die genannten Benzodiazepine nur kurzfristig anwenden, bleibt die normale Schlafarchitektur (→ Seite 11) weitgehend aufrechterhalten. Bei längerer Einnahme werden die Tiefschlaf-

Benzodiazepine schrittweise absetzen

Wenn Sie benzodiazepinhaltige Schlafmittel mehrere Wochen hintereinander eingenommen haben, dürfen Sie das Mittel nicht abrupt absetzen, da sonst heftige Entzugssymptome (zum Beispiel völlige Schlaflosigkeit) auftreten können. Zum „Ausschleichen" empfiehlt sich eines der folgenden Verfahren:

Erste Möglichkeit: Die Dosis wird jede Woche halbiert, bis Sie bei einem Viertel der ursprünglichen Menge angekommen sind; danach lassen Sie das Mittel ganz weg.

Zweite Möglichkeit: Sie nehmen das Schlafmittel in Intervallen ein: drei Nächte mit Medikament, eine ohne; zwei Nächte mit, eine ohne; dann jede zweite Nacht, danach weglassen.

Das „Ausschleichen" kann sich – je nachdem wie lange Sie die Tabletten genommen haben – über Wochen oder auch Monate hinziehen. Als Faustregel gilt: Die Entwöhnung dauert ein Zehntel der Einnahmezeit.

Eine ärztliche Begleitung beim Entzug ist unerlässlich, damit die Entzugssymptome eventuell wirksam behandelt werden können.

phasen verkürzt und die REM-Phasen teilweise unterdrückt. Wer die Mittel länger als vier Wochen nimmt und anschließend versucht, sie abzusetzen, muss mit gesteigertem REM-Schlaf und mit Alpträumen rechnen („Rebound-Insomnia") – erste Anzeichen einer Gewöhnung.

Risiken und Gegenanzeigen: Schwangere und Stillende sollten keine Benzodiazepine einnehmen. Für Kinder sind lediglich die Substanzen Flurazepam (maximal 15 Milligramm) und Nitrazepam (2,5 bis 5 Milligramm) zur zeitlich eng begrenzten Anwendung bei Schlafstörungen zugelassen. Ältere Menschen sollten die Mittel nur in der geringsten Dosierung nehmen, da ihr Stoffwechsel langsamer arbeitet und die Mittel deshalb länger wirken. Außerdem treten unerwünschte Wirkungen wie Muskelschwäche,

Vorsicht bei langwirksamen Benzodiazepinen

Bei manchen Mitteln dauert die Wirkung sehr lange an. Dazu zählen etwa Nitrazepam (15 bis 30 Stunden, enthalten zum Beispiel in Eatan N, Mogadan, Radedorm), Flunitrazepam (15 bis 30 Stunden, in Flunimerck, Fluninoc, Rohypnol) und Flurazepam (50 bis 100 Stunden, in Dalmadorm, Staurodorm Neu). Da diese Präparate zu Tagesmüdigkeit, Schwindel, Verwirrtheit und Gangunsicherheit führen und am Tag nach der Anwendung das Unfallrisiko erhöhen, sollten sie gar nicht mehr als Schlafmittel angewendet werden.

unkoordinierte Bewegungen oder Blutdruckabfall im höheren Alter häufiger auf, was die Sturzgefahr und damit das Risiko von Knochenbrüchen erhöht.

Unter bestimmten Voraussetzungen dürfen Benzodiazepine gar nicht oder nur nach sorgfältiger Abwägung von Nutzen und Risiken genommen werden, insbesondere bei:

- bestehender Abhängigkeit von Alkohol, Drogen und Medikamenten,
- schweren Leberfunktionsstörungen,
- Myasthenia gravis (einer Autoimmunerkrankung, bei der die Übertragung der Nervenimpulse gestört ist),
- unbehandeltem Engwinkelglaukom,
- Atemwegserkrankungen wie Asthma oder chronischer Bronchitis,
- lautem Schnarchen und Atemstillständen während des Schlafs (Schlafapnoe, → Seite 83),
- Gehirn- oder Nervenerkrankungen, die koordinierte Bewegungen erschweren oder verhindern.

Wechselwirkungen mit Medikamenten und Alkohol: Während der Einnahme von Benzodiazepinen dürfen Sie keine alkoholischen Getränke zu sich nehmen, da diese die Wirkung des Arzneistoffs in unvorhersehbarer Weise verstärken können. Grapefruits oder Grapefruitsaft können die Wirkung von zum Beispiel Halcion verlängern. Da Grapfruitsaft mit vielen Mitteln Wechselwirkungen eingeht, sollten Sie diesen bei jeglicher Tabletteneinnahme vermeiden.

Bei gleichzeitiger Anwendung von Benzodiazepinen und anderen Arzneimitteln, die das zentrale Nervensystem beeinflussen,

Nutzen und Risiken im Überblick

Ein kurzfristiger Einsatz von Benzodiazepinen ist gerechtfertigt:
- zur Beruhigung und Schlafförderung vor Operationen,
- in einer akuten seelischen Notlage (wie der Verlust eines nahestehenden Menschen durch Trennung oder Tod),
- in einer außergewöhnlichen beruflichen oder familiären Belastungssituation,
- bei einer akuten Störung des Schlaf-Wach-Rhythmus (zum Beispiel bei Schichtdienstwechsel oder Interkontinentalflügen).

Benzodiazepine eignen sich nicht:
- zur Bekämpfung von Alltagsstress,
- zur häufigen oder regelmäßigen Einnahme bei Schlafstörungen, Angst, Unruhe und Nervosität,
- bei Konzentrationsschwäche, Reizbarkeit, Überarbeitung oder Witterungsempfindlichkeit,
- zur Behandlung depressiver Stimmungen und zur Förderung seelischer Ausgeglichenheit.

Benzodiazepine bergen Risiken:
- Sie fördern nicht nur den Schlaf. Ihre dämpfende Wirkung kann bis weit in den nächsten Tag hineinreichen und Bewegungs-, Konzentrations- und Reaktionsvermögen und so die Verkehrstüchtigkeit und das Bedienen von Maschinen erheblich beeinträchtigen.
- Sämtliche Präparate, die Benzodiazepine enthalten, eignen sich nur zur kurzfristigen Anwendung. Das bedeutet: (bei täglicher Einnahme) höchstens zwei Wochen lang. Vier bis fünf Wochen gelten bereits als Langzeittherapie. Dann können beim Absetzen bereits Entzugssymptome auftreten.
- Gefahr der Gewöhnung und Abhängigkeit.
- Nehmen Sie Benzodiazepine nur unter ärztlicher Kontrolle und niemals „auf Empfehlung" von Angehörigen oder Freunden ein.

kann sich die Wirkung ebenfalls gegenseitig potenzieren. Dazu zählen Beruhigungsmittel, dämpfend wirkende Medikamente bei Depressionen und Epilepsien, starke Schmerzmittel wie Opioide, Betäubungsmittel, Antihistaminika, die müde machen (→ Seite 189), und Neuroleptika, die zum Beispiel bei Psychosen eingesetzt werden.

Zolpidem, Zopiclon und Zaleplon
Chemisch betrachtet, sind diese neueren Schlafmittel zwar keine Benzodiazepine, dennoch haben sie ähnliche pharmakologische Eigenschaften. Zolpidem, Zopiclon und Zaleplon binden ebenfalls an GABA-Rezeptoren an und erhöhen die Wirkung des Botenstoffs.

Im Vergleich zu Benzodiazepinen ist der muskelentspannende Effekt der „Z-Drugs" niedriger. Ansonsten besteht im Hinblick auf Wirksamkeit und unerwünschte Wirkungen kein klinisch relevanter Unterschied. Auch Zolpidem, Zopiclon und Zaleplon können bei längerer Anwendung abhängig machen. „Z-Drugs" sind nicht zur Langzeitbehandlung von Schlafstörungen, sondern nur zum vorübergehenden Einsatz geeignet. Das bedeutet: Sie dürfen die Präparate nur für kurze Zeit (maximal 8 bis 14 Tage hintereinander) nehmen. Danach sollten Sie unbedingt eine längere Pause (4–6 Wochen) einlegen, damit sich keine Abhängigkeit entwickelt. Besser ist es, bereits nach zwei- oder dreitägiger Einnahme für mindestens ein bis zwei Nächte wieder auszusetzen und das Medikament danach, falls erforderlich, erneut für wenige Tage anzuwenden.

Bei sehr ausgeprägten Beschwerden setzen Schlafmediziner die Mittel zur Intervalltherapie ein. Die Patienten bekommen dann über einen Zeitraum von einigen Wochen ein Medikament für zwei oder drei Tage pro Woche. Sie entscheiden selbst, an welchen Tagen sie es anwenden und an welchen nicht. Mit dieser Strategie, die Teil eines Gesamtbehandlungsplans ist, geht der Schlafmittelkonsum in der Regel deutlich zurück.

Kurze Wirkungsdauer

Anders als bei vielen Benzodiazepinen hält die Wirkung von „Z-Drugs" nur für kurze Zeit an:

- Zaleplon = eine Stunde,
- Zolpidem = zwei bis vier Stunden,
- Zopiclon = circa fünf Stunden.

Die Mittel eignen sich deshalb besonders bei Einschlaf-, weniger bei Durchschlafstörungen. Wenn Sie eines der Präparate genommen haben und im Lauf der Nacht aufwachen, dürfen Sie auf keinen Fall erneut zur Tablette greifen, da sonst das Risiko unerwünschter Wirkungen wie Müdigkeit, Benommenheit oder verminderte Reaktionsfähigkeit am folgenden Tag steigt.

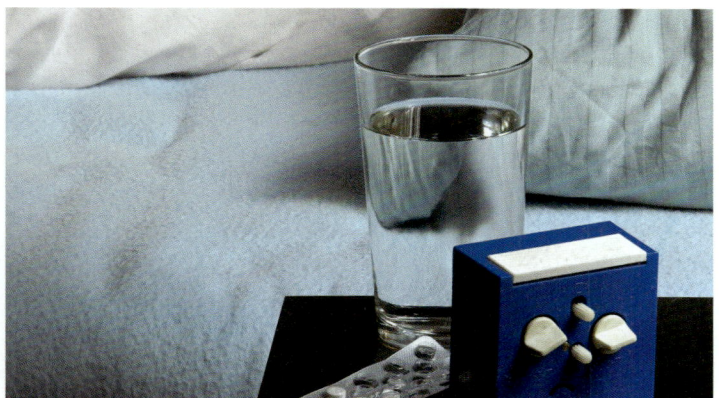

Antidepressiva

Trizyklische und Tetrazyklische Mittel

Antidepressiva sind Arzneimittel, die je nach Substanz und Dosierung unterschiedlich stark stimmungsaufhellend, antriebssteigernd oder dämpfend wirken. Ihr Anwendungsgebiet ist die Behandlung von Depressionen. Die Symptome, die bei dieser Krankheit auftreten, können jedoch unterschiedlich sein. Bestimmte Formen von Depressionen äußern sich in erster Linie durch Antriebsarmut und Niedergeschlagenheit, bei anderen stehen Angst, innere Unruhe und Agitiertheit im Vordergrund. Fast immer sind Depressionen mit Schlafstörungen verbunden, doch das Ausmaß der Beschwerden variiert von Fall zu Fall – und damit der Einsatz der unterschiedlichen Gruppen von Antidepressiva.

Trizyklische Antidepressiva (TZA) sind die älteste Gruppe der auf dem Markt befindlichen Medikamente gegen Depressionen. Ihr Name ist vom chemischen Aufbau abgeleitet: der dreifachen Ringstruktur ihres Moleküls.

Bestimmte TZA wirken beruhigend, machen müde und können so den Schlaf fördern. Sie sind zur medikamentösen Therapie geeignet, wenn sich Depressionen vor allem durch Unruhe und quälende Schlaflosigkeit äußern. Da sie nicht abhängig machen und bei Bedarf eingenommen werden können, kommen sie auch bei Schlafstörungen zum Einsatz, die nicht durch Depressionen hervorgerufen sind. Dazu zählen zum Beispiel Amitriptylin (enthalten unter anderem in Amineurin, Desitin, Saroten, Syneudon), Doxepin (in Aponal, Doneurin oder Mareen) sowie Trimipramin (in Herphonal, Stangyl oder Trimineurin).

Selektive Serotonin-Wiederaufnahmehemmer (SSRI)

Selektive Serotonin-Wiederaufnahmehemmer (SSRI) sind Antidepressiva und in Deutschland erst seit Mitte der 1980er-Jahre auf dem Markt. Da die Mittel aktivierend, jedoch kaum beruhigend wirken, sind sie zur Behandlung von Schlafstörungen nicht geeignet.

SSRI werden jedoch zum Teil erfolgreich bei Frauen eingesetzt, die starke Wechseljahresbeschwerden haben, aber keine Hormone einnehmen wollen oder dürfen. Ob die Mittel langfristig gegen (nächtliche) Hitzewallungen wirken, darauf lässt die aktuelle Studienlage nicht schließen.

Tetrazyklische Antidepressiva (ihr Molekül besteht aus vier Ringen) sind ebenfalls Mittel mit deutlich beruhigender Komponente, die deshalb auch bei Schlaflosigkeit verordnet werden. Dabei geht es um die Substanzen Mianserin (zum Beispiel in Tolvin) oder Mirtazapin (unter anderem in Remergil).

Bei all diesen Mitteln sollten (bei Depressionen) zwei Drittel der Tagesdosis und bei Schlafstörungen ohne Depressionen die gesamte Tagesdosis vor dem Zubettgehen genommen werden.

Risiken und Gegenanzeigen: Kinder unter 14 Jahren, Schwangere und Stillende sollten nicht mit Trizyklischen oder Tetrazyklischen Antidepressiva behandelt werden.

Da ältere Menschen die Mittel langsamer abbauen, müssen sie eine niedrigere Dosis verordnet bekommen. Wenn sie Mianserin anwenden, treten bei ihnen häufiger als bei jüngeren Menschen Herzprobleme auf.

Grundsätzlich dürfen Sie die genannten Mittel nicht gleichzeitig mit MAO-Hemmern einnehmen, die ebenfalls gegen Depressionen wirken.

Trizyklische Antidepressiva sollten nur mit Vorsicht genommen werden, wenn

- die Entleerung der Blase gestört ist,
- die Prostata erheblich vergrößert ist,
- Sie grünen Star (Engwinkelglaukom) haben,
- der Übergang vom Magen zum Darm verengt ist,
- die Erregungsleiter des Herzens gestört ist,
- die Herzleistung vermindert ist,
- eine schwere Leberfunktionsstörung besteht,
- Sie zu erhöhter Krampfbereitschaft (zum Beispiel bei Epilepsie) neigen,
- die Blutbildung gestört ist.

Vor der Anwendung der Tetrazyklischen Substanzen Mianserin und Mirtazapin muss der Arzt Nutzen und Risiken sorgfältig prüfen, bei

- gestörter Leber- oder Nierenfunktion,
- Krampfanfällen,
- Herzerkrankungen oder zu niedrigem Blutdruck,
- vergrößerter Prostata,
- grünem Star,
- Diabetes.

Wechselwirkungen mit Medikamenten und Alkohol: Bei gleichzeitiger Anwendung von Antidepressiva, Alkohol, Beruhigungs- und Schlafmitteln verstärkt sich die dämpfende Wirkung gegenseitig. Deshalb sollten Sie während der Therapie auf alkoholische Getränke verzichten und andere Medikamente, die das zentrale Nervensystem beeinflussen, nur nach Rücksprache mit Ihrem Arzt einnehmen. Das gilt auch, wenn Sie rezeptfreie Schlafmittel anwenden, da hier ebenfalls Wechselwirkungen auftreten können.

Opipramol

Der Wirkstoff (enthalten zum Beispiel in Insidon) ähnelt in seiner chemischen Struktur den Trizyklika, ist jedoch ein Mittel, das einen ähnlichen Effekt wie Tranquilizer aufweist. Im Vordergrund steht die beruhigende, weniger die antidepressive Wirkung.

Opipramol wird häufig zur Behandlung von Schlafstörungen im Klimakterium eingesetzt. Möglicherweise kann das Mittel für Frauen, die starke Beschwerden haben, aber keine Hormone einnehmen dürfen oder wollen, während dieses Zeitraums (etwa ein bis zwei Jahre), eine gelegentliche Alternative sein.

Risiken und Gegenanzeigen: Bei einer akuten Vergiftung mit Alkohol, Schmerz-/Schlafmitteln oder Psychopharmaka und während einer Therapie mit MAO-Hemmern (gegen Depressionen) darf Opipramol nicht genommen werden.
Vorsicht ist geboten bei

- grünem Star (Engwinkelglaukom),
- erhöhtem Risiko für Darmverschluss,
- gestörter Leber- oder Nierenfunktion,
- einer Neigung zu Krampfanfällen.

Wechselwirkungen mit Medikamenten und Alkohol: Bei gleichzeitiger Einnahme von Opipramol und anderen dämpfenden Medikamenten (insbesondere Schlaf-, Beruhigungs- und starke Schmerzmittel) kann sich die gegenseitige Wirkung der Präparate verstärken. Wenn Sie gleichzeitig trizyklische Antidepressiva (→ Seite 196) anwenden oder Biperide (gegen Parkinson), können sich die unerwünschten Wirkungen von Opipramol (wie Mundtrockenheit, Benommenheit, Schwindel, Zittern, Herzrasen, Probleme beim Wasserlassen, Sehstörungen oder Anstieg des Augeninnendrucks) verstärkt bemerkbar machen.

Melatonin

Seit 2008 kann das „Hormon der Nacht", das in den USA seit Langem als Nahrungsergänzungsmittel auf dem Markt ist, in Deutschland unter dem Handelsnamen Circadin ärztlich verordnet werden. Es ist zur Monotherapie zugelassen für die kurzzeitige Behandlung primärer Schlafstörungen (→ Seite 53) bei Patienten ab 55 Jahren, nicht jedoch für andere Anwendungsgebiete wie zum Beispiel Jetlag (→ Seite 63), Winterdepression (→ Seite 76) oder Anti-Aging (→ Seite 29). Befürworter dieses Mittels heben immer wieder auch diese Anwendungsgebiete hervor. Die häufig propagierten Anwendungsbereiche Jetlag oder Schichtarbeit werden durch die Zulassung nicht gedeckt.

Da Melatonin nach der derzeitigen Studienlage weder zu Gewöhnung noch zu Hang-over-Effekten (wie Schwindel, Benommenheit oder eingeschränkte Reaktionsfähigkeit) am nächsten Morgen führt, ist eine dreiwöchige kontinuierliche Einnahme möglich. Dabei werden regelmäßig zwei Milligramm ein bis zwei Stunden vor dem Zubettgehen genommen.

Die bisherigen Untersuchungen zeigen, dass Melatonin bei Schlafstörungen (schwach) wirksam ist. Als häufigste Nebenwirkungen traten Kopf- und Rückenschmerzen, (Muskel-)Schwäche und Rachenentzündungen auf. Dennoch besteht im Hinblick auf erwünschte und unerwünschte Wirkungen der Arzneimittelsubstanz noch erheblicher Klärungsbedarf. Ob Melatonin tatsächlich

Neuartiger Wirkstoff soll den Schlaf verbessern

Seit April 2009 ist in Deutschland die Arzneimittelsubstanz Agomelatin zugelassen, das erste Antidepressivum, das melatoninartige Eigenschaften aufweist, denn es wirkt auf Rezeptoren am Sitz der inneren Uhr (SNC, → Seite 18). Agomelatin soll nicht nur depressive Symptome lindern, sondern auch den Schlaf-Wach-Rhythmus regulieren.

Ersten klinischen Studien zufolge soll Agomelatin das Ein- und Durchschlafen fördern. Das Mittel wird jedoch allgemein zurückhaltend bewertet, im ersten Anlauf ist eine Zulassung wegen Wirkschwäche abgelehnt worden.

Leberschädigungen wurden beschrieben, regelmäßige Kontrollen sind notwendig, um möglichen dauerhaften Leberschäden vorzubeugen. Nebenwirkungen sind weiterhin Bauchschmerzen, Schwindel oder verschwommenes Sehen.

Der Nutzen des Mittels scheint derzeit noch unzureichend belegt.

Keine unkontrollierte Einnahme

Melatoninpräparate können auch ohne Rezept im Internet bestellt werden. Da es noch viele offene Fragen zu Risiken und unerwünschten (Langzeit-)Wirkungen gibt, sollten Sie das Mittel nie auf eigene Faust, sondern nur unter ärztlicher Kontrolle anwenden.

ein wertvolles Medikament bei der Behandlung von Schlafstörungen (und anderen Beschwerden) ist, muss sich erst noch zeigen.

Nach derzeitigem Wissensstand kann sich für ansonsten gesunde ältere Menschen ein Behandlungsversuch lohnen, wenn pflanzliche Mittel nicht ausreichend wirken und der Einsatz anderer Schlafmittel wegen des Abhängigkeitspotenzials vermieden werden soll. Allerdings sollten Sie auch Melatonin nur für die Dauer von drei Wochen anwenden, da Daten über eine längere Einnahmezeit bislang nicht vorliegen.

Risiken und Gegenanzeigen: Da Melatonin auf die Immunzellen wirkt, darf es bei Autoimmunerkrankungen, bei der das Abwehrsystem körpereigene Strukturen angreift, nicht eingenommen werden, zum Beispiel bei Rheumatoider Arthritis, Diabetes Typ I oder Multipler Sklerose.

Wechselwirkungen mit Medikamenten und Alkohol: Bei gleichzeitiger Anwendung von Melatonin und Fluvoxamin, einem Antidepressivum aus der Gruppe der Serotonin-Wiederaufnahmehemmer (SSRI) (→ Seite 196), kann sich die Wirkung wechselseitig verstärken.

Außerdem kann Melatonin die Wirksamkeit von Antithrombosemitteln, Antiepileptika und möglicherweise weiterer Medikamente beeinflussen. Während der Einnahme von Melatonin sollte sicherheitshalber auf Alkoholkonsum verzichtet werden, da es über mögliche Wechselwirkungen bislang noch keine sicheren Informationen gibt.

Service

Medikamente für Sie bewertet

In den folgenden Tabellen sind häufig angewendete und in diesem Buch besprochene möglichst geeignete rezeptfreie Mittel für die Selbstbehandlung beziehungsweise möglichst geeignete vom Arzt verschriebene Mittel aufgeführt. Sie finden von Experten auf Basis wissenschaftlicher Studien von „geeignet" bis „mit Einschränkung geeignet" bewertete Präparate.

Pflanzliche Arzneimittel mit Kombinationen aus verschiedenen Wirkstoffen (Hopfen, Melisse, Passionsblume) sind hier nicht genannt, da Monopräparate, die nur aus Baldrian bestehen, vorzuziehen sind.

Beachten Sie, dass einige Präparate Parabene enhalten. Diese Konservierungsmittel können Allergien auslösen. Wenn Sie auf Parastoffe allergisch reagieren, dürfen Sie diese Mittel nicht anwenden.

Die Stiftung Warentest hat bei der Bewertung vier Stufen zugrunde gelegt:

Geeignet für die Behandlung des jeweiligen Krankheitsbilds sind Mittel, deren therapeutische Wirksamkeit bei dem betreffenden Anwendungsgebiet ausreichend nachgewiesen ist, die ein positives Nutzen-Risiko-Verhältnis und einen hohen Erprobungsgrad aufweisen.

Auch geeignet sind Mittel, deren therapeutische Wirksamkeit ebenfalls nachgewiesen ist, die aber noch nicht so lange erprobt sind wie die als „geeignet" bewerteten. In diese Kategorie fallen vor allem neue und weniger gut untersuchte Wirkstoffe.

Mit Einschränkung geeignet sind Mittel, die zwar therapeutisch wirksam sind, aber im Vergleich zu Standardtherapeutika ein höheres oder nicht gut einschätzbares Risiko bergen.

Wenig geeignet sind Mittel, deren therapeutische Wirksamkeit nicht ausreichend belegt ist, die nicht ausreichend dosiert sind und/oder deren therapeutische Wirksamkeit im Verhältnis zu den Risiken zu gering ist, sodass die wahrscheinlichen Risiken mehr Gewicht haben als der mögliche Nutzen. Wenig geeignet sind darüber hinaus Mittel mit mehr als einem Wirkstoff, wenn sich die Wirkstoffe nicht sinnvoll ergänzen oder keinen zusätzlichen therapeutischen Nutzen aufweisen.

Die Bewertungen sind dem Onlineangebot der Stiftung Warentest www.medikamente-im-test.de (Stand: August 2009) entnommen. Dort finden Sie auch umfangreichere Ausführungen zur ausgewerteten Literatur und zur Methodik.

Rezeptfreie Schlafmittel

Pflanzliche Mittel

Handelsname	Wirkstoff(e)	Bewertung
Baldrian		
Abtei Baldrian Forte Beruhigungsdragees Dragees	**Auszug aus Baldrianwurzel** 450 mg	**Mit Einschränkung geeignet** bei Schlafstörungen. Die bislang vorliegenden Studien reichen noch nicht aus, um die therapeutische Wirksamkeit abschließend nachzuweisen.
Abtei Nachtruhe Einschlaftropfen Lösung	**Auszug aus Baldrianwurzel** 1 g *Enthält 66,3 % Alkohol*	**Mit Einschränkung geeignet** bei Schlafstörungen. Die bislang vorliegenden Studien reichen noch nicht aus, um die therapeutische Wirksamkeit abschließend nachzuweisen. Nichtflüssige Mittel und solche ohne Alkohol sind vorzuziehen.
Baldriantinktur „Hetterich" Lösung	**Auszug aus Baldrianwurzel** 1 g *Enthält 65 % Alkohol*	**Mit Einschränkung geeignet** bei Schlafstörungen. Die bislang vorliegenden Studien reichen noch nicht aus, um die therapeutische Wirksamkeit abschließend nachzuweisen. Nichtflüssige Mittel und solche ohne Alkohol sind vorzuziehen.
Baldriparan Stark für die Nacht Dragees	**Auszug aus Baldrianwurzel** 441,35 mg	**Mit Einschränkung geeignet** bei Schlafstörungen. Die bislang vorliegenden Studien reichen noch nicht aus, um die therapeutische Wirksamkeit abschließend nachzuweisen.
Euvegal Balance 500 Filmtabletten	**Auszug aus Baldrianwurzel** 500 mg	**Mit Einschränkung geeignet** bei Schlafstörungen. Die bislang vorliegenden Studien reichen noch nicht aus, um die therapeutische Wirksamkeit abschließend nachzuweisen.

Handelsname	Wirkstoff(e)	Bewertung
Ivel mono Tabletten	**Auszug aus Baldrianwurzel** 300 mg	**Mit Einschränkung geeignet** bei Schlafstörungen. Die bislang vorliegenden Studien reichen noch nicht aus, um die therapeutische Wirksamkeit abschließend nachzuweisen.
Kneipp Baldrian 500 Filmtabletten	**Baldrianwurzel** 500 mg	**Mit Einschränkung geeignet** bei Schlafstörungen. Die bislang vorliegenden Studien reichen noch nicht aus, um die therapeutische Wirksamkeit abschließend nachzuweisen.
Sedonium 300 mg Dragees	**Auszug aus Baldrianwurzel** 300 mg	**Mit Einschränkung geeignet** bei Schlafstörungen. Die bislang vorliegenden Studien reichen noch nicht aus, um die therapeutische Wirksamkeit abschließend nachzuweisen.
Thüringer Baldriantinktur Tinktur	**Auszug aus Baldrianwurzel** 1 g *Enthält 66 % Alkohol*	**Mit Einschränkung geeignet** bei Schlafstörungen. Die bislang vorliegenden Studien reichen noch nicht aus, um die therapeutische Wirksamkeit abschließend nachzuweisen. Nichtflüssige Mittel und solche ohne Alkohol sind vorzuziehen.

Mittel gegen Allergien

Handelsname	Wirkstoff(e)	Bewertung
Diphenhydramin		
Betadorm-D Tabletten	**Diphenhydramin-hydro-chlorid** 50 mg	**Mit Einschränkung geeignet** bei Schlafstörungen. Nicht länger als einige Tage anwenden, da sonst Gewöhnung eintreten kann, die Wirkung nachlässt sowie zahlreiche Nebenwirkungen auftreten können.
Halbmond-Tabletten Tabletten	**Diphenhydramin-hydro-chlorid** 50 mg	**Mit Einschränkung geeignet** bei Schlafstörungen. Nicht länger als einige Tage anwenden, da sonst Gewöhnung eintreten kann, die Wirkung nachlässt sowie zahlreiche Nebenwirkungen auftreten können.
Vivinox **Sleep Schlafdragees** Dragees **Sleep Schlaftabletten** Tabletten	**Diphenhydramin-hydro-chlorid** 25 mg 50 mg	**Mit Einschränkung geeignet** bei Schlafstörungen. Nicht länger als einige Tage anwenden, da sonst Gewöhnung eintreten kann, die Wirkung nachlässt sowie zahlreiche Nebenwirkungen auftreten können.

Handelsname	Wirkstoff(e)	Bewertung
Doxylamin		
Gittalun Trinktabletten Brausetabletten	**Doxylaminsuccinat** 25 mg	**Mit Einschränkung geeignet** bei Schlafstörungen. Nicht länger als einige Tage anwenden, da sonst Gewöhnung eintreten kann, die Wirkung nachlässt sowie zahlreiche Nebenwirkungen auftreten können.
Hoggar Night Tabletten	**Doxylaminsuccinat** 25 mg	**Mit Einschränkung geeignet** bei Schlafstörungen. Nicht länger als einige Tage anwenden, da sonst Gewöhnung eintreten kann, die Wirkung nachlässt sowie zahlreiche Nebenwirkungen auftreten können.
Schlafsterne Tabletten	**Doxylaminsuccinat** 30 mg	**Mit Einschränkung geeignet** bei Schlafstörungen. Nicht länger als einige Tage anwenden, da sonst Gewöhnung eintreten kann, die Wirkung nachlässt sowie zahlreiche Nebenwirkungen auftreten können.

Verschreibungspflichtige Schlafmittel

Benzodiazepine		
Handelsname	Wirkstoff(e)	Bewertung
Brotizolam		
Lendormin 0,25 mg Filmtabletten	**Brotizolam** 0,25 mg	**Geeignet** bei Schlafstörungen zum Ein- und Durchschlafen, wegen Abhängigkeitsgefahr nur zur zeitlich begrenzten Anwendung.
Lormetazepam		
Ergocalm 1,0 mg 2,0 mg Tabletten	**Lormetazepam** 1 mg 2 mg	**Geeignet** bei Schlafstörungen zum Ein- und Durchschlafen, wegen Abhängigkeitsgefahr nur zur zeitlich begrenzten Anwendung.
Lormetazepam AL 1 2 Tabletten	**Lormetazepam** 1 mg 2 mg	**Geeignet** bei Schlafstörungen zum Ein- und Durchschlafen, wegen Abhängigkeitsgefahr nur zur zeitlich begrenzten Anwendung.

Handelsname	Wirkstoff(e)	Bewertung
Lormetazepam-ratiopharm **0,5** **1** **2** Tabletten	**Lormetazepam** 0,5 mg 1 mg 2 mg	**Geeignet** bei Schlafstörungen zum Ein- und Durchschlafen, wegen Abhängigkeitsgefahr nur zur zeitlich begrenzten Anwendung.
Noctamid **1** **2** Tabletten	**Lormetazepam** 1 mg 2 mg	**Geeignet** bei Schlafstörungen zum Ein- und Durchschlafen, wegen Abhängigkeitsgefahr nur zur zeitlich begrenzten Anwendung.
Temazepam		
PLANUM mite **PLANUM** Kapseln	**Temazepam** 10 mg 20 mg	**Geeignet** bei Schlafstörungen zum Ein- und Durchschlafen, wegen Abhängigkeitsgefahr nur zur zeitlich begrenzten Anwendung.
Remestan mite 10 mg **Remestan 20 mg** Kapseln	**Temazepam** 10 mg 20 mg	**Geeignet** bei Schlafstörungen zum Ein- und Durchschlafen, wegen Abhängigkeitsgefahr nur zur zeitlich begrenzten Anwendung.
Temazep-CT **10 mg Kapseln** Weichkapseln **20 mg Kapseln** Kapseln	**Temazepam** 10 mg 20 mg	**Geeignet** bei Schlafstörungen zum Ein- und Durchschlafen, wegen Abhängigkeitsgefahr nur zur zeitlich begrenzten Anwendung.

Zolpidem, Zopiclon und Zaleplon		
Handelsname	Wirkstoff(e)	Bewertung
Zolpidem		
Bikalm Filmtabletten	**Zolpidemtartrat** 10 mg	**Geeignet** bei Schlafstörungen zum Ein- und Durchschlafen, wegen Abhängigkeitsgefahr nur zur zeitlich begrenzten Anwendung.
Stilnox Filmtabletten	**Zolpidemtartrat** 10 mg	**Geeignet** bei Schlafstörungen zum Ein- und Durchschlafen, wegen Abhängigkeitsgefahr nur zur zeitlich begrenzten Anwendung.
Zoldem 10 Filmtabletten	**Zolpidemtartrat** 10 mg	**Geeignet** bei Schlafstörungen zum Ein- und Durchschlafen, wegen Abhängigkeitsgefahr nur zur zeitlich begrenzten Anwendung.

Handelsname	Wirkstoff(e)	Bewertung
Zolpidem 10 – **1A-Pharma** Filmtabletten	**Zolpidemtartrat** 10 mg	**Geeignet** bei Schlafstörungen zum Ein- und Durchschlafen, wegen Abhängigkeitsgefahr nur zur zeitlich begrenzten Anwendung.
Zolpidem AL **5 mg Filmtabletten** **10 mg Filmtabletten** Filmtabletten	**Zolpidemtartrat** 5 mg 10 mg	**Geeignet** bei Schlafstörungen zum Ein- und Durchschlafen, wegen Abhängigkeitsgefahr nur zur zeitlich begrenzten Anwendung.
Zolpidem beta **10 mg Filmtabletten** Filmtabletten	**Zolpidemtartrat** 10 mg	**Geeignet** bei Schlafstörungen zum Ein- und Durchschlafen, wegen Abhängigkeitsgefahr nur zur zeitlich begrenzten Anwendung.
Zolpidem Sandoz **5 mg Filmtabletten** **10 mg Filmtabletten** Filmtabletten	**Zolpidemtartrat** 5 mg 10 mg	**Geeignet** bei Schlafstörungen zum Ein- und Durchschlafen, wegen Abhängigkeitsgefahr nur zur zeitlich begrenzten Anwendung.
Zolpidem STADA **5 mg Filmtabletten** **10 mg Filmtabletten** Filmtabletten	**Zolpidemtartrat** 5 mg 10 mg	**Geeignet** bei Schlafstörungen zum Ein- und Durchschlafen, wegen Abhängigkeitsgefahr nur zur zeitlich begrenzten Anwendung.
Zolpidem-neuraxpharm **5 mg Filmtabletten** **10 mg Filmtabletten** Filmtabletten	**Zolpidemtartrat** 5 mg 10 mg	**Geeignet** bei Schlafstörungen zum Ein- und Durchschlafen, wegen Abhängigkeitsgefahr nur zur zeitlich begrenzten Anwendung.
Zolpidem-ratiopharm **5 mg Filmtabletten** **10 mg Filmtabletten** Filmtabletten	**Zolpidemtartrat** 5 mg 10 mg	**Geeignet** bei Schlafstörungen zum Ein- und Durchschlafen, wegen Abhängigkeitsgefahr nur zur zeitlich begrenzten Anwendung.
Zolpi-Lich **10 mg Filmtabletten** Filmtabletten	**Zolpidemtartrat** 10 mg	**Geeignet** bei Schlafstörungen zum Ein- und Durchschlafen, wegen Abhängigkeitsgefahr nur zur zeitlich begrenzten Anwendung.
Zopiclon		
Optidorm **3,75 mg** **7,5 mg** Filmtabletten	**Zopiclon** 3,75 mg 7,5 mg	**Geeignet** bei Schlafstörungen zum Ein- und Durchschlafen, wegen Abhängigkeitsgefahr nur zur zeitlich begrenzten Anwendung.
Somnosan 7,5 mg Filmtabletten	**Zopiclon** 7,5 mg	**Geeignet** bei Schlafstörungen zum Ein- und Durchschlafen, wegen Abhängigkeitsgefahr nur zur zeitlich begrenzten Anwendung.

Handelsname	Wirkstoff(e)	Bewertung
Ximovan Filmtabletten	**Zopiclon** 7,5 mg	**Geeignet** bei Schlafstörungen zum Ein- und Durchschlafen, wegen Abhängigkeitsgefahr nur zur zeitlich begrenzten Anwendung.
Zop 7,5 mg Filmtabletten	**Zopiclon** 7,5 mg	**Geeignet** bei Schlafstörungen zum Ein- und Durchschlafen, wegen Abhängigkeitsgefahr nur zur zeitlich begrenzten Anwendung.
zopiclodura 7,5 mg Filmtabletten	**Zopiclon** 7,5 mg	**Geeignet** bei Schlafstörungen zum Ein- und Durchschlafen, wegen Abhängigkeitsgefahr nur zur zeitlich begrenzten Anwendung.
Zopiclon AbZ 7,5 mg Filmtabletten Filmtabletten	**Zopiclon** 7,5 mg	**Geeignet** bei Schlafstörungen zum Ein- und Durchschlafen, wegen Abhängigkeitsgefahr nur zur zeitlich begrenzten Anwendung.
Zopiclon AL 7,5 mg Filmtabletten	**Zopiclon** 7,5 mg	**Geeignet** bei Schlafstörungen zum Ein- und Durchschlafen, wegen Abhängigkeitsgefahr nur zur zeitlich begrenzten Anwendung.
Zopiclon Sandoz 3,75 mg Filmtabletten 7,5 mg Filmtabletten Filmtabletten	**Zopiclon** 3,75 mg 7,5 mg	**Geeignet** bei Schlafstörungen zum Ein- und Durchschlafen, wegen Abhängigkeitsgefahr nur zur zeitlich begrenzten Anwendung.
Zopiclon STADA 7,5 mg Filmtabletten	**Zopiclon** 7,5 mg	**Geeignet** bei Schlafstörungen zum Ein- und Durchschlafen, wegen Abhängigkeitsgefahr nur zur zeitlich begrenzten Anwendung.
Zopiclon-CT 3,75 mg Filmtabletten 7,5 mg Filmtabletten Filmtabletten	**Zopiclon** 3,75 mg 7,5 mg	**Geeignet** bei Schlafstörungen zum Ein- und Durchschlafen, wegen Abhängigkeitsgefahr nur zur zeitlich begrenzten Anwendung.
Zopiclon-neuraxpharm 3,75 7,5 Filmtabletten	**Zopiclon** 3,75 mg 7,5 mg	**Geeignet** bei Schlafstörungen zum Ein- und Durchschlafen, wegen Abhängigkeitsgefahr nur zur zeitlich begrenzten Anwendung.
Zopiclon-ratiopharm 3,75 mg 7,5 mg Filmtabletten	**Zopiclon** 3,75 mg 7,5 mg	**Geeignet** bei Schlafstörungen zum Ein- und Durchschlafen, wegen Abhängigkeitsgefahr nur zur zeitlich begrenzten Anwendung.

Handelsname	Wirkstoff(e)	Bewertung
ZOPI-PUREN Filmtabletten	**Zopiclon** 7,5 mg	**Geeignet** bei Schlafstörungen, vor allem beim Einschlafen, wegen Abhängigkeitsgefahr nur zur zeitlich begrenzten Anwendung.
Zaleplon		
Sonata **5 mg** **10 mg** Kapseln	**Zaleplon** 5 mg 10 mg	**Auch geeignet** bei Schlafstörungen, vor allem beim Einschlafen, wegen Abhängigkeitsgefahr nur zur zeitlich begrenzten Anwendung. Noch wenig erprobtes Mittel. Sehr kurze Wirkdauer.

Trizyklische Antidepressiva		
Handelsname	Wirkstoff(e)	Bewertung
Amitriptylin		
Amineurin **10** **25** **50** Filmtabletten **100 retard** Retardtabletten	**Amitriptylin** 10 mg 25 mg 50 mg 100 mg	**Geeignet** bei von Unruhe und Schlafstörungen geprägten mittelschweren bis sehr schweren Depressionen.
Amitriptylin beta **10** **25** Filmtabletten	**Amitriptylin** 10 mg 25 mg	**Geeignet** bei von Unruhe und Schlafstörungen geprägten mittelschweren bis sehr schweren Depressionen.
Amitriptylin-CT **25 mg Tabletten** **75 mg Tabletten** Tabletten	**Amitriptylin** 25 mg 75 mg	**Geeignet** bei von Unruhe und Schlafstörungen geprägten mittelschweren bis sehr schweren Depressionen.
Amitriptylin-dura **10 mg** **25 mg** Filmtabletten **25 mg retard** **75 mg retard** Retardkapseln	**Amitriptylin** 10 mg 25 mg **Amitriptylin-hydrochlorid** 25 mg 75 mg	**Geeignet** bei von Unruhe und Schlafstörungen geprägten mittelschweren bis sehr schweren Depressionen.

Handelsname	Wirkstoff(e)	Bewertung
Amitriptylin-neuraxpharm **10 mg** **25 mg** **50 mg** Dragees **75 mg** **100 mg** Filmtabletten **25 mg retard** **50 mg retard** **75 mg retard** Retardkapseln **Amitriptylin-neuraxpharm**	**Amitriptylin-hydrochlorid** 10 mg 25 mg 50 mg 75 mg 100 mg 25 mg 50 mg 75 mg 40 mg (Konservierungsmittel: Parabene)	**Geeignet** bei von Unruhe und Schlaf-störungen geprägten mittelschweren bis sehr schweren Depressionen.
Saroten Tabs **50 mg** Filmtabletten **retard 75 mg** Retardtabletten	**Amitriptylin-hydrochlorid** 50 mg 75 mg	**Geeignet** bei von Unruhe und Schlaf-störungen geprägten mittelschweren bis sehr schweren Depressionen.
Syneudon 50 Tabletten	**Amitriptylin-hydrochlorid** 50 mg	**Geeignet** bei von Unruhe und Schlaf-störungen geprägten mittelschweren bis sehr schweren Depressionen.

Doxepin

Handelsname	Wirkstoff(e)	Bewertung
Aponal **5** **10** **25** Dragees **50** **100** Filmtabletten **Aponal Tropfen** Lösung	**Doxepin** 5 mg 10 mg 25 mg 50 mg 100 mg 10 mg *Enthält 0,4% Alkohol* (Konservierungsmittel: Parabene)	**Geeignet** bei von Unruhe und Schlaf-störungen geprägten mittelschweren bis sehr schweren Depressionen.
Doneurin **10 mg Filmtabletten** **25 mg Filmtabletten** **50 mg Filmtabletten** **75 mg Filmtabletten** **100 mg Filmtabletten** Filmtabletten **10 mg Hartkapseln** **25 mg Hartkapseln** **50 mg Hartkapseln** **75 mg Hartkapseln** **100 mg Hartkapseln** Kapseln	**Doxepin** 10 mg 25 mg 50 mg 75 mg 100 mg 10 mg 25 mg 50 mg 75 mg 100 mg	**Geeignet** bei von Unruhe und Schlaf-störungen geprägten mittelschweren bis sehr schweren Depressionen.

Handelsname	Wirkstoff(e)	Bewertung

Doxepin
  10 – 1 A Pharma
  25 – 1 A Pharma
  50 – 1 A Pharma
  75 – 1 A Pharma
100 – 1 A Pharma
Filmtabletten
	Doxepin
	10 mg
	25 mg
	50 mg
	75 mg
	100 mg
		Geeignet bei von Unruhe und Schlafstörungen geprägten mittelschweren bis sehr schweren Depressionen.

Doxepin AL **50** **100** Filmtabletten	Doxepin 50 mg 100 mg	**Geeignet** bei von Unruhe und Schlafstörungen geprägten mittelschweren bis sehr schweren Depressionen.
Doxepin beta **10** **25** **50** **T 50** **T 100** Filmtabletten	Doxepin 10 mg 25 mg 50 mg 50 mg 100 mg	**Geeignet** bei von Unruhe und Schlafstörungen geprägten mittelschweren bis sehr schweren Depressionen.
Doxepin dura **10 mg** **25 mg** **50 mg** **T 50 mg** **T 100 mg** Filmtabletten	Doxepin 10 mg 25 mg 50 mg 50 mg 100 mg	**Geeignet** bei von Unruhe und Schlafstörungen geprägten mittelschweren bis sehr schweren Depressionen.

Doxepin Holsten
  25
  50
  75
100
Filmtabletten
	Doxepin
	25 mg
	50 mg
	75 mg
	100 mg
		Geeignet bei von Unruhe und Schlafstörungen geprägten mittelschweren bis sehr schweren Depressionen.

Doxepin Sandoz
  10 mg Hartkapseln
  25 mg Hartkapseln
  50 mg Hartkapseln
  75 mg Hartkapseln
100 mg Hartkapseln
Kapseln
	Doxepin
	10 mg
	25 mg
	50 mg
	75 mg
	100 mg
		Geeignet bei von Unruhe und Schlafstörungen geprägten mittelschweren bis sehr schweren Depressionen.

Doxepin STADA **50 mg** **100 mg** Filmtabletten	Doxepin 50 mg 100 mg	**Geeignet** bei von Unruhe und Schlafstörungen geprägten mittelschweren bis sehr schweren Depressionen.

Handelsname	Wirkstoff(e)	Bewertung
doxepin-biomo **50 mg** **100 mg** Filmtabletten	**Doxepin** 50 mg 100 mg	**Geeignet** bei von Unruhe und Schlaf-störungen geprägten mittelschweren bis sehr schweren Depressionen.
Doxepin-neuraxpharm **10 mg** **25 mg** **50 mg** **75 mg** **100 mg** Filmtabletten **Doxepin-neuraxpharm** Lösung	**Doxepin** 10 mg 25 mg 50 mg 75 mg 100 mg 40 mg (Konservierungs-mittel: Parabene)	**Geeignet** bei von Unruhe und Schlaf-störungen geprägten mittelschweren bis sehr schweren Depressionen.
Doxepin-ratioxpharm **10 mg** **25 mg** **50 mg** **100 mg** Filmtabletten	Doxepin 10 mg 25 mg 50 mg 100 mg	**Geeignet** bei von Unruhe und Schlaf-störungen geprägten mittelschweren bis sehr schweren Depressionen.
Mareen **50 mg** Tabletten **100 mg** Filmtabletten	**Doxepin** 50 mg 100 mg	**Geeignet** bei von Unruhe und Schlaf-störungen geprägten mittelschweren bis sehr schweren Depressionen.

Trimipramin

Handelsname	Wirkstoff(e)	Bewertung
Herphonal **25 mg** **100 mg** Filmtabletten **Tropfen 40 mg/ml** Lösung	**Trimipramin** 25 mg 100 mg 40 mg *Enthält 11,9 % Alkohol*	**Geeignet** bei von Unruhe und Schlaf-störungen geprägten mittelschweren bis sehr schweren Depressionen.
Stangyl Tabletten **25 mg** **Tabs 100 mg** Tabletten **Tropfen** Lösung	**Trimipramin** 25 mg 100 mg 40 mg *Enthält 11,4 % Alkohol*	**Geeignet** bei von Unruhe und Schlaf-störungen geprägten mittelschweren bis sehr schweren Depressionen.

Handelsname	Wirkstoff(e)	Bewertung
Trimineurin **100 mg Filmtabletten** Filmtabletten **25 mg Tabletten** **50 mg Tabletten** Tabletten **Lösung zum Einnehmen** Lösung	**Trimipramin** 100 mg 25 mg 50 mg 40 mg *Enthält 11,9 % Alkohol*	**Geeignet** bei von Unruhe und Schlaf-störungen geprägten mittelschweren bis sehr schweren Depressionen.

Trimipramin
  25 – 1A-Pharma
  50 – 1A-Pharma
  100 – 1A-Pharma
Tabletten
	Trimipramin
	  25 mg
	  50 mg
	100 mg
		Geeignet bei von Unruhe und Schlaf-störungen geprägten mittelschweren bis sehr schweren Depressionen.

Trimipramin beta
  25 mg Tabletten
Tabletten
100 mg Filmtabletten
Filmtabletten
	Trimipramin
	  25 mg
	100 mg
		Geeignet bei von Unruhe und Schlaf-störungen geprägten mittelschweren bis sehr schweren Depressionen.

Trimipramin-neuraxpharm
  25
  50
  75
100
Tabletten
Trimipramin-neuraxpharm
 	
Lösung
	Trimipramin
	  25 mg
	  50 mg
	  75 mg
	100 mg
	
	40 mg
	Enthält 11,1 % Alkohol
	Konservierungsmittel:
	Parabene)
		Geeignet bei von Unruhe und Schlaf-störungen geprägten mittelschweren bis sehr schweren Depressionen.

Tetrazyklische Antidepressiva

Handelsname	Wirkstoff(e)	Bewertung
Mianserin		
Mianserin-CT **10 mg Filmtabletten** **30 mg Filmtabletten** Filmtabletten	**Mianserin-hydrochlorid** 10 mg 30 mg	**Mit Einschränkung geeignet** bei von Unruhe oder Schlafstörungen geprägten behandlungsbedürftigen Depressionen. Das Mittel kann schwerwiegende Blutbildungsstörun-gen verursachen.
Mianserin-neuraxpharm **10 mg** **30 mg** **60 mg** Filmtabletten	**Mianserin-hydrochlorid** 10 mg 30 mg 60 mg	**Mit Einschränkung geeignet** bei von Unruhe oder Schlafstörungen geprägten behandlungsbedürftigen Depressionen. Das Mittel kann schwerwiegende Blutbildungsstörun-gen verursachen.

Handelsname	Wirkstoff(e)	Bewertung
Tolvin **10 mg** **30 mg** **60 mg** Filmtabletten	**Mianserin-hydrochlorid** 10 mg 30 mg 60 mg	**Mit Einschränkung geeignet** bei von Unruhe oder Schlafstörungen geprägten behandlungsbedürftigen Depressionen. Das Mittel kann schwerwiegende Blutbildungsstörungen verursachen.
Mirtazapin		
Mirtazapin HEXAL **15 mg Filmtabletten** **30 mg Filmtabletten** **45 mg Filmtabletten** Filmtabletten **15 mg Schmelztabletten** **30 mg Schmelztabletten** **45 mg Schmelztabletten** Schmelztabletten	**Mirtazapin** 15 mg 30 mg 45 mg 15 mg 30 mg 45 mg	**Mit Einschränkung geeignet** bei von Unruhe oder Schlafstörungen geprägten behandlungsbedürftigen Depressionen. Das Mittel kann zu deutlicher Gewichtszunahme führen. Einzelfälle von Blutbildungsstörungen sind beschrieben.
Mirtazapin STADA **15 mg Filmtabletten** **30 mg Filmtabletten** **45 mg Filmtabletten** Filmtabletten **15 mg Schmelztabletten** **30 mg Schmelztabletten** **45 mg Schmelztabletten** Schmelztabletten	**Mirtazapin** 15 mg 30 mg 45 mg 15 mg 30 mg 45 mg	**Mit Einschränkung geeignet** bei von Unruhe oder Schlafstörungen geprägten behandlungsbedürftigen Depressionen. Das Mittel kann zu deutlicher Gewichtszunahme führen. Einzelfälle von Blutbildungsstörungen sind beschrieben.
mirtazapin-biomo **15 mg Filmtabletten** **30 mg Filmtabletten** **45 mg Filmtabletten** Filmtabletten	**Mirtazapin** 15 mg 30 mg 45 mg	**Mit Einschränkung geeignet** bei von Unruhe oder Schlafstörungen geprägten behandlungsbedürftigen Depressionen. Das Mittel kann zu deutlicher Gewichtszunahme führen. Einzelfälle von Blutbildungsstörungen sind beschrieben.
Mirtazapin-ratiopharm **15 mg Filmtabletten** **30 mg Filmtabletten** **45 mg Filmtabletten** Filmtabletten **15 mg Schmelztabletten** **30 mg Schmelztabletten** **45 mg Schmelztabletten** Schmelztabletten	**Mirtazapin** 15 mg 30 mg 45 mg 15 mg 30 mg 45 mg	**Mit Einschränkung geeignet** bei von Unruhe oder Schlafstörungen geprägten behandlungsbedürftigen Depressionen. Das Mittel kann zu deutlicher Gewichtszunahme führen. Einzelfälle von Blutbildungsstörungen sind beschrieben.

Handelsname	Wirkstoff(e)	Bewertung
Remergil **15 mg/ml** Lösung **SolTab 15 mg** **SolTab 30 mg** **SolTab 45 mg** Schmelztabletten	Mirtazapin 15 mg 15 mg 30 mg 45 mg	**Mit Einschränkung geeignet** bei von Unruhe oder Schlafstörungen geprägten behandlungsbedürftigen Depressionen. Das Mittel kann zu deutlicher Gewichtszunahme führen. Einzelfälle von Blutbildungsstörungen sind beschrieben.

Opipramol

Handelsname	Wirkstoff(e)	Bewertung
Insidon **100 mg Filmtabletten** Filmtabletten **Dragees** Dragees **Tropfen** Lösung	Opipramol-dihydrochlorid 100 mg 50 mg 100 mg (Konservierungs- mittel: Parabene)	**Mit Einschränkung geeignet** zur zeitlich begrenzten Anwendung bei Angststörungen. Positive Hinweise zur therapeutischen Wirksamkeit müssen durch weitere Studien be- stätigt werden.
Opipramol HEXAL **50 mg Filmtabletten** **100 mg Filmtabletten** Filmtabletten	Opipramol-dihydrochlorid 50 mg 100 mg	**Mit Einschränkung geeignet** zur zeitlich begrenzten Anwendung bei Angststörungen. Positive Hinweise zur therapeutischen Wirksamkeit müssen durch weitere Studien be- stätigt werden.
opipramol-biomo **50 mg** **100 mg** Filmtabletten	Opipramol-dihydrochlorid 50 mg 100 mg	**Mit Einschränkung geeignet** zur zeitlich begrenzten Anwendung bei Angststörungen. Positive Hinweise zur therapeutischen Wirksamkeit müssen durch weitere Studien be- stätigt werden.
Opipramol-neuraxpharm **50 mg** **100 mg** **150 mg** Filmtabletten	Opipramol-dihydrochlorid 50 mg 100 mg 150 mg	**Mit Einschränkung geeignet** zur zeitlich begrenzten Anwendung bei Angststörungen. Positive Hinweise zur therapeutischen Wirksamkeit müssen durch weitere Studien be- stätigt werden.
Opipramol-ratiopharm **50 mg Filmtabletten** **100 mg Filmtabletten** Filmtabletten	Opipramol-dihydrochlorid 50 mg 100 mg	**Mit Einschränkung geeignet** zur zeitlich begrenzten Anwendung bei Angststörungen. Positive Hinweise zur therapeutischen Wirksamkeit müssen durch weitere Studien be- stätigt werden.

Adressen

Deutsche Akademie für Gesundheit und Schlaf (DAGS)
Universitätsstraße 84
93053 Regensburg
Tel. (09 41) 9 42 82 71
E-Mail: info@dags.de
www.dags.de

Die DAGS ist eine Vereinigung führender Schlafforscher in Deutschland. Sie arbeitet eng mit der Deutschen Gesellschaft für Schlafforschung und Schlafmedizin zusammen. Ihr Ziel besteht insbesondere darin, wissenschaftlich fundierte Informationen aus Schlafforschung und Schlafmedizin der Öffentlichkeit zugänglich zu machen. Die DAGS erteilt Auskünfte über Behandlungsmöglichkeiten, verschickt Informationsmaterial, organisiert Informations- und Weiterbildungsveranstaltungen und vermittelt Referenten für Vorträge.

Deutsche Gesellschaft für Schlafforschung und Schlafmedizin (DGSM)
Geschäftsstelle: HEPHATA-Klinik
Schimmelpfengstraße 2
34613 Schwalmstadt-Treysa
Tel. (0 66 91) 27 33
E-Mail: dgsm.mayer@t-online.de
www.dgsm.de

Die DGSM ist eine wissenschaftliche Gesellschaft, die sich mit der Erforschung des Schlafes und seiner Störungen sowie mit der klinischen Diagnostik und Therapie von Schlaf-Wach-Störungen befasst.

Überblick über Selbsthilfegruppen, die im „Forum Selbsthilfegruppen" der DGSM organisiert sind:

Bundesverband Schlafapnoe Deutschland (BSD) e. V.
Kettelerstraße 54
58099 Hagen
Tel. (0 23 31) 6 67 80
E-Mail: info@bsd-web.de
www.bsd-web.de

RLS e.V. Deutsche Restless Legs Vereinigung
Schäufeleinstraße 35
80687 München
Tel. (0 89)55 02 88 80
E-Mail: RLS_eV@t-online.de
www.restless-legs.org

Deutsche Narkolepsie-Gesellschaft e. V.
Bundesverband (DNG)
Wilhelmshöher Allee 286
34131 Kassel
Tel. (05 61) 40 09 07 04
E-Mail: DNG-Geschaeftsstelle@t-online.de
www.dng-ev.org

VdK-Fachverband Schlafapnoe/Chronische Schlafstörungen
Wurzerstraße 4a
53175 Bonn
Tel. (02 28) 82 09 30
E-Mail: info@vdk-schlafapnoe.de
www.vdk-schlafapnoe.de

Weitere Adressen:

Psychotherapie-Informations-Dienst (PID)
Am Köllnischen Park 2
10179 Berlin
Tel. (0 30) 20 91 66- 3 30
E-Mail: pid@dpa-bdp.de
www.psychotherapiesuche.de

Milton-Erickson-Gesellschaft (MEG)
Waisenhausstraße 55
80637 München
Tel. (0 89) 34 02 97 20
E-Mail: kontakt@MEG-Hypnose.de
www.MEG-Hypnose.de

Deutsche Gesellschaft für Hypnose (DGH)
Druffels Weg 3
48653 Coesfeld
Tel. (0 25 41) 88 07 60
E-Mail: DGH-Geschaeftsstelle@t-online.de
www.dgh-hypnose.de

Zusätzliche Adressen im Internet:
www.schlafgestoert.de
www.schlaf-medizin.de
www.schlafseminar.de
www.schlaftrainer.de

Schlaflabore

Auch bei Ihnen in der Nähe gibt es von der Deutschen Gesellschaft für Schlafforschung und Schlafmedizin (DGSM) akkreditierte Schlaflabore. Eine vollständige Liste, eine Suchfunktion und viele weitere Informationen finden Sie im Internetangebot der Gesellschaft unter www.dgsm.de.

Wenn Sie keinen Internetzugang haben, erreichen Sie die Geschäftsstelle der DGSM unter der Telefonnummer (0 66 91) 27 33. Dort kann man Ihnen Adressen von anerkannten Schlaflaboren vermitteln.

Informationen erhalten Sie auch bei der Deutschen Akademie für Gesundheit und Schlaf (DAGS, → Seite 216).

Literatur

Diagnostik und Therapie von Schlafstörungen
Jürgen Staedt, Dieter Riemann
Kohlhammer Verlag, 2007

So schlafen Sie gut!
Jürgen Zulley
Verlag Zabert Sandmann, 2008

Depressionen überwinden
Günter Niklewski, Rose Riecke-Niklewski
Stiftung Warentest, 2008

Gesund durch Meditation
Das große Buch der Selbstheilung
Jon Kabat-Zinn
Fischer Taschenbuch Verlag, 2006

Mit Leib und Seele
Wie wir Krisen bewältigen
Boris Cyrulnik
Verlag Hoffmann und Campe, 2007

Die Andere Medizin
„Alternative" Heilmethoden für Sie bewertet
Krista Federspiel, Vera Herbst
Stiftung Warentest, 2005

Handbuch Medikamente
Annette Bopp, Vera Herbst
Stiftung Warentest, 2008

Handbuch Rezeptfreie Medikamente
Annette Bopp, Vera Herbst
Stiftung Warentest, 2009

Stichwortverzeichnis

A

Abendtyp 34, 36, 38, 90, 114, 118
Adrenalin 56, 175
Agomelatin 199
Aktivität 21, 40, 42, 114–116, 130
Albträume 68, 72, 80, 94–96, 124
Alkohol 21, 90, 104, 159
– als Schlafstörer 53, 67, 140
– und Depressionen 73
– Gewöhnung an 67, 140
Allergien 122, 153
Alphawellen 11, 175
Amitriptylin 86, 196
Amphetamine 68, 85, 90, 159f.
Anämie 69
Angina pectoris 54
Angst 54, 73, 75, 79f., 122, 132,
   154, 168
– bei Kindern 119, 120, 123
– im Alter 112
– und Hypnose 173
Angsterkrankungen 79
– bei Kindern 167
Anti-Aging 29, 199
Antiallergika 189
Antidepressiva 69, 83 108, 113,
   163, 196, 196–199
– im Alter 197
Antidiuretische Hormon (ADH) 123
Antiepileptika 83, 200
Antihistaminika 81, 83, 189f.
Appetitzügler 135
Arbeitszeiten, unregelmäßige 53,
   62f., 156
Arthritis 28, 69, 112, 200
Arthrose 112
Arzneimittel als Schlafstörer 53
Asthma 54, 112, 121f. 153, 193
Atemrhythmus 17
Atemstillstand Schlafapnoe
Atemwegserkrankungen 112
Aufschrecken, nächtliches 95f.
– bei Kindern 96, 123, 125, 128
Aufwachen, nächtliches 68, 80,
   110, 146, 187
– im Alter 113
Augenbewegungen, schnelle 12, 18
Autogenes Training 174, 175
– bei Kindern 127

B

Benserazid 71
Benzodiazepine 68, 83, 114, 191–195
– im Alter 113, 192
– und Kinder 192
– Gewöhnung an 68, 160
Beruhigungsmittel 83
Beta-Blocker 83
Betawellen 11
Bett, richtiges 104, 149, 152f.
– für Kinder 155f.
Bettnässen bei Kindern 122, 167
Bewegung 122, 132, 141, 143
Biorhythmus, körpereigener 21, 41,
   63, 76, 91, 114, 156, 183
– bei Kindern 127
Bipolare Störung → Manisch-
   depressive Erkrankung
Blutdruck 17, 24, 39
– niedriger 37, 54, 197
– hoher 28
Bronchitis 54, 193
Brotizolam 191
Brustkrebs 107
Bruxismus 98
Burnout 28, 30, 32, 41

C

Chinin 71
Chronobiologie 18
Chronotyp 36f., 62
Clozapin 86
Computer 120, 122, 124, 127, 130, 140

D

Darmverschluss 198
Deltawellen 11
Demenz 30, 81f., 92
Depression 28, 30, 32, 54, 71–75,
   162f., 167, 187, 196f.,
– bei Kindern 167
– bei Frauen 73
– und Licht 181
– bei Männern 73
– und Schlafentzug 171
– und Sport 132
– und Vererbung 74
Diabetes 69, 112, 197, 200
Diphenhydramin 186, 189
Doxalamin 186
Doxepin 86
Doxylamin 189

E

Ein- und Durchschlafstörung 50f.,
   54f., 71, 140, 146, 166, 168,
   170, 191, 199
– bei Kindern 119, 127
Einschlafphase 11, 34
– im Alter 111
– verkürzte 186
Eisenmangel 69
Elektrosmog 60
Entspannung 138, 141, 174
Entspannungsmethoden 115, 130,
   137, 139, 169, 174, 191
– bei Kindern 127, 167
Ephedrin 135
Epilepsie 122, 197
– schlafgebundene 83
Erkrankungen, schlafstörende 54
Erkältung und Schlaf 30
Ernährung 133–135, 141f.
– als Schlafstörer 142
– bei Schichtarbeit 157, 159
– im Alter 115
– und richtige Tageszeiten 112,
   115, 122, 126, 130f., 134, 141
Estradiol 106
Estriol 106

F

Falten durch Schlafmangel 29
Federkernmatratze 152
Fernsehen 52, 120, 122, 124, 127,
   130, 140
Flunitrazepam 193
Flurazepam 192, 193

G

Gammaaminobuttersäure (GABA)
   191
Gedankenstopp 170
Gedächtnis 15, 30f.
– gestärktes 141
– -bildung 15, 25
Geschlechtshormone 102
Gesprächstherapie 163
Gestagen 101
Ghrelin 23f., 32
Gicht 55
Grübeln, nächtliches 154, 170
Grüner Star 197f.

Impressum

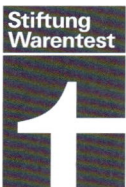

Herausgeber und Verlag
Stiftung Warentest
Lützowplatz 11–13
10785 Berlin
Tel. 0 30/26 31- 0
Fax 0 30/26 31- 25 25
www.test.de

Vorstand
Dr. jur. Werner Brinkmann

**Weiteres Mitglied der
Geschäftsleitung**
Hubertus Primus (Publikationen)

Autorin
Ingrid Füller

Lektoratsleitung
Niclas Dewitz

Lektorat
Heike Plank
Magnus Enxing

Titel
Susann Unger

Layout
Anne-Katrin Körbi

Produktion
Vera Göring

Bildredaktion
Anke Dessin

Fotos
Titel: plainpicture/Fancy
Innenseiten: Gianni Plescia (S. 9, 33, 43, 44, 64, 72, 76, 117, 126, 129, 161, 185, 195, 201); fotografiche.eu (S. 11); Alexey Stiop (S. 16); 12foto.de (S. 25); Phase4Photography (S. 36); webdata (S. 37, 38); foto.fritz (S. 49); shoot4u (S. 56); Robert Kneschke (S. 70); Bildstelle (S. 84); Stefanie Sudek (S. 91); RFJohnér/F1online (S. 93); Gary Walker (S. 94); unpict (S. 99); plainpicture/Reutter, T. (S. 107); laxmi (S. 109); Richard Cote (S. 134); Guillermo lobo (S. 143); Wolfgang Glöckl (S. 147); moodboard (S. 153); fotopro (S. 155); Susanne Oehlschlaeger / VISUM (S. 158); Emanuel Ammon/AURA (S. 165); ONOKY/F1online (S. 173); amandare (S. 177); A1PIX/BIS (S. 182); Nedjo (S. 186)

Verlagsherstellung
Rita Brosius (Leitung)
Susanne Beeh

Vertrieb Bücher
Christian Wagner

Litho
tiff.any GmbH, Berlin

Druck
Firmengruppe APPL, aprinta druck, Wemding

Einzelbestellung
Stiftung Warentest
Vertrieb
Postfach 81 06 60
70523 Stuttgart
Tel. 0 180 5/00 24 67
Fax 0 180 5/00 24 68
(je 14 Cent pro Minute aus dem Festnetz)
www.test.de

Redaktionsschluss: September 2009